JN420771

The Inverted Orthotic Technique

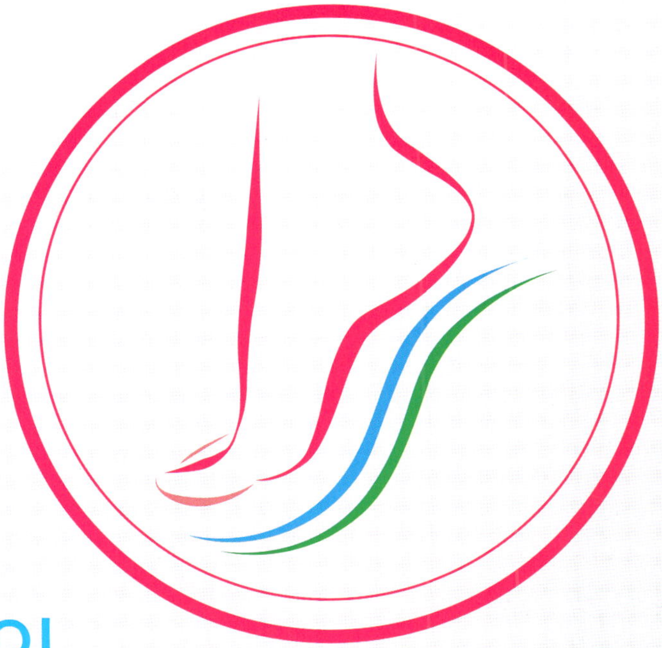

Blake 박사의

내번 발 보조기 테크닉

하지의 생체역학적 진단과 치료 및 발과 하지를
안정화시킬 수 있는 모든 방법에 대해

저자 : Richard L. Blake DPM

감수 : 송동호

역자 : 송진욱

MEDIAN
메디안북

The Inverted Orthotic Technique - A Process of Foot Stabilization for Pronated Feet

Copyright ⓒ 2019 Richard L. Blake, DPM
(If this copyright notice is different, please add or revise it)

Korean translation copyright ⓒ 2021 Medianbook

The Korean edition was published by arrangement with Richard L. Blake, DPM through Agency - One seoul.

Blake 박사의 **내번 발 보조기 테크닉**

하지의 생체역학적 진단과 치료 및 발과 하지를 안정화시킬 수 있는 모든 방법에 대해

The Inverted Orthotic Technique - A Process of Foot Stabilization for Pronated Feet

2021년 9월 28일 1판 1쇄 인쇄
2021년 10월 11일 1판 1쇄 발행

저 자 | Richard L. Blake DPM
감 수 | 송동호
역 자 | 송진욱
발행인 | 김용덕
발행처 | 메디안 북
편 집 | 최수정
등 록 | 제 25100-2010-51호
주 소 | 서울특별시 마포구 마포대로 63-8, 818호(도화동 삼창프라자 빌딩)
전 화 | 02-732-4981
팩 스 | 02-711-4981
홈페이지 | www.mcbooks.co.kr

ISBN | 979-11-90450-56-0 93510
가 격 | 40,000원

이 책의 한국어판 저작권은 에이전시 원을 통해 저작권자와의 독점 계약으로 메디안북에 있습니다.
저작권법에 의해 한국 내에서 보호를 받는 저작물이므로 무단전제와 무단복제를 금합니다.
본서의 내용 일부 혹은 전부를 도서출판 메디안북의 동의 없이 무단으로 복제하는 것을 금합니다.

※ 낙장이나 파본된 책은 교환해 드립니다.

Blake 박사의 내번 발 보조기 테크닉

하지의 생체역학적 진단과 치료 및 발과 하지를
안정화시킬 수 있는 모든 방법에 대해

저자 | **Richard L Blake, DPM**

Past President, American Academy of Podiatric Sports Medicine
Adjunct Faculty, California School of Podiatric Medicine, Samuel Merritt University, Oakland, California
Past Special Editor, Sports Medicine, Journal of the American Podiatric Medical Association
38 Years Podiatrist at Sports and Orthopedic Institute, Saint Francis Memorial Hospital, San Francisco, California

감수 | **송동호**

- 고대안암병원 소아하지교정클리닉 초빙교수 역임
- 미국신발치료 전문가
- 대한성장의학회 학술이사(현)
- 소아청소년 부정렬연구회 회장(현)

역자 | **송진욱**

- 경북대학교 의학전문대학원 졸
- 차의과학대학교 스포츠의학 박사과정
- Temple University School of Podiatric Medicine 연수
- 아이레그플러스의원 대표원장
- New York College of Podiatric Medicine 생체역학 세미나 등 해외 강연 다수
- 책의 저자인 블레이크 연구소를 비롯하여 미국 저명 족부의사들의 발 보조기 연구소 실습 참여

헌정사

나는 우선 이 책을 나의 아내 패티에게 바치고 싶다. 아내는 나에게 계속 영감을 주고, 나를 사랑해 주고, 평화롭게 한다. 그녀는 믿기 어려울 정도로 놀라운 여성이다. 우리는 47년 동안 삶의 여행을 같이 하고 있고 그것은 나에게 아주 큰 선물이다. 나는 패티를 아주 많이 사랑한다.

두 번째로는 나의 학문(족부의학)에 이 책을 바치고 싶다. 1975년에 내가 족부의대에 지원하기로 결정한 이후부터 나는 한 번도 뒤돌아보지 않았다. 족부의학은 환자들을 돌보는 데 아주 훌륭한 학문이다. 나는 이 책에 족부의학에 대한 사랑과 이 학문에 긍정적인 영향을 미치길 바라는 마음을 담았다. 오래 전에 내가 처음으로 내번 발 보조기(Inverted Orthotic Device)를 디자인했을 때, 나는 내가 뭔가 특별한 능력을 가지고 있다는 것을 알았다. 환자의 비정상적인 생체역학으로 인한 스트레스를 어떻게 교정하는지 연구하는 것이 내 삶의 여정이었다. 이 내번 기법(Inverted Technique)은 그 여정으로부터 온 자연스러운 산물이다.

세 번째로는 이 책을 나의 가족에게 바치고 싶다. 의학과 연구에 몰두하다 보면 인생에서 무엇이 가장 중요한지를 잊기 쉬운데 내 아내, 내 자녀와 그들의 배우자, 그리고 내 손자는 나에게 엄청난 사랑을 가르쳐 주었다. 가족과 환자를 사랑하려고 노력하는 것이 당신이 이 내번 기법을 이해하고 적용하여 환자를 치료하는 데 도움이 될 것이라고 믿는다.

마지막으로 한국인 독자들에게 이 책을 전할 수 있게 되어 영광이다. 내번 발 보조기 기법은 환자를 치료하는데 있어 나에게 큰 선물이었다. 초기에 이 기법은 기존에 받아들여지고 있던 생체역학적 원리와 달라서 많은 비판을 받았었지만, 이것은 소아 평발 환자들, 러너들, 오다리 환자들을 비롯하여 다양한 환자들의 치료에 있어서 패러다임 시프트를 가져왔다. 이 기법에 대해 조언을 해준 머튼 루트(Merton Root) 박사에게 감사한다. 루트 박사는 처음에 이 내번 기법에 대한 내 믿음이 틀렸다고 했지만, 나중에는 이 기법은 패러다임 시프트이고 내가 진리라고 여기는 이 기법을 절대로 포기해서는 안 된다고 말했다. 나는 이 책을 읽는 모든 분들에게 당신이 어떤 새로운 것을 발견했을 때 그것에 대해 평가하고 연구해보고, 만약 효과가 있고 그 원리를 알게 된다면 그것을 위해 삶을 바치라고 하고 싶다. 이 작은 책은 내가 진리라고 여기는 것을 위해 40년 동안 싸워온 여정으로부터 온 산물이다. 이 책을 번역해준 나의 소중한 친구 송진욱 박사와 그의 아버지 송동호 박사에게 감사하고 이 영광을 돌리고 싶다. 감사합니다.

리처드 블레이크 박사로부터

서문

족부의사 리처드 블레이크(Richard Blake)가 1975년에 캘리포니아 족부의대(California College of Podiatric Medicine)에 입학하기를 결정했을 당시 발의 생체역학에 대한 지식은 지속적으로 변화될 것으로 예견되어 있었다. 블레이크는 사려 깊고, 활동적이며, 부지런한 학생이었는데, 이후 전임의, 교수, 개원의의 위치에 있을 때도 동일했다. 족부의학의 한 전공분야로 생체역학 분야가 처음 생겼을 때, 그는 스포츠의학에 대한 관심과 헌신이 있었기 때문에, 이전까지 여러 상황들이 수 많은 의사들을 당혹스럽게 해왔다는 것을 알게 되었다. 왜 발 보조기는 종종 환자들의 기능이 좋아질 것으로 예상하는 의사들의 기대를 충족시키지 못할까? 한 명의 의사가 환자를 검사하고, 발 본을 뜨고, 처방을 내리고, 발 보조기 회사를 통해 발 보조기 제작을 완료했다고 해보자. 그러나 발 보조기를 착용하는 날에 종종 예상했던 결과가 나오지 않아 당혹스러울 때가 있다. 발 보조기로 인해 환자가 좋아지는 경험을 하기도 하지만, 결과가 종종 실망스러울 때도 있다.

개인적으로, 나는 특별히 소아 족부 분야에 있어서 첫 발 보조기 처방이 기대에 못 미치는 결과를 초래하는 것을 자주 경험하였다. 이런 상황에서는 일반적으로 원하는 교정을 하기 위해 패드(pad)나 웨지(wedge), 포스트(post)를 추가한다. 이같은 상황은 다른 분야에서도 있었지만 특히 과도하게 비정상적인 기능이나 역학적 힘을 보이는 환자를 종종 보게 되는 스포츠의학 분야에서 아주 많았다.

블레이크 박사가 이 딜레마와 마주했을 때, 그는 매력적인 신제품을 개발했다. 그의 기능 역학적 지식에 스포츠 역학적인 임상 지식이 더해지면서, 그는 비정상적인 하지 기능을 보이는 운동선수들에게서 보이는 비정상적인 동적 힘을 효과적으로 지지할 수 있는 기구를 개발했다. 그는 발 보조기가 어떻게 수정되어야 하는지에 대한 틀을 바꾸기 위해 점점 더 많은 노력을 했기 때문에 최종적으로 '블레이크 내번 발 보조기(Blake Inverted Orthotic Device)'라고 불리는 것을 개발하게 되었다. 이 발 보조기가 처음에는 기존의 Root 타입의 발 보조기와 방식이 극단적으로 달라서 회의적인 반응에 부딪치기도 했지만, 그것을 이용하여 심하게 과회내(overpronation) 되어 있는 것을 성공적으로 치료할 수 있다는 것이 곧 드러났다. 그리고 이 발 보조기가 원래는 운동선수를 위해 만들어진 것이지만, 심각하게 비정상적인 발의 기능을 보이는 거의 모든 환자들에게도 효과적이라는 것이 밝혀졌다.

개인적으로, 그것은 내가 항상 소아 환자들에게 바라왔던 제어(control), 교정(correction), 역학적 개선(enhanced mechanics)을 가능케 했다. 많은 경우, 과거 아이들은 UCBL 타입의 발 보조기나 발목 보조기(AFO)에서만 호전을 보였는데, 지금은 블레이크 내번 발 보조기로 인해 더 성공적이면서, 편안하면서, 효과적으로 치료할 수 있게 되었다. 그동안 족부의학이 하지 문제가 있는 환자에 무엇을 기여했는가를 돌이켜 볼 때, 블레이크 내번 발 보조기보다 큰 영향을 미친 기구를 고르기는 어려울 것이다.

지금은 세계적으로 수천 명의 의사들이 이것을 처방하고 있고, 블레이크 내번 발 보조기 또는 이것을 약간 변형한 발 보조기로 환자의 생체역학적인 문제를 치료함으로써 수 만, 수십 만 명의 삶의 질을 높여주고 있는 것이 확실하다. 이 내번 발 보조기는 나이 있는 운동선수부터 어린이 환자들까지, 우리 환자 인구의 전체에 혜택을 주고 있다.

블레이크 박사를 학생 시절부터 수련의, 그리고 현재 같은 병원에서 치료 파트너로 알고 지내는 것은 개인적으로도, 업무적으로도 영광이다. 나는 그가 우리의 많은 환자의 삶을 향상시킨 이 기술을 개발하는데 보낸 수없이 많은 시간과 노력에 큰 감사를 표한다. 이것은 정말 큰 업적이다. 이 책을 읽고, 이 원리들을 이해하고, 성공적인 생체역학 치료로부터 오는 만족을 즐기길 바란다.

Ronald L Valmassy D.P.M.,
Past professor and Chairman
Department of Podiatric Biomechanics
California College of Podiatric Medicine

Editor
Clinical Biomechanics of the Lower
Extremity, Mosby Publishing, 1996

역자의 글

리처드 블레이크 박사는 세계적으로 저명한 생체역학의 대가이자 스포츠 족부의사이다. 전 세계적으로 맞춤형 발 보조기를 처방 및 제작할 때는 크게 세 가지 기법이 많이 사용되는데 그것은 바로 루트(Root) 기법, 블레이크(Blake) 내번 기법, 커비(Kirby) 스카이브 기법이다. 이 이름들은 각 기법을 개발한 미국의 족부의사의 이름을 따서 만든 것이고, 이 중 블레이크 내번 기법을 개발한 사람이 바로 이 책의 저자 리처드 블레이크 박사이다. 그리고 이 책은 그의 내번 기법에 대한 많은 내용을 담고 있다. 그의 내번 발 보조기는 일반 환자군에서 발의 회내로부터 오는 다양한 문제에 도움을 줄 뿐 아니라 운동 선수와 같이 훈련 양이 많은 사람들에게서 관절에 걸리는 부하를 줄여줄 수 있는 좋은 옵션이 될 수도 있고, 후천성 평발이 심한 환자에서 수술로 가는 것을 막기 위해 사용되기도 하고, 소아청소년의 유연성 평발을 근본적으로 교정하는데도 효과가 있는 것으로 보고되어 왔다.

내가 블레이크 박사를 처음 만난 것은 2019년 가을, 뉴욕 족부의대에서 열린 생체역학 세미나에서였다. 그는 강연자였고 나는 참가자였는데, 나는 세미나 전부터 그를 실제로 볼 생각에 굉장히 흥분되어 있었다. 블레이크 내번 발 보조기는 우리 병원에서 약 15년 간 소아 평발 환자가 발, 발목에 심한 부정렬을 보이거나 흔히 성장통으로 오인되는 발, 다리 통증으로 왔을 때 가장 최우선적으로 고려하는 제1의 치료 옵션이었고, 사용해보면 실제로 하지 통증이나 과회내로부터 기인하는 증상들에 효과가 굉장히 뛰어났는데 그 기법을 개발한 사람을 만난다는 것은 큰 영광이었기 때문이다. 세미나에서 그를 만나 대한민국 서울에 위치한 우리 병원의 수많은 환자들의 당신의 내번 발 보조기의 도움을 받았고, 의사로서 당신에게 항상 감사하는 마음을 가지고 있었다고 얘기하니, 그는 몹시 기뻐하며 나에게 이 책을 선물하였다. 당시 이 책이 출판된 지 한 달 정도밖에 안 됐을 때였는데 마침 새 책 세 권을 가지고 왔다고 하며 그 세 권을 모두 나에게 주었다. 한국에 돌아와서 이 책을 읽어보니 미국, 유럽, 호주 등과는 달리 아직 발 보조기에 대한 개념이 잘 알려져 있지 않은 한국에 이 책이 꼭 필요하겠다는 생각이 들어 책을 번역하기로 결심하였다.

이후 나는 2020년 초에 샌프란시스코에 위치한 블레이크 박사의 연구소, 병원에 초대를 받아 그의 진료 노하우나 내번 기법에 대해 직접 전수받았고, 그는 또한 본인의 친한 친구이자 동료이자 세계적인 족부의사 케빈 커비 박사, 그리고 기능성 발 보조기의 창시자인 고 머튼 루트 박사의 아들 제프 루트를 나에게 소개시켜 주었다. 덕분에 케빈 커비 박사의 병원에서 진료를 참관하고 그의 발 보조기 연구소에서 커비 스카이브 기법에 대해 배우고, 루트 발 보조기 연구소에서 루트 기법에 대해 배울 수 있었는데 이것 역시 나에게는 굉장히 큰 영광이었다.

미국, 유럽, 호주와는 달리 우리나라를 비롯한 동양권 국가에는 족부의사(podiatrist) 제도가 없어서 발 보조기에 대한 개념이 생소하고, 깔창/맞춤형 깔창/맞춤형 발 보조기의 차이를 제대로 아는 사람이 많지 않은 것이 현실이다. 특히 맞춤형 발 보조기에 어떤 기법을 어떻게 활용할 수 있는지, 어떤 처방 옵션들이 있는지 잘 아는 사람은 거의 전무하다. 맞춤형 발 보조기가 갖춰야 하는 조건으로는 (1) 의사가 환자에게 직접 신체진찰 및 보행검사 등을 시행하여 그에 맞는 생체 역학적인 처방을 해야 하고, (2) 체중이 부하되지 않은 상태, 그리고 거골하관절 중립 위치를 유지한 상태에서 발 본을 떠서 제작해야 하고, (3) 일반적으로 폴리프로필렌 등의 재료를 사용하여 강력한 지지력을 줄 수 있어야하는 것 등이 있다. 1번 조건의 경우 미국의 족부의사를 예로 들면, 의사가 직접 환자의 종골 각도, 경골 내반 각도, 거골하관절, 발목관절, 고관절 가동범위, 양 복사뼈 통과 각도, 다리길이 차이 등을 측정하고, 보행검사를 통해 발의 과도한 회내 또는 회외 여부, 충격 흡수 이상, 고관절 및 무릎의 움직임 등을 파악하여 그에 맞는 발 보조기 처방을 한다. 이 책의 후반부에 이에 대한 상세한 내용들이 나올 것이다. 2번 조건의 경우, 미국 족부의학회에서 공식적으로 받아들이고 있는 캐스팅 방식이 체중이 부하되지 않은 상태, 그리고 거골하관절 중립을 유지한 상태에서 발 본을 뜨는 것이라서 그렇다. 발 보조기의 치료 목표는 그 환자가 가지고 있던 발의 원래 구조와 기능을 회복시켜주는 것, 발이 조금 더 나은 위치에서 또는 더 나은 움직임으로 기능하도록 해주는 것인데 체중이 부하된 상태에서 캐스팅을 하는 경우 그것이 어려워진다. 안타깝게도 우리나라의 많은 맞춤형 깔창 업체들은 체중이 부하된 상태에서의 캐스팅을 주로 하고, 거골하관절 중립에 대한 개념을 가지고 있지 않다. 이 관련 내용 역시 이 책에서 다루고 있다. 3번 조건의 경우, 발 보조기는 발에 문제가 있는 환자에게 특정한 목적을 가지고 처방하는 것이기 때문에 의사가 원하는대로 환자의 생체역학을 컨트롤하기 위해서는 발의 구조물들을 강력하게 지지해줄 수 있는 재료를 사용해야 한다. 그래야 발목, 종아리, 무릎, 고관절, 허리 등의 생체역학에까지 영향을 주기에 용이하다. 물론 충격 흡수에 문제가 있는 환자라면 얼마든지 푹신한 재료를 처방할 수도 있을 것이다. 시중에 나와있는 깔창들은 대부분 손으로 힘을 줘서 구부리면 구부러지는데 이런 경우 체중을 제대로 지지해주기 어렵고, 경도의 문제를 가지고 있는 사람에게 도움을 줄 수는 있겠지만 중등도 이상의 평발, 무지외반, 만성 발목 불안정, 중족골 통증, 뒤꿈치 통증, 족저근막염, 발목터널증후군, 지간신경종 등의 발 질환이나 무릎, 고관절, 허리 등의 문제를 가지고 있는 환자에게 깔창의 효과는 매우 제한적일 것이다. 이런 경우 '깔창'이 아닌 위의 세 가지 조건을 만족하는 '맞춤형 발 보조기'를 사용하는 것이 바람직하다고 생각한다.

이 책에서는 단순히 블레이크 박사 본인이 개발한 내번 발 보조기 기법에 대한 내용만 다루는 것이 아니라 다른 발 보조기 기법들, 기성 깔창을 커스터마이즈 하는 법, 그리고 발과 하지의 생체역학에 대한 내용 등을 많이 다루고 있다. 내가 이 책을 추천하고 싶은 분들은 (1) 깔창, 발 보조기 제조 업종에 종사하시는 분들, (2) 발 보조기를 통한 치료를 해보고자하는 의사 선생님들, (3) 생체역학에 관심이 있으신 헬스 피트니스, 스포츠 관련 업종에 종사하시는 분들이다. 우선 발 캐스팅 방법부터 발 보조기 제작 기법에 대한 내용을 다루고 있어서 깔창 및 발 보조기 제조 업종에 계신 분들은 큰 도움을 받으실 수 있으실 것이라고 생각한다. 의사 선생님들은 '발 보조기 제작 관련된 내용까지 알아야 하나' 라고 생각하실 수도 있는데 미국의 모든 족부의사들은 족부의대에서 이 내용을 배우고 직접 발 보조기를 제작하는 실습을 한다. 그 이유는 본인이 직접 제작해봐야 이 보조기의 생체역학을 이해하고 올바르게 처방할 수 있기 때문이고 문제가 생겼을 때 어떻게 수정해야할지 떠올릴 수 있기 때문이다. 나 역시도 비슷한 생각을 했었는데 이것을 공부하고 직접 제작해본 후에는 이전과 완전히 다른 이해도를 가지고 치료를 할 수 있게 되었다. 마지막으로 이 책은 사실 절반 이상이 발과 발의 문제로 인한 우리 몸의 생체역학에 대한 내용으로 구성되어 있다. 헬스 피트니스, 스포츠 관련 업종에 종사하시는 선생님들께서 이 책의 중후반부에 있는 내용들을 이해하고 고객님들, 선수들에게 이 내용을 설명하고 그에 맞는 발 보조기를 추천해주거나 트레이닝을 시킬 수 있다면 다른 차원의 치료사가 되실 것이라고 확신한다. 이 책이 우리나라에 발 보조기에 대한 개념을 알리고, 발의 생체역학에 대한 관심을 가져올 수 있는 책이 되기를 바라며…

송진욱
아이레그플러스의원 대표원장

내번 발 보조기 기법에 대한 사전 테스트

문제 1 내번 발 보조기 기법의 가장 중요한 기능은 무엇인가?

정답 | 페이지 하단에

문제 2 환자가 서 있을 때 종골(calcaneus)이 12도의 외번(everted)을 보인다면, 첫 내번 발 보조기 각도는 몇 도로 처방하는 것이 좋은가?

정답 | 페이지 하단에

문제 3 내번 발 보조기 제작 시 캐스트 교정(cast correction)의 정도와 환자가 그 발 보조기를 착용했을 때의 종골 각도(resting calcaneal stance position, RCSP) 변화는 어떤 상관관계가 있는가?

정답 | 페이지 하단에

문제 4 회내 증후군(pronation syndrome)이 있는 환자들은 보통 어떤 그룹의 근육이 강해져 있는가?

정답 | 페이지 하단에

문제 5 서 있는 상태에서 종골이 2도 내번되어(inverted) 있는데도 불구하고 회내 증상이 있는 경우, 이것을 어떻게 설명할 수 있는가?

정답 | 페이지 하단에

문제 6 과회내(over-pronation)가 일어날 경우, 무릎의 어떤 구획이 압박될 수 있는가?

정답 | 페이지 하단에

문제 1 후족(rearfoot)에 내반력(varus force)을 가하여 회내 스트레스(pronation stress)에 변화를 주는 것.

문제 2 35도. 고도의 회내가 일어나더라도 첫 내번 발 보조기 각도로 35도 이상을 처방하지는 않는다. 한 번에 너무 큰 변화를 주는 것은 바람직하지 않기 때문이다.

문제 3 5:1의 법칙. 캐스트를 5도 내번시킬 때마다 발 보조기 착용 시 환자의 종골은 1도 만큼 내번된다. 예를 들어 35도의 내번 발 보조기는 착용 시 환자의 종골을 7도 만큼 내번시킬 것으로 예상할 수 있다.

문제 4 발의 내재근, 전경골근, 후경골근, 장비골근, 비복근, 가자미근, 측면 햄스트링, 거위발 근육, 고관절 외회전근.

문제 5 환자가 심한 경골내반이 있는 경우에는 환자의 발이 과도하게 회내되어 있더라도 여전히 발 뒤꿈치가 지면과 수직을 이루지 못하고 2도의 내번을 보일 수 있다. 이를 부분적으로 보상된 후족 내반(partially compensated rearfoot varus condition)이라고 부른다.

문제 6 무릎의 외측 구획이 압박을 받는다. 따라서 회내를 컨트롤 해주면 외측 반월상연골 문제에 도움을 줄 수 있다. 발에 약간의 내반력(varus force)만 주어도 외측 무릎을 열어주는 효과를 줄 수 있다.

문제 7 당신이 내번 발 보조기 기법을 통해 과회내를 없애거나 줄이려고 시도할 경우, 역으로 발생할수도 있는 발 외측 구획의 과회외(over-supination)는 어떤 방법으로 예방할 것인가?

정답 | 페이지 하단에

문제 8 첨족(equinus)은 왜 과도한 회내를 일으키며, 어느 면(plane)에서 주로 아탈구(subluxation)가 일어나고, 내번 발 보조기를 사용할 때 왜 첨족 성분을 보정(reverse)해 주는 것이 중요한가?

정답 | 페이지 하단에

문제 9 내번 발 보조기를 제작할 때, 어떤 지점(landmark)을 내측 아치의 최고점(peak)으로 이용하는가?

정답 | 페이지 하단에

문제 10 보행검사를 시행할 때, 당신이 평가하고 치료해야 할 여섯 가지의 가장 흔한 비정상적인 힘은 무엇인가?

정답 | 페이지 하단에

문제 11 부록 1에는 과회내로 발생할 수 있는 스물 일곱 곳의 흔한 통증 부위를 표시해 놓았다. 과회내로부터 발생할 수 있는 종아리의 내측 말단 부위 통증 가운데 가장 흔한 세 군데는 어디인가?

정답 | 페이지 하단에

문제 12 만일 과회내가 부상을 유발하거나 악화시키는 요인이라면, 그것은 사슬(chain)에서 가장 약한 연결 부위에 영향을 미친다. 만일 그것이 약한 후경골근건에 영향을 미친다면, 후경골근의 어느 부위(7군데)에 통증을 발생시킬 수 있는가?

정답 | 페이지 하단에

문제 7 높은 외측 힐컵, 외측 벽(lateral flange), 제4, 5중족골두 밑에 지지력을 보강해줄 수 있는 전족부 연장(forefoot extension), Denton 변형, 후족 포스트를 원위부로 연장, suspension cast 시에 최대한 중족관절(midtarsal joint) 회내시키기, Feehery 변형, 내번 발 보조기의 Fettig식 변형, 외측 구획 교정(lateral column correction), lateral Kirby, 발의 내측에 적은 힘이 가해지도록 발 보조기 폭을 좁게 제작, 내측 힐컵 낮추기, 후족 포스트 내측 1/2제거, 족저근막 부위에 홈(groove) 만들기, 발 보조기의 내측 아치를 얇게 만들기, 그리고 발 보조기의 플라스틱 부분에 덜 견고한 플라스틱 재질 사용하기.

문제 8 중간 입각기의 중간 시점 직후, 즉 체중 중심이 중족부 위를 지나갈 때 첨족은 시상면에서의 아탈구 아치 무너짐(sagittal plane subluxation arch collapse)을 유발할 수 있다. 내번 발 보조기는 아치를 높게 받쳐주어 첨족 힘이 아치를 무너뜨리도록 하는 것을 막는다. 첨족 힘은 아치 통증을 유발하거나, 보행 시 조기에 발 뒤꿈치가 들리게 하거나, 고관절이 보행 시 과도한 각도를 이루도록 보상하게 하거나, 무릎이 반장슬이 되도록 힘을 가할 수 있다. 가장 좋은 것은 최대한 빨리 첨족이 있다는 것을 인지하고 타이트한 것을 풀어주기 위한 스트레칭을 시작하는 것이다.

문제 9 주상골 – 제1설상골 관절(Navicular–1st Cuneiform Joint)

문제 10 과도한 회내, 과도한 회외, 다리길이 차이, 부족한 충격흡수, 타이트한 근육, 약한 근육으로 인한 징후들

문제 11 후경골근/건, 가자미근, 경골의 뼈막 혹은 경골 자체

문제 12 경골 부착 부위의 피로골절, 뼈막, 근복(muscle belly), 건, 주상골 부착부위, 부주상골, 발바닥 아치의 말단 섬유들.

문제 13 과회내를 컨트롤하는데 도움을 주는 열 가지의 방법은 무엇인가? 가장 간단한 것부터 복잡한 것까지 순서대로 나열해 보라(예를 들어, 그 중 하나는 흰색 테이프를 이용한 J strap heel inversion과 피부를 보호하기 위한 coverall이다).

정답 | 페이지 하단에

문제 14 내번 발 보조기는 현재 어떤 캐스팅(casting) 기법으로 만들어지고 있는가?(두 가지)

정답 | 페이지 하단에

문제 15 왜 어떤 과회내가 있는 환자는 회내의 25%만 보조해 줘도 좋아지는데, 다른 환자는 110%를 보조해 줘야 좋아지는 것인가?

정답 | 페이지 하단에

문제 16 Occam의 법칙은 '부상의 가장 흔한 원인이 곧 그 부상의 원인이다.'를 뜻한다. 즉, 부상을 당했을 때 그 부상에서 가장 흔한 원인을 최우선으로 고려하라는 뜻이다. 이것은 많은 과사용 부상(overuse injuries)의 원인 조사에 있어서 '3의 법칙'과 함께 어떻게 작용하는가?

정답 | 페이지 하단에

문제 13 안정성 신발(stable shoes), power lacing(발목이 안정되도록 신발 끈을 꽉 묶는 하나의 방법), 시중에 파는 아치 서포트 깔창(OTC arch supports), 신발에 내반 웨지(varus wedge) 삽입, supportthefoot.com에서 파는 Low Dye 또는 Quick Tape을 이용한 아치 테이핑, 근육 스트레칭, 첨족이 있을 경우 아킬레스건 스트레칭, 시중에 파는 아치 서포트를 본인에 맞게 커스터마이징하는 것, 뒤꿈치를 약간 내번시키기 위한 J Strap, 그리고 마지막으로 맞춤형 발 보조기 사용.

문제 14 석고로 발 본을 뜨는 방법과 스캐너를 이용하여 발을 스캐닝하고 디지털화 하는 방법. 두 방법 모두 체중이 부하되지 않은 상태에서 거골하관절 중립(subtalar joint in neutral position), 그리고 중족관절을 최대한 회내시킨 상태에서(midtarsal joints maximally pronated) 시행한다.

문제 15 어떤 경우에는 관절을 아탈구 범위에서부터 정상 관절가동범위까지 돌려놓는 교정만 필요한 경우가 있고, 또 다른 경우에는 추가적인 손상을 막기 위해 일시적인 혹은 영구적인 발의 포지션 변경이 필요한 경우가 있다(예: 후경골근건 기능부전 4기로 진행하여 수술로 가는 것을 막기 위해 조기 3기에서 내번 발 보조기와 다른 방법들로 발에 큰 교정을 가해 치료하는 것).

문제 16 내측 종자골 손상을 예시로 들어보겠다. 내측 종자골의 가장 흔한 과사용 부상 원인은 과회내다. 이것은 아무도 부정할 수 없다. 그리고 3의 법칙이란, 어떤 손상이든지 세 가지 원인이 있을 수 있는데 만약 그걸 찾아서 교정해 주는 경우 재부상의 위험을 낮추고 회복 속도를 빠르게 할 수 있다는 것이다. 이 내측 종자골 손상의 예시에서는 뼈의 건강(비타민 D 결핍 또는 낮은 뼈 밀도) 문제, 족저굴곡된 제1열 등과 같은 같은 발의 생체역학적 문제, minimalist shoes와 같이 발바닥을 제대로 보호할 수 없는 신발 착용의 문제, 충분히 회복할 시간 없이 훈련하는 훈련 방법의 문제, 그리고 훈련 시 인도에서 너무 많이 뛰는 문제 등의 원인을 떠올려보게 할 것이고, 이에 따라 비타민 D 보충, 발 보조기를 이용한 발의 생체역학적 변화, 신발 바꾸기, 훈련 방법 바꾸는 것 등을 함으로써 재부상의 위험을 낮추고 회복 속도를 빠르게 해줄 수 있을 것이다.

목차

서론

이 책의 구조

내번 발 보조기 기법을 한 마디로 표현하면, (1) 후족을 내번시키면서도 (2) 보행 추진기에서 발 외측 구획이 안정화되도록 하고 (3) 제 1열의 족저굴곡이 저해되지 않도록 발 보조기를 제작하는 제작 기법이다. 나는 이 기법을 개발하고 30년 이상 테스트해 왔고, 이 책을 통하여 이 기법을 여러분에게 소개하는데 있어서 자부심을 느낀다. 여러분이 내번 각도를 아주 많이 가한 캐스트 교정을 볼 수 있도록 비디오를 웹사이트에 올려놓았다(https://youtu.be/pKWOKCgJVDQ). 영상에 나오는 캐스트는 이전에 두 번의 발 보조기를 사용하고 충분히 적응을 마친 후에 환자가 세 번째로 맞춘 발 보조기의 캐스트다.

어떤 기법이든 임상에 적용하려면 많은 시간과 학습이 필요하다. 당신은 이 책에서 다루는 다양한 기술들을 잘 다루는 발 보조기 연구소와 친밀한 관계를 유지하거나, 또는 최소한 그 기술들 중 일부를 배우는 것이 바람직하다. 이 책은 당신이 기초 과정을 확실히 이해할 수 있도록 도움을 주는 질문들로 채워져 있다. 나는 개념을 확장해가며 설명하기를 원하지만 문맥의 흐름을 끊고 싶지는 않아서, 책의 마지막 부분에 부록을 제공할 것이다. 이것이 당신이 당신의 환자에게 기능성 발 보조기를 제공하는데 있어서 아주 큰 도움이 될 것이라 약속한다. 나는 발 보조기를 주요한 기능에 따라 쿠셔닝(충격 흡수)과 보호, 밸런스와 지지(supportive), 교정(corrective), 그리고 고도의 교정(highly corrective)의 네 가지로 분류한다. 내번 발 보조기는 교정 및 고도의 교정 카테고리에 들어가지만, 어떤 변형 또는 추가를 하느냐에 따라서 다양한 하이브리드(hybrid) 버전을 만들어낼 수 있다. 이 기법은 발이 심한 회외(supination)를 보여서 고도의

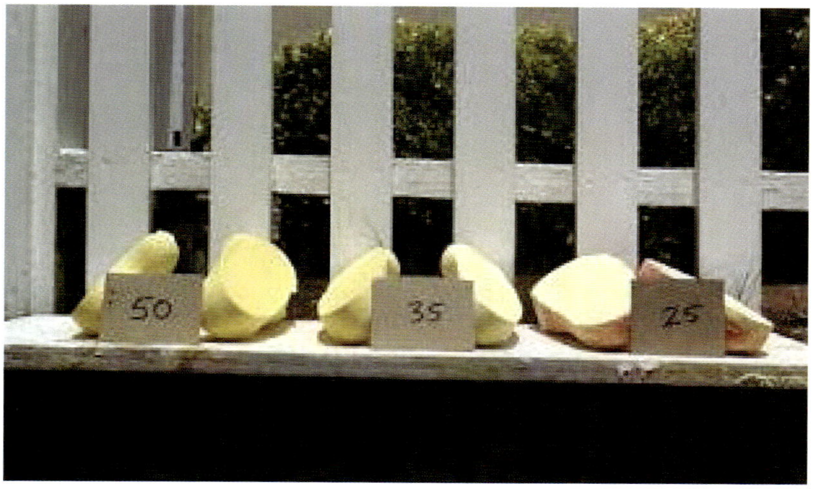

좌측부터 각각 내번 기법 50도, 35도, 25도를 적용한 몰드

항 – 회외 교정장치를 필요로 하는 경우를 제외하고는 사용에 큰 제약이 없는 기법이다. 이 기법의 중요한 점은 어떠한 '목적'을 가지고 생체역학에 변화를 줄 수 있다는 것이다. 생체역학에 변화를 주는 것은 환자의 부상, 신발, 훈련 등 그 필요에 따라 달라질 수 있다. 근본적으로, 어떤 경우는 회내 성분 전체를 지지(full support)하거나 심지어 일시적으로 과도한 교정(overcorrection)이 필요할 때가 있을 것이고, 또 경우에 따라서는 단지 약간의 지지대를 대주거나 충격 완화를 위해 쿠션을 더해주고 발을 보호하는 정도의 간단한 도움이 필요할 때가 있을 것이다. 이 책의 전반적인 흐름은 다음과 같다.

1. 목차
2. 서론
3. 내번 발 보조기 기법의 독특함
4. 보행검사의 역할
5. 생체역학적 검사의 역할
6. 환자를 생체역학적으로 분류하는 방법
7. 내번 발 보조기 처방전을 쓰는 방법
8. 내번 발 보조기를 수정하는 방법
9. 회내 문제를 접근하는 방법
10. 회내와 다른 역학적 문제들과 관련된 증상들
11. 추가적인 학습을 위한 부록

내번 발 보조기 기법의 기본 개념

환자가 과회내(over-pronation)를 보이고 그로 인한 증상이 있거나(부록 1 참고), 평발로 인한 발 관절의 심한 부정렬(malalignment)을 보일 때 족부의사에게는 여러 가지의 치료 옵션이 있다. 이러한 옵션에는 여러 가지 형태의 발 보조기, Richie Brace 또는 Arizona Brace 같은 발목 보조기, Motion Control Brooks Beast 같은 신발, 하지의 과도한 내회전으로 인한 회내를 저지하기 위한 근육 강화 훈련, 타이트한 아킬레스 또는 햄스트링 스트레칭, 걸음걸이를 부드럽고 일정하게 바꾸는 보행 훈련, 운동 부하를 줄이고 회복 시간을 늘리도록 하는 훈련 방법의 변화, 신발의 중창 또는 밑창에 내반 웨지(varus wedges)를 대주는 신발 변형, 그리고 강력한 신발 끈 묶기(power lacing) 등이 있다. 그러나 심한 회내가 있는 경우, 이러한 기법들은 치료에 있어서 부분적인 도움밖에 주지 못한다. 그리고 이제 나는 내번 발 보조기 기법을 소개하고자 한다. 나는 이 기법이 당신의 가지고 있는 과회내에 대한 다양한 치료 옵션 중 가장 중요한 부분을 차지하게 될 것으로 믿는다.

문제 1 과회내와 그로 인한 증상에 도움을 줄 수 있는 방법으로는 어떤 것들이 있나?

1. 기능성 발 보조기
2. Richie brace와 같은 발목 보조기
3. 안정성 신발(stability shoes)이나 동작 제어 러닝화(motion control running shoes)
4. 회내 컨트롤을 위한 근육 강화 운동
5. 첨족 힘에 대한 스트레칭(stretching of equinus forces)

6. 보다 원활한 보행을 위한 훈련
7. 운동 부하를 줄이고 회복 시간을 늘리도록 훈련 방법을 변화시키는 것
8. 내반 교정(varus correction)이나 전반적인 안정성을 고려한 신발 변형
9. 위의 모든 것

정답 | 페이지 하단에

환자의 발 보조기에 회내 지지력(pronation support)을 주고 싶은 경우 가장 먼저 해야할 일은 종골의 위치(heel position)를 측정하는 것이다. 대부분의 경우 양 발의 종골에 어느 정도의 비대칭을 보이는 경향이 있기 때문에 이 수치를 일반화하여 한 사람에게서 양 발의 종골 각도가 서로 비슷할 것이라고 생각하면 안된다. 내번 발 보조기 기법은 impression cast(Root 기법)로 석고 발 본을 뜬 다음, 양성 석고의 뒤꿈치를 교정을 원하는 각도 1도당 5도 만큼 내번시켜 고정한다(환자가 내번 발 보조기를 처음 착용하는 경우 최대 35도까지만 내번). 아래의 사진에서 환자가 서 있을 때 왼쪽 발의 종골 위치(resting calcaneal stance position, RCSP)는 7도 만큼 외번되어 있었다. 따라서 나는 발 보조기를 이용하여 이 환자의 발 뒤꿈치 위치를 수직으로 만들기 위해 35도 만큼 내번된 발 보조기를 처방하였다(5:1의 법칙). 발 뒤꿈치 위치는 맨발로 서 있는 상태에서 측정하였고, 사진은 발 보조기를 착용한 상태에서 종골 위치의 변화를 보기 위해 촬영되었다.

블레이크 내번 발 보조기(Blake Inverted Orthotic Device, 또는 BIO)로도 알려진 내번 발 보조기 기법은 발 뒤꿈치와 아치의 근위부에 강력한 내번력(inversion force)이 가해지도록 고안되었다. 나는 이 기법을 1980년대 초에 개발하였으나 이는 이후 10년간 나의 동료들에 의해 테스트되어졌고, Merton Root, Ronald Valmassy, John Weed 박사들의 큰 도움에 힘입어 발전되었다. 세계적으로 10여 군데의 전문적인 발 보조기 연구소는 내번 발 보조기를 제작할 수 있는 기술을 갖추고 있고(이들 대부분은 초기에 나의 직접적인 지도를 받았다), 그 외의 다른 발 보조기 연구소들도 약간의 지도를 받는다면 얼마든지 제작하는 방법을 배울 수 있다. 나의 블로그와 유튜브에 방문하면 이 기법에 대한 더 많은 정보를 접할 수 있다(http://www.drblakeshealingsole.com). 나는 최근에 내번 발 보조기만을 위한 또 다른 블로그를 개설했기에 독자들은 이 블로그를 통해 나에게 질문할 수 있고 이 사이트에 지속적으로 학습할 내용들을 업로드할 것이다(https://invertedorthotictechnique.blogspot.com).

사실 모든 발 보조기 회사는 그들의 경험에 따라 각각 약간 서로 다른 변형 기법을 사용한다. 연구를 거듭하면서 변형된 Root 기법을 사용한 발 보조기(modified Root devices)가 종골의 위치를 변화시키는데 큰 효과가 없다는 것이 드러나던 시점에(단지 회내의 속도를 늦추거나 발을 내재적으로 안정되게 해주는 효과만 있었음), 이 내번 발 보조기가 종골 위치에 변화를 줄 수 있다는 것을 알게 되었다. Root 발 보조기는 처

문제 1 9 (위의 모든 것)

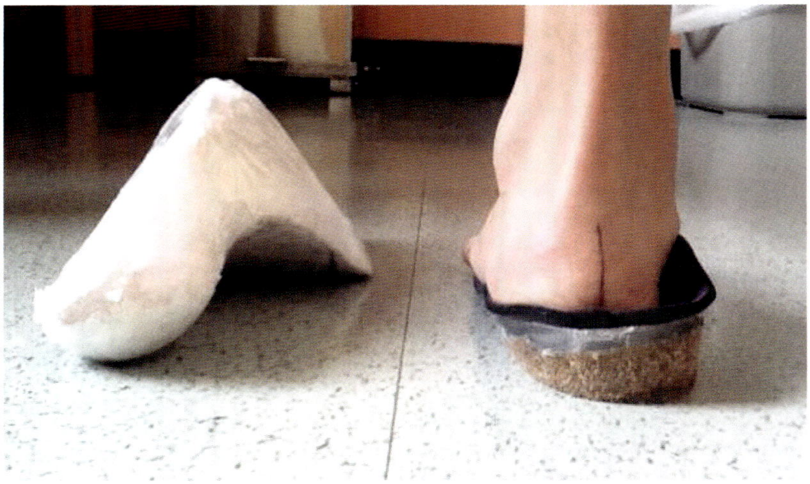

사진 속의 좌측 몰드는 환자의 7도 외번되어 있는 종골을 수직에 가깝게 설 수 있도록 만들어주기 위해 내번 기법을 이용하여 몰드를 35도 만큼 내번시킨 것이다. 사진 속 우측은 좌측 몰드를 이용하여 제작한 35도 내번 발 보조기와 이 발 보조기를 착용했을 때 목표한 것처럼 종골이 수직에 가깝게 위치하고 있는 모습을 보여주는 것이다(사진에는 나타나있지 않으나 이 환자의 종골은 원래 7도 만큼 외번되어 있었다고 함).

음 디자인될 때부터 좀 더 나은 위치에서 발을 안정화시킬 수 있도록 설계되었고(안정화 시키는 것이 주 목적), 내번 발 보조기는 처음부터 발의 위치(foot positioning)에 변화를 주기 위해 디자인되었다. 이러한 방식을 통해 내번 발 보조기 기법은 발 뒤꿈치, 발목, 무릎, 고관절의 위치에 큰 영향을 미칠 수 있다. 그러나 이러한 의미있는 변화를 줄 수 있는 가능성으로 인해 이 기법을 사용하고자 하는 생체역학 임상가들은 정상, 비정상적인 역학이 무엇인지, 그리고 그것들이 어디에 어떻게 영향을 미치는지 이해해야 할 필요가 있다. 이러한 지식을 통해 나는 당신이 정상적인 역학을 유지하는데 도움을 주기도 하고 정상적인 역학에 부정적인 영향을 주기도 하는 이 내번 발 보조기의 역할에 대해 잘 이해했으면 한다. 당신이 이 내번 발 보조기의 사용에 익숙해졌을 때, 나는 당신이 이 기법의 부정적인 면보다 이점이 훨씬 더 크다는 것을 알게 되길 바란다.

문제 2 오늘날의 발 보조기에 영향을 미친 훌륭한 족부의학적 마인드를 가진 사람들은 다음 중 누구인가?

1. Merton Root 박사
2. John Weed 박사
3. Ron Valmassy 박사
4. Kevin Kirby 박사
5. Howard Dannenberg 박사
6. Sheldon Langer, Justin Wernick, Joseph D'Amico 박사
7. 위의 모든 사람들

정답 | 페이지 하단에

내번 발 보조기는 어떤 경우에 처방하는가? 나는 환자를 검사할 때 내가 어떻게 도움을 줄 수 있을지 알기 위해 노력한다. 환자들이 자신의 병력에 대해 말할 때, 과거나 현재의 부상, 이전에 사용했던 발 보조기, 이전에 사용했던 신발 등에

문제 2 7 (위의 모든 사람들)

Sole사의 기성 깔창을 환자에게 맞게 커스터마이징한 모습

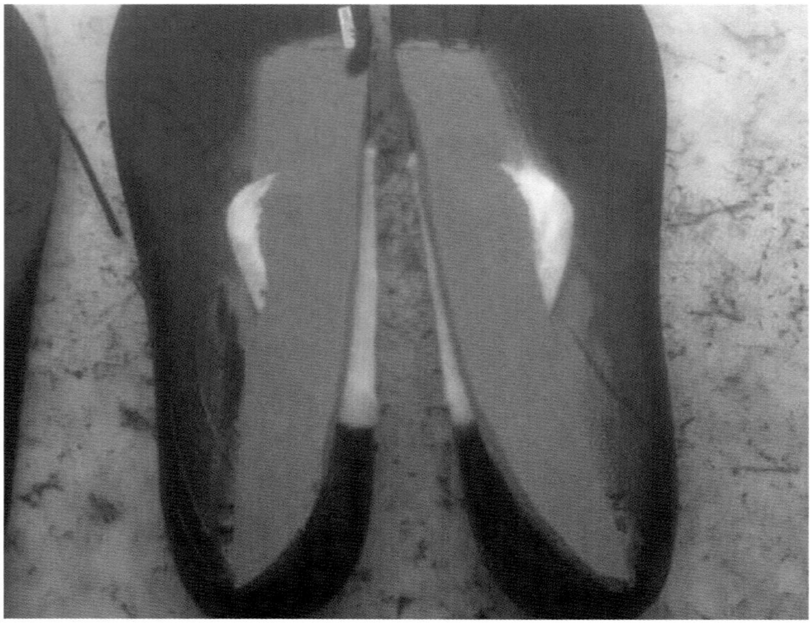

서 처방에 대한 단서를 찾을 수 있다. 나는 그 다음으로 그들이 걷거나 뛰는 것을 관찰하고(만일 뛸 수 있다면), 그들이 가지고 있는 부상과 보행 패턴을 분류한다. 나는 결코 IBM의 왓슨과 같은 슈퍼컴퓨터는 아니지만, 보행검사를 통해 보행 패턴들을 찾아낼 수 있다. 발이 회내된 상태로 보행하며 그로 인한 회내 증상을 보이는가? 혹은 발이 회외된 상태로 보행하며 회외 증상을 보이는가? 문제가 될 정도의 다리길이 차이를 보이는가? 문제를 일으키는 것이 단지 불충분한 충격 흡수로 인한 것인가? 과거에 받은 치료가 완벽했는가 아니면 내가 약간 수정을 해줄 필요가 있는가? 약하거나 경직된 근육이 문제인가? 맞춤형 발 보조기(custom orthotic device)로 치료를 시작할 것인가 아니면 기성 깔창(over the counter decive)에 필요한 처방을 추가하여 커스터마이징 할 것인가? 물론, 실제 임상에서는 환자들이 복합적인 요인들을 가지고 있는 경우가 많기 때문에 당신이 할 일은 어떤 문제부터 치료를 시작할지 정하는 것이다. 이것이 환자 첫 방문 시 당신이 해야 할 모든 것이다. 그리고 나서 서서히 이것들을 조합해나가면 된다. 회내된 발의 측면에서 보면, 회내가 경미한가, 중등도인가, 심한가? 나는 발의 회내가 경미하다고 판단하는 경우 내번 발 보조기 제작 시 내번 각도를 15도, 회내가 중간 정도일 경우 25도, 회내가 심할 경우 35도에서 시작할 수 있다고 생각했다. 종골 위치(RCSP)를 측정하지 않은 상태에서 회내를 컨트롤하여 환자에게 도움을 주고자 할 때는 많은 경우 이 정도의 각도에서 시작한다. 나는 회외되는 발인 경우 Root Balance 기법을, 충격 흡수에 문제가 있는 경우 Hannaford 기법을, 단하지 증후

군(short leg syndrome)이 있는 경우는 경우는 리프트(lift)를, 약하고 타이트한 근육에는 각각 근육 강화와 스트레칭을 사용한다. 그리고 나는 회내된 발에 Sole이나 Powerstep 같은 다양한 기성 깔창에다가 각 환자에 맞는 변형을 가하여 사용하기도 한다. 나는 평균적으로 내 생체역학적 환자의 20%정도에 내번 발 보조기를 처방한다.

문제 3 일반적으로 손상이나 통증을 일으키는 다음 요인들 중에서, 내번 발 보조기를 처방하는 주요한 이유는 어느 것인가?

1. 회내
2. 회외
3. 불충분한 충격흡수
4. 다리길이 차이
5. 근육이 타이트한 경우
6. 근육이 쇠약한 경우

정답 | 페이지 하단에

내번 발 보조기는 고도의 회내 문제가 있을 때 사용할 수 있는, 2축성, 3축성(Bi– and Tri–axial) 보조기를 제외하면 아마도 유일한 발 보조기일 것이다. 그러나 경도, 중등도 회내의 경우, 다른 다양한 기법들도 도움이 될 수 있다. 전통적인 방식으로는 발을 3도 이상 내번시키고 외측 힐컵(heel cup)을 높게 해주는 변형된 Root 방식 발 보조기를 사용하거나 그냥 단순히 안정성이 강화된 신발, 부츠를 사용하는 것 등이다. 나는 Richard Lundeen의 2축, 3축 기법(Biaxial and Triaxial techniques)을 약간 사용한 적이 있는데 이 역시 보다 많은 내번력을 줄 수 있는 것으로 생각된다(Allied OSI 연구실에서 만들어짐. https://www.aolabs.com). 부록 8에는 내번 기법을 사용하지 않는 보조기들을 포함하여 오늘날 회내 교정 시장에 나와 있는 발 보조기들을 정리해두었다. 나의 파트너였던 고 William Olson 박사는 KLM 랩에서 이런 것들을 생산하여 큰 성공을 거두었다(http://www.klmlabs.com). Carbon graphite를 사용한 발 보조기를 임상에 도입한 사람이 바로 Olson 박사다. 나는 classical UCBL, Roberts–Whitman plates, Shaffer arch support는 여기서 언급하지 않았다. 왜냐하면 이 보조기들을 내 환자들에게 적용한 경험이 없기 때문이다.

문제 4 다음 내번 기법을 사용하지 않은 발 보조기들 중에서 회내 컨트롤을 목적으로 하지 않는 것은 어느 것인가?

1. 5도 내번시킨 변형된 Root 방식 발 보조기
2. Medial Kirby Skive를 적용시킨 변형된 Root 방식 발 보조기
3. 전족 외반/족저굴곡된 제 1열 발 유형에서의 발 보조기
4. 전족 내반/전족 회외 발 유형에서의 발 보조기
5. Medial Kirby Skive를 적용시키고 8–10도 내번시킨 변형된 Root 발 보조기

정답 | 페이지 하단에

문제 3 1 (중등도부터 고도의 회내)

문제 4 4 (회내를 컨트롤하기 위해서는 캐스트를 내번시켜야 하는데, 전족 내반이 있는 경우 지면 위에서 캐스트가 외번되기 때문에)

내번 발 보조기 기법에서 발의 외측 구획에 대한 고려

내번 발 보조기 기법은 발 내측 구획에 힘을 가함으로 회내를 감소시키고 실제로 환자의 종골을 내번시킨다. 내가 이 기법을 사용한 첫 번째 환자는 외반슬이 점점 심해지면서 경골 외측 고평부(lateral tibial plateau)가 무너진(collapsed) 환자였다. 여섯 개의 각기 다른 발 보조기를 처방하고 나서야 마침내 24도 내번시킨 발 보조기가 효과가 있음을 알게 되었다(동시에 외측 구획을 보호하기 위해서 등산화를 착용시켰음). 이 내번 발 보조기의 이런 측면을 이해하는데 7~10년이 걸렸고, 세 개의 발 아치에 대한 이것의 긍정적, 부정적인 영향을 모두 이해하는데 또 10년이 걸렸다. 나는 10년 정도를 제외하고는 환자를 치료하면서 내 고유의 발 보조기를 신중하게 실험하고 연구해 왔다는 점을 강조하고 싶다. 나는 임상 초기에 내가 무언가 장점을 가지고 있다는 알게 되었고, 현재까지도 계속 그것에 대한 열정을 가지고 있다. 내가 환자들을 치료할 때, 기능성 발 보조기는 어떤 단계의 손상이 있는 환자에서든, 혹은 장기간의 보호나 예방을 위해서든, 거의 모든 환자에게 도움을 주는 훌륭한 도구다. 그리고 당신이 이 발 보조기를 사용할 때 그 형태는 환자가 가지고 있는 부상의 단계에 따라 다양해질 수 있다(예를 들어, 쿠션을 더해주는 것부터 지지력을 더 강화하는 것까지). 내번 기법 개발 초기에 세 명의 영리한 임상가들이 발의 외측 구획을 보호할 수 있는 방법에 대해 도움을 주었다. Mathias Fettig 박사는 내 기법에 변화를 주어 전족 외반/외번이 있는 환자의 외측 구획을 지지할 수 있도록 도와주었고, 나는 이 기법을 정기적으로 사용하고 있다(http://www.drblakeshealingsole.com/search?q=Fettig. Fettig 변형에 대한 소개 글). Raymond Feehery 박사는 입방골(cuboid) 지지가 중요하다고 지적하였고, 나는 그의 변형된 방법(Feehery 변형)을 가끔 사용하고 있으며, 나는 발 보조기 제작 시 impression casting과 몰드(mold) 처리 과정에서 입방골 아치에 세심한 신경을 쓴다. Jane Denton 박사는 내가 제작한 발 보조기가 지나치게 내번되어 외측 불안정성을 초래할 경우, 진료실 환경에서 어떻게 이 지나친 내번 힘을 감소시킬 수 있을지를 보여주었다. 나는 이 분들에게 영원히 감사드린다. 이 부분은 뒤에서 추가적으로 다루어질 것이다.

내 생각에는 중족골 아치(원위 횡아치)가 소홀히 다루어지고 있다. 족부의사로서, 우리는 suspension cast(체중이 부하되지 않은 상태에서 거골하관절을 중립으로 하고 중족관절을 최대로 회내시킨 상태에서 발 본을 뜨는 캐스팅 방식)에서만 중족골 정렬을 제대로 캡쳐할 수 있다. 다른 캐스트 기법들은 중족골 부위를 너무 편평하게 만든다. 그러나, 어떤 환자에게서는 suspension casting조차도 실제 중족골 아치를 제대로 캡쳐해 주지 못하여(피부 윤곽만 캡쳐됨) 맞춤형 발 보조기임에도 불구하고 시중에 나와있는 중족골 패드를 사용하지 않을 수 없게 된다. 아직도 발 보조기는 무엇보다 내측 아치 지지를 최고로 여기는 제작 기법에 매몰되어 있다(40년 전에 Merton Root 박사가 필사적으로 아치 서포트 깔창과 기능성 발 보조기를 분리하려는 시도를 했음에도 불구하고). 내측 아치를 강력하게 서포트 해주는 나의 내번 발 보조기는 나로 하여금 오히려 외측 아치, 중족골 아치의 중요성을 알게 해주었다. 그리고 네 번째 아치라고 불리우는 근위 횡아치(proximal transverse arch)는 내번 기법 사용 시 impression casting과 몰드 제작 과정에서 입방골 부위를 신경써서 제작함으로써 잘 안정화시킬 수 있다.

문제 5 **내번 기법은 여러 훌륭한 아이디어의 도움을 받아 많은 변형된 기법들이 생겨났다. 다음 중 그 변형된 기법과 그 기법이 도움을 주는 발의 아치 부위가 잘못 매치된 것은 어느 것인가?**

1. Jane Denton 박사 – 외측 아치
2. Kevin Kirby 박사 – 내측, 외측 아치
3. Mathias Fettig 박사 – 내측 아치
4. Raymond Feehery 박사 – 내측 아치
5. Paul Scherer 박사 – 내측, 외측 아치 정답 | 페이지 하단에

내번 발 보조기의 구성요소들

내번 발 보조기는 단순히 종골을 내번시키는 것을 넘어서 하지를 안정화시킨다. 이것을 가능하게 하는 요소로는 내번 힘, 깊은 힐컵(deep heel cup), 회내력을 견디기 위한 적절한 발 보조기 두께, 후족 포스트(rearfoot post)의 안정성, 발 보조기 너비를 신발 폭 만큼 넓게 하는 것 등이 있다. 깊은 힐컵은 잘 알려져 있는 UCBL(University of California Biomechanics Laboratory에서 제작한 발 보조기의 한 종류)의 중요한 특징이지만, 내번 발 보조기는 UCBL과 완전히 다르다. 일반적인 내번 발 보조기의 특징은 다음과 같다.

1. 25도의 내번 각도(5:1의 법칙에 의해 환자가 신었을 때 5도의 종골 변화를 보인다).
2. 체중에 따라 5/32인치 또는 3/16인치의 폴리프로필렌을 사용하여 회내력을 견디게하거나 둔화시킴(발 보조기가 두꺼울수록 견디는 힘이 강해진다).
3. 내측, 외측의 23 mm 힐컵(아주 깊은 힐컵은 28 mm까지도 간다).
4. 발 보조기의 뒤꿈치 부위 아랫면에 후족 포스트를 대줌으로써 뒤꿈치 부분의 움직임이 없도록 만듦(내측 무릎 통증이 있거나 충격 흡수 문제가 있을 때 발 보조기를 안정화시키기 위해 사용하는 방법).
5. 발 보조기 너비를 신발 너비만큼 넓게 함(제

문제 5 4 (Feehery는 외측 구획을 안정화시키기 위한 변형이다.)

Root 방식 발 보조기(왼쪽)/내번 발 보조기(오른쪽)

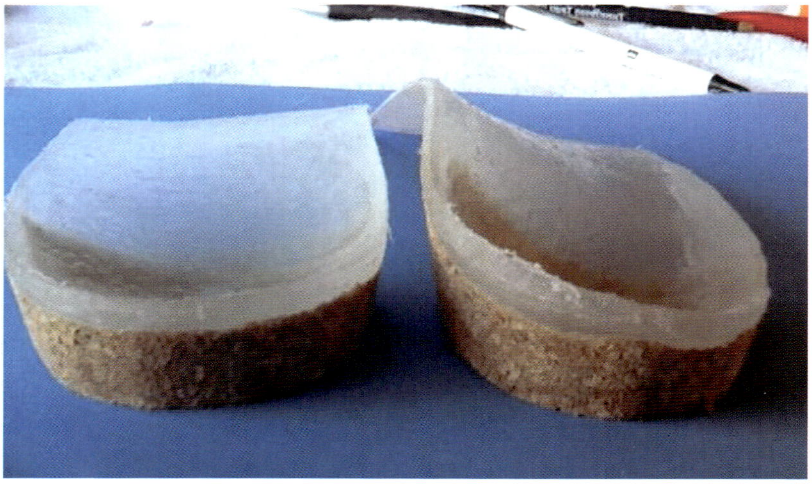

1설상골 – 주상골 관절 부위의 캐스트 교정(cast correction)을 가장 높게 함으로써 보행 추진기에서 제1열의 족저굴곡을 원활하게 해줄 수 있을 때만 시행).

6. 가능한 모든 방법을 동원하여 외측 구획을 안정화시킴.
7. 보행 추진기에서 제1중족골이 족저굴곡될 수 있어야 함.

문제 6 만일 25도의 내번 발 보조기가 너무 단단해서 충격 흡수 문제를 일으키거나 회내의 과도한 컨트롤로 인해 외측 구획의 불안정성을 가져온다면, 발 보조기를 새롭게 다시 만들지 않고 진료실에서 어떻게 이 문제를 해결할 수 있을까? 나는 일반적으로 아래의 것들 중 한 가지 또는 최대 두 가지를 시행한 후 환자의 반응을 살피길 추천한다.

1. 아치의 플라스틱 부분을 얇게 하기(발 보조기가 폴리프로필렌으로 만들어져 있을 경우)
2. 내측 힐컵을 낮추기
3. 내측 힐 포스트를 깎거나 외부 포스트(extrinsic post)의 내측 1/2을 제거하기
4. 후족 포스트를 깎아서(grinding) 발 보조기의 뒤꿈치 부분에 움직임이 가능하도록 만들어주기(일반적으로 4도). 이것은 외측 불안정성이 있을 때는 하지 않고 충격 흡수 문제가 있을 때만 시행
5. Denton 변형(발 보조기의 외측 구획 아랫면에 서포트를 대주는 방법) 추가하기
6. 1/8인치 외반 웨지를 추가하기(Denton 변형을 시도했음에도 만족스럽지 못한 경우에만)
7. 탑 커버(top cover)와 발 보조기 뒤꿈치 부분의 플라스틱 사이에 temporary lateral Kirby를 삽입
8. 위의 모든 것

정답 | 페이지 하단에

문제 6 8 (위의 모든 것)

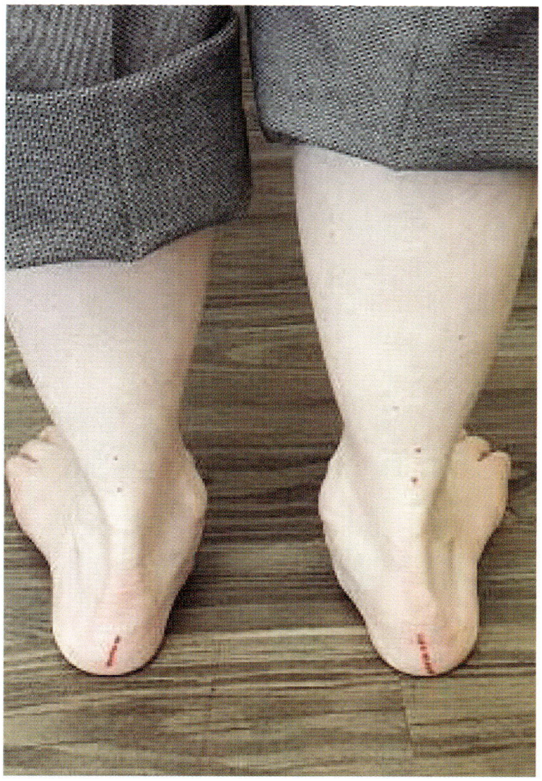

내번 발 보조기 기법에서의 5:1 법칙

종골의 내번은 어떻게 구현될까? 앞서 언급한 것처럼 내번 발 보조기 기법은 종골의 위치를 변화시키기 위해 사용되는 기법이다. 수 년간의 연구 끝에, 발 보조기를 제작할 때 impression mold에서 5도의 교정 각도를 주면 환자의 종골은 1도 만큼의 위치 변화가 발생한다는 사실을 발견했다(5:1의 법칙). 5도의 교정 각도를 주는데도 불구하고 실제로는 1도의 위치 변화만 있는 이유는 내번 기법이 주로 내측 구획의 근위부(주상골 – 제1설상골 관절까지)만을 받쳐 주고 석고와 발 사이에 공간을 만들어 제 1열의 족저굴곡을 가능하게 하기 때문이다. 그러므로 캐스트에 25도의 내번 각도를 주면 종골의 위치는 5도 만큼 변할 것이고, 35도의 내번 각도를 주면 7도 만큼 변할 것이다. 이것은 매일 환자들에 의해서 입증되고 있는 것이다.

일반적으로는 환자의 복와위(prone position)에서 종골의 후면을 이등분하고, 환자를 지면 위에 서도록 한 후에 오른쪽 발과 왼쪽 발의 종골 위치(resting calcaneal stance position, RCSP)를 측정하고, 환자를 내번 발 보조기 위에 서도록 한 후에 다시 양 발의 RCSP 각도를 잰다. 이렇게 하면 환자의 RCSP 각도가 의도한 만큼 변했을 것이다. 서 있는 상태에서의 종골 위치(RCSP)는 보행 주기 중 중간 입각기의 중간 시점의 각도를 반영한다. 이는 보행 추진기가 시작되기 전의, 보행에서 가장 안정적인 시점이다. 때때로 환자들의 종골 각도가 약간 덜 변할 수도 있고, 약간 더 변할 수도 있기 때문에 종골을 이등분해서 변화를 확인하는 과정을 꼭 거치는 것이 바람직하다.

이 종골 이등분법은 내번 발 보조기 기법에 있어서 아주 중요한 것이고, 이것은 Root 박사의 기법에 기반한 것이다. 어떤 발 보조기 회사는 발 보조기 제작 시에 아치 부분에 석고를 약간 더 많이 채우거나 약간 덜 채우거나 하는데 이것이 종골 각도 변화에 영향을 미칠 수 있다. 다른 일반적인 발 보조기들에서도 Kirby Skive 기법 사용 유무, 내측 & 외측 아치 교정 유무, 또는 다른 기법들 적용 유무와 관계없이 모두 이 종골 이등분법을 사용하여 평가한다. 만일 당신이 긋는 종골 이등분선이 내가 긋는 것과 때때로 다르더라도, 발 보조기 착용 전/후의 종골 위치의 변화는 같을 수 밖에 없다. 이 변화는 반드시 환자에게 긍정적인 방향으로 주어져야 한다. 그리고 종골각의 변화에 영향을 줄 수 있는 요인들은 너무 많기 때문에 정확한 각도의 변화를 기록해놓고 이후에 발 보조기에 어떤 추가적인 변형을 줄지에 대한 계획을 세우는 것이 중요하다.

문제 7 종골 이등분선으로 종골 위치의 변화를 측정하는 것은 내번 발 보조기 기법에 있어 아주 중요하다. 다음 중 종골 위치의 변화에 영향을 줄 수 있는 것은 어떤 것인가?

1. 종골이 둥근지, 편평한지에 대한 부분(발 뒤꿈치가 너무 둥글거나 편평한 경우)
2. 거골하관절 축의 위치
3. 인대 이완의 정도(amount of ligamentous laxity)
4. Kirby Skive를 추가하는 경우
5. 발 보조기 제작 시 아치 부분에 석고를 채우는 정도(amount of arch fill)
6. 발 보조기가 거골하관절 축에 대해 외측에 위치하는 정도(amount of orthotic device lateral to subtalar joint axis)
7. 위의 모든 것

정답 | 페이지 하단에

문제 7 7 (위의 모든 것)

내번 발 보조기 기법을 사용하는데 있어 보행 검사의 중요성

종골을 이등분 하기 전, 환자가 신발을 신고 & 신발을 벗고 걷는 것을 모두 지켜보는 것이 좋다. 그럼 발의 위치나 움직임에 대해 어떤 결론에 도달하게 될 것이다. 일반적으로 보행검사에서 어떤 것들을 관찰할 수 있을까? 우선 맨발로 걷는 것을 관찰해 보라. 1~3도 정도의 변화는 일반적으로 사람의 육안으로 관찰하기 어렵기 때문에 '움직임 없음(no motion)'으로 기록하게 될 것이라는 점을 기억하자.

- 보행 시 종골이 내번된 채로 움직임이 거의 없는 경우(Inverted heel with little to no motion)
- 보행 시 종골이 수직인 채로 움직임이 거의 없는 경우(Vertical heel with little to no motion)
- 보행 시 종골이 외번된 채로 움직임이 거의 없는 경우(Everted heel with little to no motion)
- 발 뒤꿈치 착지 시 내번 움직임이 발생(종골이 수직, 내번, 혹은 외번된 상태로 착지한 이후) [Inversion motion at heel contact(typically from a vertical, inverted, or everted heel strike)]
- 발 뒤꿈치 착지 시 외번 움직임이 발생(일반

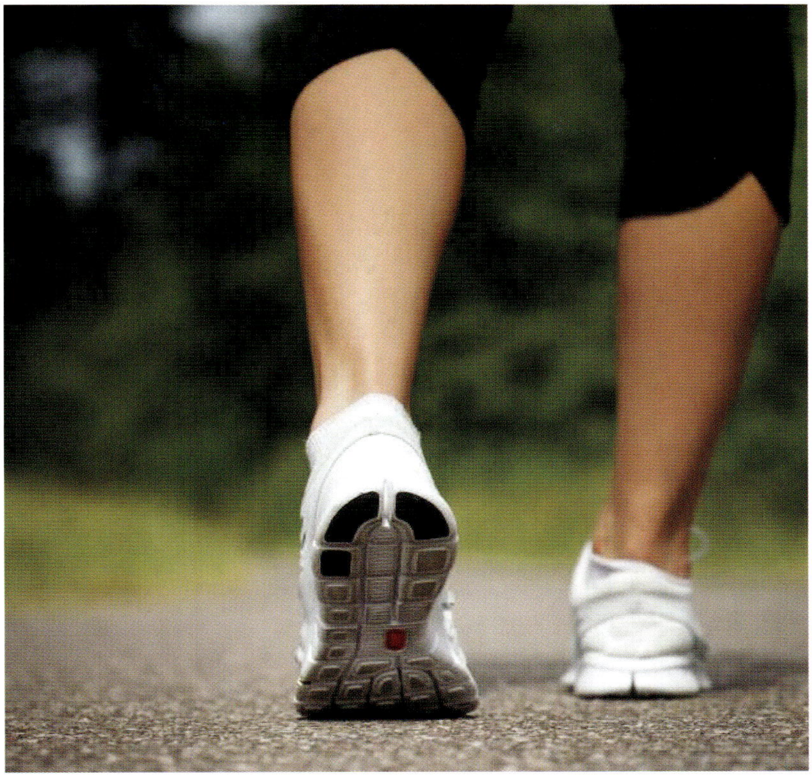

보행 검사는 발 보조기의 효과를 평가하기 위해 아주 중요하다.

적으로 종골이 수직 혹은 내번된 상태로 착지한 이후) [Eversion motion at heel contact (typically from a vertical or inverted heel strike)]

종골을 이등분할 때는 반드시 환자의 발 뒤꿈치가 검사자의 두 눈의 중심에 있어야만 정확하게 시행할 수 있다는 것을 기억하는 것이 좋다. 발이 완벽하게 곧은 모양을 하고 있더라도, 발 뒤꿈치는 전내측(anterior medial)에서 후외측(posterior lateral)으로 기울어져 있을 수 있다. 환자가 엎드린 상태에서 검사자가 종골을 이등분할 때 검사자의 두 눈은 이 기울어진 종골의 뒤쪽 표면에 반드시 수직이어야 한다). 그래도 환자가 엎드려서 가만히 있을 때는 발 뒤끔치를 우리 마음대로 컨트롤 할 수 있지만 환자가 걸을 때는 우리가 그들의 발 뒤꿈치 위치를 컨트롤할 수 없기 때문에 보행 분석을 잘 하는 데까지는 시간이 필요하다. 또 한 가지 고려해야할 점은 환자가 팔자걸음을 하는 경우 팔자걸음이 심할수록 당신의 두 눈은 환자의 발 뒤꿈치 뒤쪽 표면에 대해 수직에서 벗어나게 되어 종골의 위치를 정확하게 판단하기 어렵게 된다는 점이다. 간일 팔자걸음이 아주 심한데도 불구하고 종골이 외번된 것처럼 보인다면, 그 발은 아주 심하게 외반된 발일 가능성이 있다(팔자걸음이 심하면 종골이 상대적

마치 발이 강한 바람에 흔들리는 것처럼 왼쪽은 과회내되고 오른쪽은 약간 내반된 발의 impression cast이다. 이런 경우 이러한 비대칭을 감안하여 왼쪽 발에는 내번 기법을 오른쪽 발에는 Root 기법을 처방하는 것이 좋다. impression cast는 단지 후족과 전족의 관계만을 나타낸다는 것을 기억하라. 다만 이 케이스에서는 환자가 실제 보행 시 사진 속에 있는 발과 같은 후족부의 움직임을 보였다(왼발에서는 과도한 회내가, 오른발에서는 회외가 일어나는).

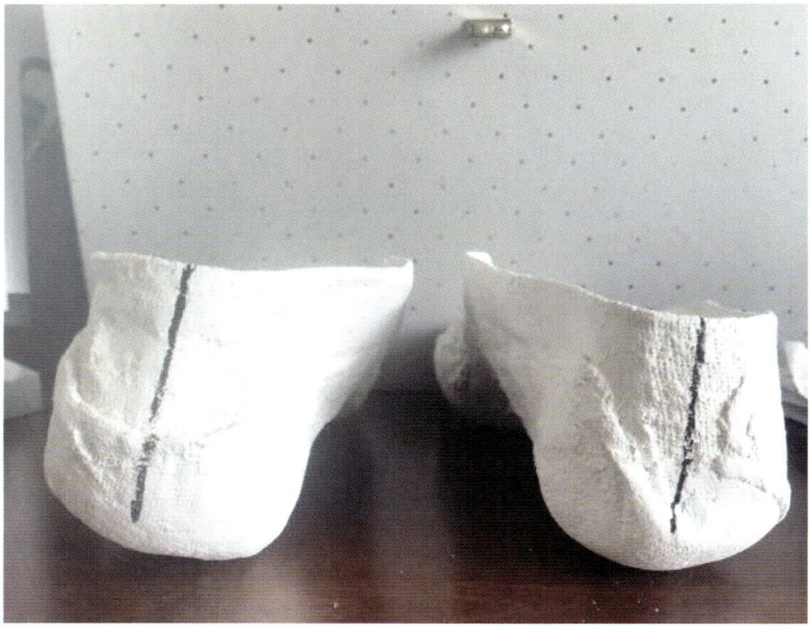

으로 내번된 것처럼 보이는 경향이 있기 때문이다).

문제 8 환자가 신발을 신고 혹은 벗고 걷는 것을 관찰할 때 종골을 보는 것이 핵심이다. 다음 중 일반적으로 관찰되는 것이 아닌 것은?

1. 종골이 수직 위치에서부터 외번한다.
2. 종골이 외번된 위치에서부터 내번한다.
3. 종골이 외번된 위치에서부터 외번한다.
4. 종골이 계속 수직 위치를 유지한다.
5. 종골이 계속 내번된 위치를 유지한다.
6. 종골이 계속 외번된 위치를 유지한다.
7. 종골이 내번된 위치에서 외번한다.

정답 | 페이지 하단에

환자를 생체역학적으로 평가할 때 비대칭에 대해 기록하는 것은 중요하다. 많은 이유들로 인해 양 발은 서로 다른 경향을 띤다. 검사자가 한 환자의 양 발을 비슷하게 보려고 하는 경향은 어떻게 보면 정상적이지만, 종골 이등분선을 그어보면 그렇지 않다는 것을 알게 될 것이다. 환자의 보행을 관찰할 때 어느 쪽 발이 더 회내되었거나 회외되었는지 주의깊게 보라. 발 뒤꿈치에서는 일반적으로 세 가지가 많이 관찰된다.

- 종골이 지면에 수직으로 위치하는데 회내가 많이 일어나는 경우(회내의 원인을 찾을 필요가 있다.)
- 종골이 외번되어 있는데 움직임이 없는 경우(아마 이미 최대로 회내된 상태일 가능성이 높다.)

문제 8 3 (가장 드묾)

- 종골이 내번되어 있거나 수직인데 움직임이 없는 경우(어쩌면 이미 최대로 회내된 상태일 가능성이 있다.)

우선 보행 시 환자의 종골 위치와 움직임을 관찰한다(처음엔 잘 안 보이지만 보행검사를 하면 할수록 잘 보일것이다). 그리고 양 발의 종골 위치나 움직임에 비대칭이 있는지 본다. 그럼 이제 신발을 신고 걸어볼 차례다. 나는 환자들의 새 신발과 예전에 신던 신발을 각각 신고 관찰하는 것을 좋아한다(때때로 다음 내원 시 예전 신발을 가져오라고 말할 필요가 있다). 신발은 환자, 그리고 우리가 쓰는 처방전에 큰 영향을 미친다. 맨발 상태에서는 회내되어 있는 발이 신발을 신으면 더 심해 보이거나 덜 심해보일 수 있다. 회외된 발도 신발로 인해 기능이 더 좋아질 수도, 더 나빠질 수도 있다. 맨발에서의 감지하기 어려운 움직임이 신발을 신으면 약간 눈에 띌 수도(less subtle) 있다. 요족에서 흥미로운 경우는 어떤 신발을 신었을 때는 과회내가 되고, 다른 신발을 신었을 때는 과회외가 일어나는 것이다(이를 내측 및 외측 불안정성이라고 하고, 이런 경우 Root 기법의 발 보조기가 필요하다). 하지만 일반적으로는 맨발에서 관찰되는 것들은 회내든, 회외든, 신발을 신었을 때 더 잘 보인다. 그리고 다시 얘기하지만, 양 발 중 어떤 발이 더 회내되어 있거나 더 회외되어 있는지 관찰하라. 그것은 어떤 방식으로든 처방전에 반영되어야 하기 때문이다. 신발을 신은 상태에서 보행 시 일반적으로 관찰되는 것들은 다음과 같다.

- 발 뒤꿈치 착지 시 외번 움직임(양 발 중 한 쪽 발에서 더 많이)
- 발 뒤꿈치 착지 시 내번 움직임(양 발 중 한 쪽 발에서 더 많이)
- 종골이 계속 내번된 상태를 유지
- 종골이 계속 수직 상태를 유지
- 종골이 계속 외번된 상태를 유지

문제 9 비대칭성은 생체역학적 치료에서 중요한 부분이다. 다음 중 가능하지 않은 비대칭 시나리오는 어떤 것인가?

1. 한쪽 발 보조기에 더 많은 회내 컨트롤이 필요한 경우
2. 한쪽 발 보조기에 더 많은 회외 컨트롤이 필요한 경우
3. 한쪽 발에는 회내 컨트롤이, 다른 쪽 발에는 회외 컨트롤이 필요한 경우
4. 짧은 다리 쪽에 리프트를 넣는 경우
5. 한쪽 발에는 중립 신발(neutral shoe), 다른 쪽 발에는 동작 제어 신발(motion control shoe)이 필요한 경우

정답 | 페이지 하단에

* 책 후반부의 부록 4(보행검사와 증상들)에서는 보행검사에 대해, 그리고 그것이 내번 발 보조기 기법의 역할을 이해하는데 어떤 도움을 줄 수 있는지 상세히 다루고 있으니 참고하기 바란다.

문제 9 5 (양쪽에 다른 신발을 신는 경우는 없다.)

종골 이등분(heel bisection)은 내번 발 보조기 기법에 있어 매우 중요하다.

당신은 환자를 복와위 자세로 눕히고 종골의 뒷면을 이등분할 것이다. 이것은 부록 5에서 다루고 있는데 당신은 당신이 할 수 있는 한 최대로 잘 이등분하려고 노력할 것이다. 그리고 환자를 일어서게 한 후 발 뒤꿈치의 뒷면을 관찰할 것이다. 이 종골 이등분선은 당신의 관찰을 용이하게 해줄 것이다. 내번된 종골은 여전히 내번된 상태로 보일 것이고, 수직 종골은 여전히 수직상태로 있을 것이고, 외번된 종골은 여전히 외번되어 있을 것이다. 당신이 종골 이등분에 대해 배울 때, 이러한 관찰하는 능력을 키우는 것이 도움이 된다. 왜냐하면 당신이 그은 종골 이등분선으로 인해 외번된 종골이 갑자기 내번된 종골로 바뀔 수 없기 때문이다(그어놓은 선의 위치가 바뀌지는 않기 때문에). 인내심을 가지고 연습하라. 그리고 당신이 그은 이등분선 보다 당신이 선을 긋기 전 처음 종골을 봤을 때의 그 느낌을 더 신뢰하라(이등분선을 잘못 그었을 가능성을 생각할 수 있어야 한다). 이등분선을 그을 때 당신의 두 눈을 종골 뒷면의 중심에 가져가고 한 번에 한 발만 관찰하라. 종골 이등분선과 회내의 정도를 관찰하는 것이 당신이 내번 발 보조기 기법을 처방하는데 충분한 정보를 제공해줄 것이다.

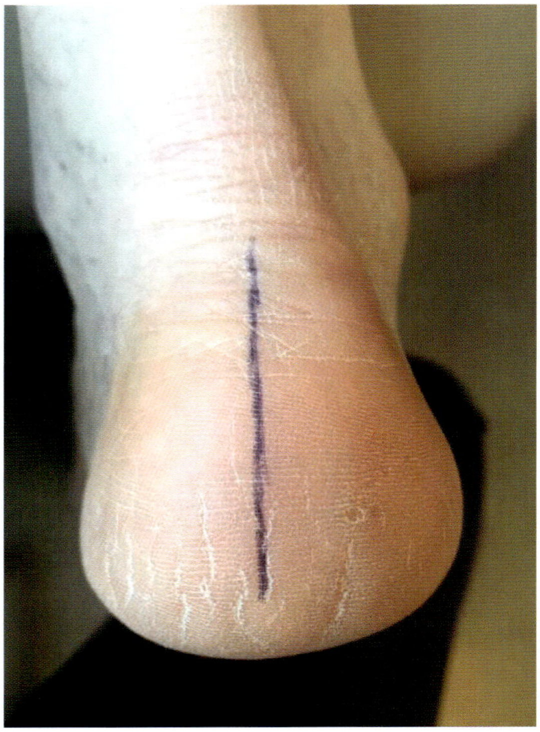

종골을 이등분하는 것은 내번 발 보조기 기법에 있어 아주 중요하다.

내번 발 보조기 기법의 교정 각도를 낮추는 방법

발 보조기 분야에서는 중등도, 고도의 회내 혹은 회외를 보이는 경우 일단 보수적으로 치료를 시작하는 것이 일반적이다. 하지만 나는 이와는 반대의 방법을 택한다. 나는 조기에 최대 교정 각도를 얻기 위한 시도를 하고(비록 아주 심한 케이스들에서는 최대 교정 각을 얻기 위해 점차 교정 각을 늘리며 순차적으로 최대 세 개의 발 보조기를 만들기도 하지만), 교정 각도가 너무 과한 경우 외래 진료 시에 발 보조기에 여러 변형들을 가해 교정 각도를 낮춘다. 따라서 나는 이런 변형을 가할 수 있는 재료들과 발 보조기를 깎아낼(grinding) 수 있는 기계가 필요하다. 당신도 당신의 클리닉에 이런 것들을 할 수 있는 공간이 필요하고, 차선으로는 당신의 집에 이런 공간을 만들 수도 있다. 나는 내 친동생 로버트에게 이런 기술들을 가르쳤는데, 당신도 당신이 이런 작업들을 직접 하지 않고 다른 사람에게 맡길 수도 있다.

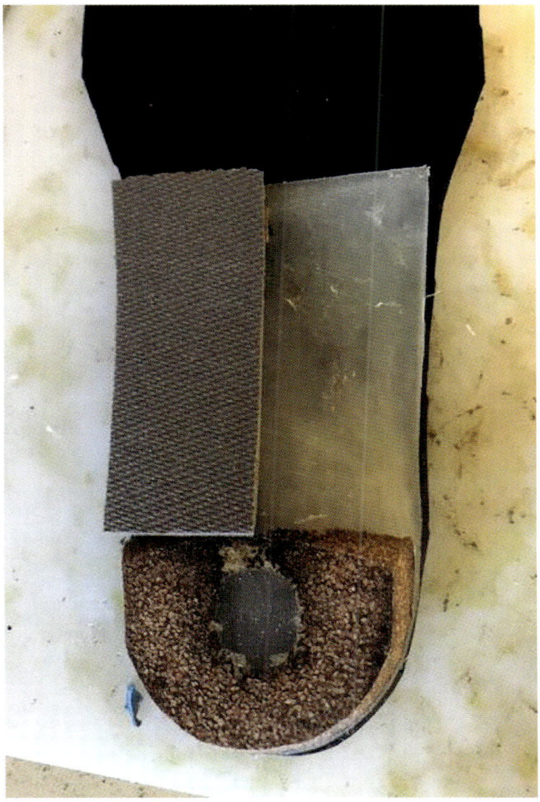
오른쪽 발 보조기의 외측 아치 아랫면에 Denton 변형을 추가한 모습(지면에 편평하도록 깎아줄 필요는 있음)

문제 10 내번 발 보조기 기법은 종골 위치에 변화를 줄 수 있는 가장 과학적인 접근법이지만, 여러 요인들로 인해 종골 위치가 어느 정도 변할지 미리 확실하게 아는 것은 불가능하다. 따라서 발 보조기가 제작된 이후에 환자에게 피팅을 시켜보고 외래 진료 시 필요하다면 교정 각도를 올리거나 낮출 수 있어야한다. 다음 중 어떤 방법으로 이를 가능하게 할 수 있을까?

1. 내측 서포트를 낮추기: 발 보조기의 내측 아치 부분을 얇게 하기, 발 보조기 폭을 좁게 하기, 내측 힐컵 높이를 낮추기, 힐 포스트 내측을 깎아내기, 또는 포스트에 움직임을 주기
2. 내측 서포트를 강화하기: 발 보조기의 플라스틱 부분 내측의 위쪽 혹은 아래쪽에 강화물질 넣기, temporary medial Kirby, 1/8인치의 내반 웨지, Morton's extension
3. 외측 서포트를 강화하기: Denton 변형, 1/8인치 외반 웨지, temporary lateral Kirby, Dancer's padding, temporary Feehery cuboid support, 4, 5번째 중족골두 아래에 forefoot extension 추가하기
4. 외측 서포트를 낮추기: 외측 힐컵 높이를 낮추기, 외측 벽(lateral flange) 낮추기
5. 위의 모든 것
6. 1번과 4번은 내반력을 줄이는 데 사용된다.
7. 2번과 3번은 내반력을 높이는 데 사용된다.

정답 | 페이지 하단에

문제 10 5 (위의 모든 것)

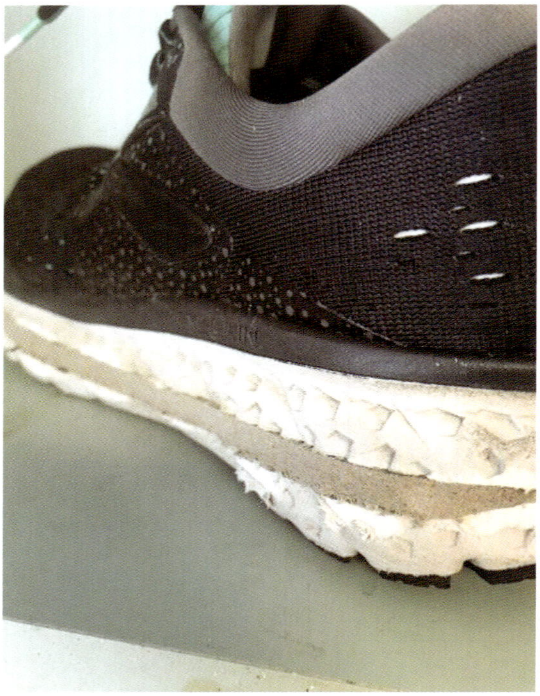

보다 강력한 회내 제어를 위해 신발 중창(midsole)에 1/4인치의 내반 웨지를 삽입한 모습

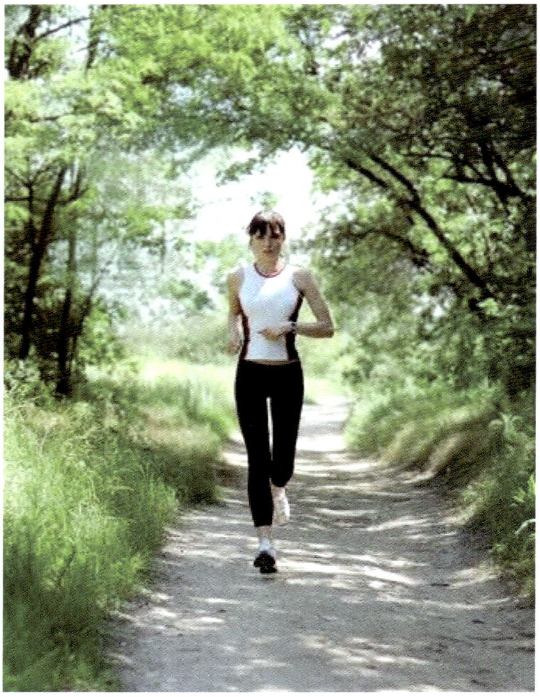

러닝 시의 움직임은 보행 시의 움직임과 완전히 다를 수 있다.

러너(runner)에서의 내번 발 보조기 기법 사용

러너용 발 보조기 처방 시 주의할 점들에 대해 얘기해 보자. 먼저 러너들의 경우 뛰는 모습을 관찰할 필요가 있다. 대개 걸을 때의 보행검사와 같은 방식으로 관찰이 이루어지지만, 뛸 때의 보행 사이클은 95%가 회내로 이루어져 있고 걸을 때보다 훨씬 큰 힘이 부하되며, 기전이 약간 덜 복잡하다. 내번 기법은 러너들에서 회내력을 컨트롤하는데 이상적인 방법이다(위 사진은 내가 족부의대에 다닐 때 사용했던, 러너용 내반 웨지를 러닝화에 삽입한 사진이다). 러닝 시 동작을 컨트롤해야하는 시기는 발 착지(foot strike)기이다. 내번 발 보조기는 발 뒤꿈치 착지(heel strike)하는 러너들에게 가장 큰 효과가 있고, 그 다음으로는 중족 착지(midfoot strike) 러너들에게 효과가 있다(물론 중족 착지 러너들은 상당한 안정성이 있다).

만약 환자가 전족 착지 러너(forefoot striker)라면 발 보조기에 전족 연장(forefoot extension)을 처방하는 것이 중요하고, 만약 발 보조기로 그들의 발 움직임을 컨트롤하기 어렵다면 나는 그들이 뛸 때 조금 더 중족 부위로 착지하길 권유한다. 러닝용 발 보조기가 일반 보행용 발 보조기와 어떻게 다르게 제작되어야 하는지 파악하는 것은 경우에 따라 그리 어렵지 않다. 예를 들어 보행 시 회내되어 걷는 사람이 뛸 때는 오히려 회외가 일어날 수 있고, 또한 보행 시 회외가 있는 사람이 뛸 때 심한 회내를 보일 수도 있다. 95%의 러너들에서는 25도의 내번 기법으로 시작하는 것이 일반적이고, 전족 착지 러너(forefoot striker)에서는 전족부를 더 컨트롤할 수 있는 것을 추가하는 것이 좋다. 러너들에서 주의하여 관찰해야 하는 것들은 다음과 같다.

- 발 착지 시 어느 부위로 착지하는가: 뒤꿈치/중족/전족
- 발 착지 시 종골의 위치: 내번되어 있음/수직/외번되어 있음
- 발 착지 후의 동작: 경미한 회내/중등도 회내/과도한 회내/회외

문제 11 러너들에게 내번 발 보조기를 처방할 때는 25도의 내번 각도가 표준이다(신발로 따지자면 신발 중창에 커스터마이즈한 5/16인치의 내반 웨지를 넣는 것과 비슷한 효과를 보임). 다음 중 일반적인 사실이 아닌 것은?

1. 내번 발 보조기 기법은 전족 착지 러너에서 효과가 뛰어나다.
2. 내번 발 보조기 기법은 중족 착지 러너에서 효과가 뛰어나다.
3. 내번 발 보조기 기법은 긴 외측 웨지와 같이 사용하면 회외 러닝 패턴을 보이는 사람들에게 효과가 뛰어나다.
4. 위의 모든 것
5. 1번과 3번

정답 | 페이지 하단에

보행 시에도 마찬가지지만, 러너에게 발 보조기를 처방할 때는 특히 러닝 시 그 사람이 어떤 신발을 신는지를 고려해서 처방해야 한다. 이것은 복잡한 논의가 될 수 있지만 간단하게 요약하면, 환자가 비교적 통증없이 기능을 할 수 있도록 하는데 필요한 지지력은 신발의 종류, 발 보조기 처방, 훈련 스트레스, 러닝 스타일과 같은 요인의 영향을 받는다. 그러므로 당신은 발이 심하게 회내되는 사람에게 표준 발 보조기를 처방하고, 동작 제어 신발(motion control shoe)을 신도록 하고, 그들의 항-회내 근육들을 강화해 주고, 회복시간을 늘리는 등 더 영리하게 훈련하도록 하고, 전족 착지(forefoot strike)를 줄이고 가급적 중족 착지(midfoot strike)를 하도록 하면 그들이 잘 뛸 수 있도록 도움을 줄 수 있을 것이다. 만약 그들이 근육 강화를 위한 노력을 하지 않고, 훈련 방식 또는 신발도 바꾸려고 하지 않는다면, 발 보조기를 통해 안정성을 줄 필요가 있다. 나는 지지력이 거의 없는 맨발 기반의 신발이 내번 발 보조기의 효과를 가리는 경우를 수없이 많이 봐왔다. 이와 반대로 당신이 강력한 발 보조기를 사용하거나 강력한 동작 제어 신발을 사용할 때는 회내가 일어나던 발이 오히려 회

문제 11 5 (1, 3번이 틀렸다. 내번 발 보조기 기법은 후족을 내번시키는 것이기 때문에 전족 착지 러너들에게는 효과가 떨어진다. 회외가 일어나는 사람에게는 내번 기법보다는 Root 방식이 적합하다.)

외가 일어나는 발로 바뀌지 않도록 하는 것이 아주 중요하다. 내가 안정성 신발이나 동작 제어 신발을 착용하는 회내된 발을 가진 많은 환자들에게 중립 신발(neutral shoe)을 신도록 하는 것은 이런 이유에서다. 때때로 신발이 발 보조기보다 더 큰 영향을 미칠 때가 있는데, 이런 경우 발 보조기의 지지력을 약간 줄여줄 필요가 있다.

문제 12 일반적으로, 어떤 유형의 신발이 내번 발 보조기를 사용하는데 이상적일까?(특히 발 보조기의 내번력이 환자의 회내를 완벽하게 교정해 주고 있을 때)

1. 동작 제어 신발(motion control shoes)
2. 안정성 신발(stability shoes)
3. 중립 신발(neutral shoes)
4. minimalist shoes
5. maximalist shoes

정답 | 페이지 하단에

내번 발 보조기 기법과 발의 움직임

환자가 보행할 때 발바닥에서는 무슨 일이 일어나는지 생각해보자. 환자는 유각기(swing phase)에서의 힘에 의해 발 뒤꿈치 어딘가로 착지를 할 것이다. 일반적으로는 뒤꿈치의 외측이 지면에 닿으면서 착지기의 회내(contact phase pronation)가 일어난다. 착지 시 발이 회내하면서 무릎이 굴곡되는 것은 보행 시의 충격 흡수에 있어서 아주 중요한 역할을 하고, 이어서 하지의 내회전으로 이어진다.

내번 기법을 사용했을 때 효과를 기대할 수 있는 경우는 두 가지다. 첫째는 착지 시 발이 최대로 회내가 일어난 상태(발이 지면에 닿을 당시 종골이 내번된 상태이든, 수직이든, 외번된 상태이든 관계없이)로 지속될 경우(이상적인 정렬이나 중립 위치로부터 벗어난 상태에서 기능)이고, 둘째는 착지 시 발 뒤꿈치의 중심이나 외측이 지면에 닿고 나서 착지기 회내가 과도하게 일어나거나, 이 회내가 중간입각기나 추진기까지 이어지는 경우, 그리고 회내가 너무 빠른 속도로 일어나는 경우이다. 내번 기법에 의해 생성되는 내번력은 종골, 후족, 주상골–제1설상골 관절을 내번(이 부위들을 지지해줌)시켜서 회내 동작을 둔화시킨다. 이러한 내번력은 쉽게 말하면 거골하관절에서 회외력을 가하는 것이다. 열린 운동사슬(open kinetic chain)에서 거골하관절을 회외시킬 경우, 중족관절 경사축(midtarsal joint oblique axis)의 관절가동범위가 현저히 감소한다. 발 뒤꿈치를 손으로 잡고 내번, 외번시켜보면서 각각 중족관절의 경사축을 따라 움직여보면 종골이 내번되는 경우 중족관절의 관절가동범위가 얼마나 감소하는지 알 수 있을 것이다. 종골을 내번시키면 우선 외측 구획에 더 많은 압력이 가해져서 입방골이 안정화 된다(외측 구획의 안정성에 대한 다른 측면은 다음에 다루도록 하겠

문제 12 3 (중립 신발)

다). 이러한 주상골, 제1설상골에서의 후족 내번은 중족을 안정화시킴으로써 장비골근과 후경골근이 강력한 힘을 발휘할 수 있게 해준다.

일반적으로 보행 시 전족에 부하가 걸리면 지면 반발력이 중족관절 경사축에 대해 중족을 회내시켜 발을 단단히 고정시킴으로써 발이 안정화된다(중족관절은 최대로 회내되었을 때 가장 안정하다). 바로 이 때, 즉 중간입각기에서 추진기로 들어갈 때 체중은 발의 중심(제2, 3설상골과 제2, 3중족골)을 지나가야 한다. 왜일까? 만일 체중이 제1중족골 쪽에만 부하되면 지면 반발력으로 인해 제 1열의 족저굴곡이 저해되고, 중족관절이 장축(long axis)에 대해 회외되어 불안정해질 것이기 때문이다. 이렇게 되면 보행 추진기에 문제가 발생할 수 있다. 이것이 Root 박사가 때때로 발 보조기의 폭을 좁게 만들었던(제2중족골부터 제5중족골까지만 지지하도록) 이유이고, 그는 이것을 통해 제 1열의 족저굴곡이 방해되지 않도록 하거나 중족관절의 장축이 회외되지 않도록 했다. 이것은 또한 Dannenberg 박사가 카이네틱 웨지(Kinetic wedge)를 개발하고, 랭거 연구소(Langer Lab)가 first ray cutout(발 보조기 플라스틱 부분의 제1중족골두 부위를 제거함으로써 제1열의 족저굴곡이 원활하게 일어날 수 있도록 하는 방법)을 사용하고 있는 이유이기도 하다(https://www.langerbiomechanics.com).

이 시상면 차단(Sagittal Plane Blockaid)의 개념은 정상적인 보행 추진기에 필요한 제 1열의 족저굴곡이 저해되는 것에서 유래했다. 발 보조기로 인해 발이 제대로 기능하지 못하게 되거나 엄지발가락 관절에 jamming이 일어나서는 안된다. 또한 체중이 너무 발의 외측 구획에 실릴 경우, 제 4열 또는 소건막류(tailors bunions)와 같은 제 5열 문제가 발생할 수 있고, 발부터 허리까지의 외측 불안정성 문제가 있을 수 있고, 체중이 외측에서 내측으로, 이어서 다른 쪽 발로 이동함에 따라 보행 추진기 시 회내가 일어나버리는 문제가 발생할 수 있다(정상적으로 보행 추진기 시에는 회외가 일어나야 한다). 따라서 보행에서 뒤꿈치 떼기(heel lift) 시에는 체중 부하가 아주 안정적인 제2중족골에 위치해야 하고, 이후 밀어내기(push off) 시에는 바로 엄지발가락 쪽으로 이동해야 한다.

문제 13 뒤꿈치 착지(heel contact)부터 밀어내기(push off)까지의 이상적인 체중 이동은 발 뒤꿈치의 외측에서 시작해서 중족의 중심, 제2중족골두를 지나 엄지발가락으로 이어지는 것이다. 하지만 회내 패턴에서는 체중이 발 뒤꿈치의 외측 혹은 중앙에서부터 중족의 내측 부위를 지나 제1중족골로 이동하게 되어 제1중족골의 족저굴곡이 방해를 받게 된다. 만약 내번 발 보조기 기법을 통해 후족에 변화를 줬음에도 체중이 적절하게 발의 중심으로 이동하지 않는다면 다음 중 어떤 것들을 통해 도움을 받을 수 있을까?

1. 제2, 3중족골 골간(2nd and 3rd metatarsal shafts) 아래에 큰 중족골 아치 패드 추가하기
2. 발 보조기 플라스틱 부분에 first ray cutout 하기
3. 발 보조기의 폭을 좁게 만들기(제2중족골두부터 제5중족골두까지만 커버하도록)

4. 외측 아치 및 중족골 아치를 높게 하여 발을 회내시키는 발 보조기
5. 위의 모든 것

정답 | 페이지 하단에

후족 내반과 내번 발 보조기 기법

내번 기법은 주로 외번을 줄이기 위해 사용되고 있다. 하지만 후족 내반의 경우에도 내번이 필요한 경우들이 많이 있다. 만일 당신이 발목, 정강이, 무릎, 고관절도 치료하는 의사라면, 외측 반월상 연골 문제, 슬개대퇴증후군, 내측 정강이 통증, 이상근증후군 등에 내번력을 강화한 발 보조기가 도움이 된다는 것을 알 것이다. 이에 대해서는 부록 1에서 논의될 것이다. 그리고 러너들은 회내를 경감하기위해 굉장히 많은 힘을 필요로 하기 때문에 거의 모든 러너들에게는 이 내번 기법이 필요하다. Harry Hlavac, Steven Subotnick, Richard Bogdan 박사는 나에게 내번력을 줄 수 있는 1/4~3/8인치의 러너용 내반 웨지(varus angled runner's wedge)에 대해 가르쳐줬고 이에 감사드린다. 내가 네브라스카 주에 있는 Burns Podiatric Laboratory에서 발 보조기에 대해 공부할 때, 일반적인 환자들에게는 종골 각도 1도를 변화시키기 위해 1/16인치의 내반 웨지를 사용하면 된다고 배웠다.

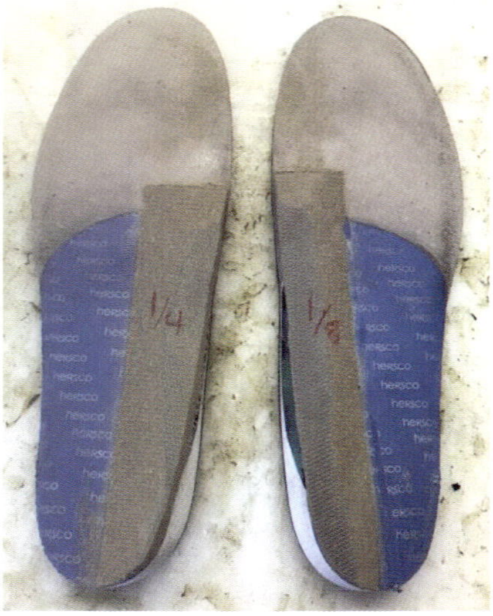

종골 각도를 2도 만큼 변화시키기 위해 사용된 1/8인치의 왼발 내반 웨지(사진 상 오른쪽)와 종골 각도를 4도 만큼 변화시키기 위해 사용된 1/4인치의 오른발 내반 웨지(사진 상 왼쪽).

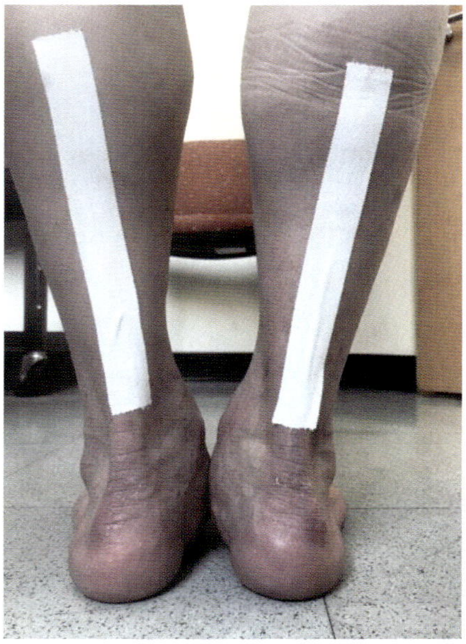

심한 경골 내반(tibia varum)으로 인해 발이 최대로 회내되어 있는 상태다. 이렇게 경골내반이 심한 경우에는 종골이 수직이거나 심지어 내번되어 있더라도 회내 증상들을 야기할 수 있다(이런 경우 경골이 종골보다 더 내번되어 있기 때문에 상대적으로 발에서는 회내가 일어나 있는 상태로 볼 수 있다).

문제 13 5 (위의 모든 것, 다만 그 중에서는 1번이 최적.)

내번 발 보조기 기법에서 외측 구획을 지지하는 방법

내번 기법에서의 내측 아치 높이 기준은 1984년에 만들어졌고, 원하는 교정 각도 및 제 1열의 족저굴곡을 방해하지 않도록 고려하여 결정되었다. 내번 발 보조기의 내측 아치의 높이는 주상골-제1설상골 관절에서 정점을 이루고 체중이 부하되는 제1중족골두 이전의 전방 플랫폼 위치까지 서서히 낮아지도록 하였다. 나는 Root 기능성 발 보조기 연구소(Root Functional Orthotic Laboratory)에 감사하고 특히 작고한 Merton Root 박사와 그의 미망인 Elaine Root, 그리고 그들의 아들 부부 Jeff와 Kathy Root에 감사한다(http://www.root-lab.com). 그들은 내번 발 보조기의 아치 높이를 완벽하게 정하기 위해 나와 같이 열심히 연구했다. 그로부터 수 년에 걸쳐 이 기법에 대한 다양한 변형들이 발전되었고, 그 변형들은 주로 내번 기법으로 인한 외측 불안정성을 막아주는 것을 목적으로 한다. 그 내용은 다음과 같다.

1. 발 본을 뜰 때(impression cast) 중족관절을 최대로 회내시킴으로써 외측 구획은 단단히 고정된 채로, 그리고 장족저인대(long plantar ligament)는 최대로 신장된 채로 impression이 되도록 한다. 여기서 발 보조기의 외측 구획부분이 환자 실제 발의 입방골, 그리고 발의 외측 구획 밑에 정확하게 위치하도록(exact fit) 하는 것이 중요하다.
2. 대부분의 발 보조기 연구소들은 내번 기법을 사용할 때 내측 아치 높이를 정확하게 만들기 위해 약간의 피드백을 받을 필요가 있다. 대부분 내측 아치를 너무 높게 만드는 경향을 보이기 때문이다. 이것은 외측 구획의 불안정성, 제 1열의 족저굴곡의 장애를 야기할 가능성이 높다. 나는 내번 발 보조기가 단순한 아치 서포트가 아니라, 아주 신중하게 만들어진 기능성 발 보조기라는 것을 강조하고 싶다.
3. 만일 전족 외반이나 족저굴곡된 제 1열과 같이 전족이 외번되어 있는 경우, Fettig 변형을 사용할 수 있다. 몬타나에 있는 족부의사인 Fettig 박사의 이름을 딴 Fettig 변형 내번 기법에서는 전족이 외번된 정도와 회내 교정에 필요한 내번 각도를 동시에 고려하여 몰드를 몇 도 내번시킬지 정한다. 나는 내번 발 보조기의 약 25%에 이 변형을 사용한다.
4. 나의 첫 발 보조기 처방이 회내 문제를 과도하게 교정해버려서 외측 구획에 지지력을 주고 싶을 때가 있다. 이렇게 회외 서포트(supination support)를 하고 싶을 때는 항상 양성 석고(positive cast)를 repress하기 전에 외측 구획 교정(Lateral Column Correction)을 한다. 이것은 양성 석고에서 외측 구획의 plaster expansion을 제 5중족골 기저부 까지 제거하는 것을 말한다. 물론 이때 원래 발 모양의 외측 부위까지 제거를 하면 안된다(expansion만 제거해야 함). 이것은 기껏해야 1 mm 정도다.

5. Raymond Feehery 박사의 이름을 딴 Feehery 변형은 양성 석고의 외측 구획의 입방골 부위에 살짝 홈을 만들어주는 cuboid notch를 만들어 주는 것을 말한다. 이렇게 만들어주고 이 몰드를 이용하여 플라스틱 성형을 하면 플라스틱의 입방골 부위가 살짝 튀어나오며 입방골을 지지해 준다. 나는 특히 이것을 인대 이완이 있는 느슨한 중족관절을 가진 환자들에서 사용한다. Temporary Feehery 변형(임시로 입방골 부위에 Poron 등의 물질을 대주는 것)은 Denton 변형과 함께 언제든 사용할 수 있다.
6. 캘리포니아의 Kevin Kirby 박사의 이름을 딴 lateral Kirby는 heel contact 지점으로부터 외측으로 lateral skive를 주는 것을 말한다. 이것은 외측 힐컵을 타이트하게 잡아주기 위함이다. 나는 이것을 회외가 많이 일어나는 사람, 혹은 내측 - 외측 불안정성을 보이는 사람들에게서 사용하고, 특별히 외측 힐컵이 지면에 편평한 경우에 사용한다. 나는 일반적으로 양성 석고의 lateral expansion을 제거하고 lateral Kirby를 추가한 다음, 다시 lateral expansion을 적용한다.
7. 높은 외측 힐컵. 일반적으로는 외측 힐컵 높이는 내측 힐컵 높이와 똑같이 23 mm로 하는 것이 일반적인데, 외측 발목에 불안정성이 있을 경우 외측 힐컵 높이를 28 mm까지 할 수 있다. 물론 이럴 경우 발 보조기가 신발에 잘 안 들어가는 단점이 있을 수 있다.
8. 발 보조기의 힐컵에서부터 앞쪽의 엣지까지 외측 벽(lateral flange)을 추가하기. 만약 환자의 전족이 후족에 비해 외전(abduction)되어 있거나 발이 내번된 상태로 유지되는 경우 이 변형은 불편할 수 있다. 이것을 사용할 때는 발 보조기의 너비를 신발 너비만큼 넓게 하여 신발 안에서 발 보조기가 움직이지 않도록 할 필요가 있다.
9. 이러한 외측 벽은 부드러운 코르크와 함께 탑 커버 물질을 이용해서 만들 수도 있고, 발 보조기의 위로 1/2인치 만큼 EVA 물질로 강화시킴으로써 만들 수도 있다. 신발이 이 부분을 잘 잡아줘서 효과적으로 기능하도록 해줘야 하고, 신발을 신을 때 이 부분이 접히지 않도록 해야한다. 모든 외측 벽은 일반적으로 제5중족골 기저부에서부터 발 보조기의 말단 엣지까지 서서히 높이를 낮춘다.
10. 캘리포니아의 Jane Denton 박사의 이름을 딴 Denton 변형. 이것은 단순하지만 강력한 외측 아치 지지대이다. 이것은 후족 포스트의 앞부분부터 발 보조기의 전방 엣지 부위까지 1인치의 폭으로 지지대를 대는 것이다. 이것은 외반 웨지가 아니기 때문에 반드시 지면과 편평하게 만들어줘야 한다.
11. 1/8인치의 외측 또는 외반 웨지를 사용하여 발 보조기에 약간의 외반력을 줄 수 있으며 Denton 변형과 함께 사용할 수 있다. 이 웨지는 내번력을 더 적게 한 새로운 발 보조기가 만들어지기 전까지 외래에서 일시적인 보정 목적으로 구현할 수 있다.
12. 전족 외반 연장(forefoot valgus extension)은

제4, 5중족골두 바로 밑을 지나가거나(일반적으로 1/8인치이고 편평함), 제1중족골두부터 제5중족골두까지 skive한 상태로(제1중족골두 쪽이 얇고 제5중족골두 쪽이 두껍도록) 위치하게 한다(1/8인치부터 1/4인치까지).

13. 1/4인치의 외반 중창 웨지나 1/8인치의 외반 밑창 웨지는 대개 신발 유형에 맞게 처방하거나 또는 뒤꿈치 착지 시에 내번된 상태를 유지하면서 더 이상 내번하지 않도록 하는 것을 목표로 처방한다.

위 변형들의 일부는 아래의 'Root 방식 발 보조기의 항 – 회외 변형들' 영상에서 찾아볼 수 있다(https://youtu.be/hMhrTmWXfDA).

문제 14 어떤 환자들은 발이 아주 심하게 회내되어 있음에도 불구하고 종골은 지면과 수직을 이루고 있을 수 있다. 이런 환자들의 경우는 심한 후족 내반(rearfoot varus)을 가지고 있는 것이다(주로 오다리로 불리는 내반슬, 경골 내반 환자들에게 나타남). 이 환자들에게 25~35도의 내번 기법을 이용하여 종골 위치를 수직에서부터 오히려 5~7도 만큼 내번되게 만들어주는 것이 이 환자들의 회내 증상에 도움을 줄 수 있으나 외측 불안정성을 예방하기 위해 아래의 외측 구획 변형들이 추가로 필요할 수 있다.

1. Denton 변형
2. 높은 외측 힐컵
3. 외측 벽(lateral flange)
4. Fettig 변형
5. Feehery 변형
6. 위의 모든 것
7. 1, 2, 3번만 옳음

정답 | 페이지 하단에

내번 발 보조기 기법에서의 내측 구획 지지 강화

내측 아치와 중족골 아치의 지지력을 높이는데 흔히 사용되는 방법들은 다음과 같다.

1. 발 보조기 제작 시 양성 석고에 medial Kirby skive를 추가하거나 기존 발 보조기에 temporary medial Kirby를 추가하기(아래 사진 참조)

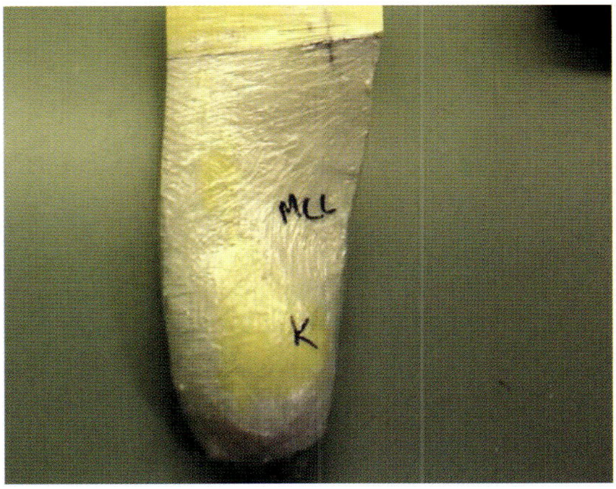

사진 속 K는 medial Kirby skive를 의미하고, MCC는 Medial Column Correction을 의미한다. 각 알파벳이 써 있는 위치가 해당하는 것이 적용되어 있는 위치를 가리킨다.

문제 14 6 (위의 모든 것)

2. 양성 석고의 거골/주상골/제1설상골의 아래 부분에 내측 구획 교정(Medial Column Correction)을 강화하기(일반적으로 Kirby Skive와 함께 사용) (위 사진 참조)
3. 양성 석고의 제2, 3, 4중족골 골두와 골간의 아래 부분에 중족골 아치 지지를 최대한 강화하기
4. 발 보조기 아치 부위의 유연성을 없애고 발 아치와의 접촉을 더 좋게 하기 위한 내측 아치 강화(medial arch reinforcement) (보통 1/4인치~3/8인치)
5. 일반적인 플라스틱보다 더 두꺼운 플라스틱 사용
6. 발 뒤꿈치부터 제1중족골두까지의 1/8인치 내반 웨지(내측 아치 강화를 한 이후에도 더 강화가 필요한 경우)
7. 1/4인치의 내측 또는 내반 중창 웨지 또는 1/8인치의 내반 밑창 웨지
8. 플라스틱과 탑 커버 사이의 중족골 아치 지지대

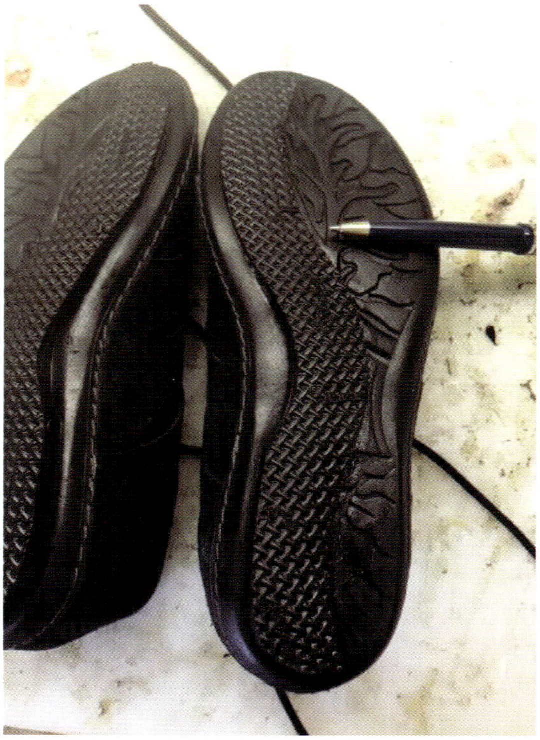

1/8인치의 내반 밑창 웨지(varus outsole wedge)

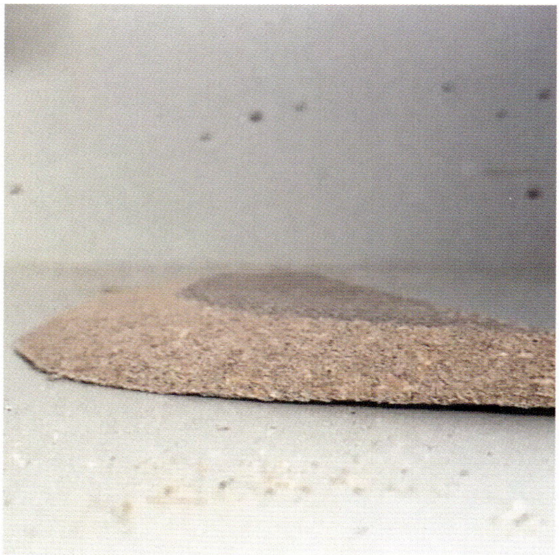

1/4인치의 Temporary Kirby skive(발 보조기의 뒤꿈치 부위에 삽입)

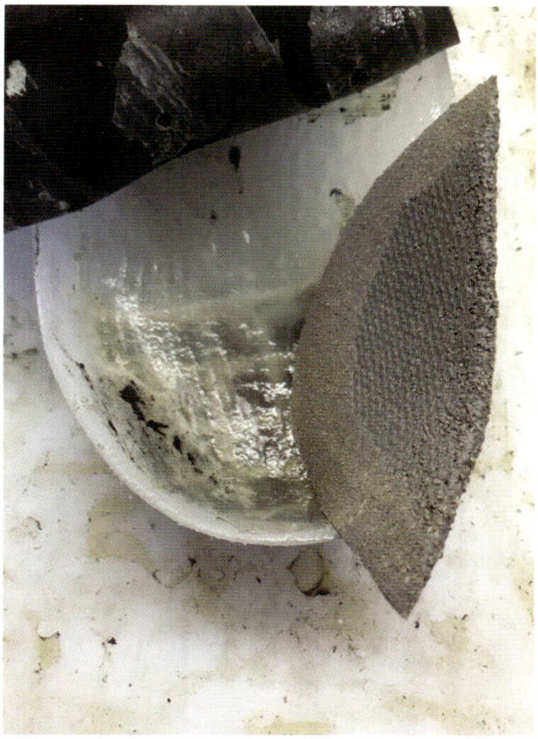

Temporary Kirby skive를 삽입하는 모습(사진은 왼쪽 발 보조기의 뒤꿈치 내측)

내번 발 보조기 기법의 일반적인 적응증

내번 발 보조기 기법의 흔한 적응증들은 다음과 같다.

1. 회내를 일으키는 모든 경우(임상가들과 발 보조기 회사가 이 기법에 익숙해지고나면 고도의, 35도의 내번 발 보조기도 잘 사용할 수 있게 될 것이다.)
2. 대부분의 러너들(대부분의 러너들은 러닝 시 회내가 많이 일어난다. 러닝 시 회외가 일어나는 5%의 러너들에게선 내번 기법을 사용하지 않는다.)
3. 중등도~고도의 회내(대부분의 임상가들은 이것을 목적으로 사용한다.)

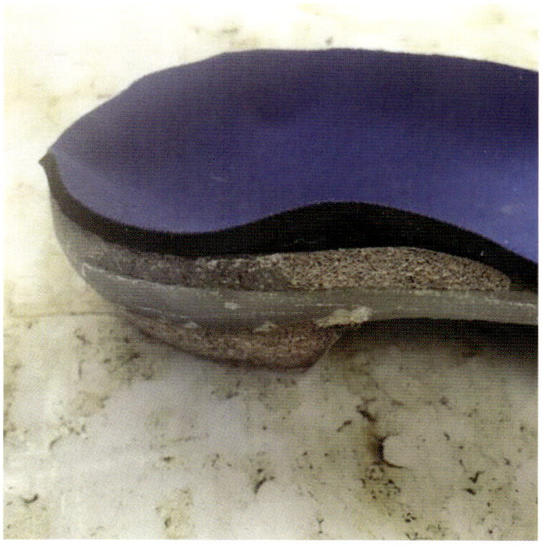

Temporary Kirby skive가 손질된 상태로 탑 커버 아래에 위치한 모습

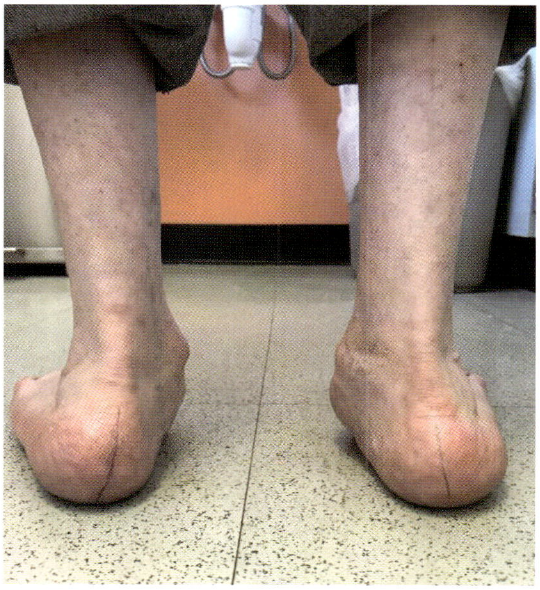

심한 종골 외반

4. 시상면 변형으로 인한 회내(필요한 경우 첨족 스트레칭도 같이 할 수 있다.)
5. 수평면 변형으로 인한 회내(필요한 경우 외회전근 강화도 같이 할 수 있다.)
6. 후경골근건 기능부전
7. 발목터널증후군
8. 외측 반월상연골 증후군
9. 외반슬이 심해지고 있는데 슬관절 치환술은 피하고 싶은 경우
10. 내측 정강이 통증(운동선수들)
11. 슬개대퇴 증후군(운동선수들)
12. 청소년이나 성인 후천성 평발
13. 청소년 건막류

생체역학적으로 이해를 돕기 위해 위의 리스트를 간략하게 보자. 내번 발 보조기 기법의 기본적인 전제는 내번을 통해 착지기와 중간 입각기 시 후족의 회내를 제어한다는 것이다. 의사가 전족부와 후족부의 관계를 나타내주는 impression cast 방식으로 발 본을 떴다고 하면, 만약 이 전족–후족 관계가 회내 증후군의 가장 중요한 측면이고(전족 내반 또는 제1중족골 거상) 그 변형된 부분을 지지해줄 수 있다면, Root 방식 발 보조기나 변형된 Root 방식 발 보조기를 사용하는 것이 좋다(예를 들어 5도의 전족 내반이 있고, 그에 따라 5도의 외번된 RCSP를 보이는 경우). 하지만 만약 회내가 다른 원인으로부터 오고, 그것이 착지기 또는 중간 입각기 회내를 일으킨다면 이 내번 기법이 적응증이 된다. 나는 고도의 전족 내반 또는 고도의 전족 회외의 경우에도 항상 이 내번 기법을 사용해 왔다. Root 방식 발 보조기로 이를 지지할 경우 때때로 제 1열의 족저굴곡을 방해할 수 있기 때문이다. 12도의 심한 전족 내반을 정확하게 지지해 주면서 동시에 제1열의 족저굴곡을 방해하지 않도록 내번 발 보조기를 만드는 것을 시도해보길 바란다. 그럼 지금부터 위의 13가지 적응증에 대해 하나씩 설명하도록 하겠다.

1. 회내를 일으키는 모든 경우

못 느낄 수도 있지만, 경도의 회내는 2~3도의 내번력을 주는 것만으로도 도움을 줄 수 있다. 이 2~3도의 내번력은 10~15도의 내번 발 보조기를 통해 줄 수 있다(5:1의 법칙). 물론 이와 같은 효과를 Kirby Skive나 Root 방식 발 보조기를 이용하여 2~3도의 내번 교정을 줌으로써 볼 수도 있다. 다만 당신이 이 기법을 처음 접했다면, 작은 각도의 내번부터 시도해보는 것이 좋다.

2. 거의 모든 러닝용 발 보조기

95%의 러너들은 내번된 상태로 착지해서 재회외(re-supination)가 일어나기 전까지 8~10도 정도 회내된다. 러너들을 위한 내 표준 방식은 25도의 내번 발 보조기를 통해 5도의 내번력을 주는 것이다. 그리고 그것이 환자의 증상을 개선시키는지, 그리고 편하게 잘 신는지 확인하는 것은 중요하다. 물론 25도의 내번 발 보조기는 중립 신발, 안정화 신발, 동작 제어 신발에서 각기 다르게 기능한다. 운동화에서의 power lacing(끈을 꽉 묶어 발목을 안정시키는 한 방법)도 안정성 면

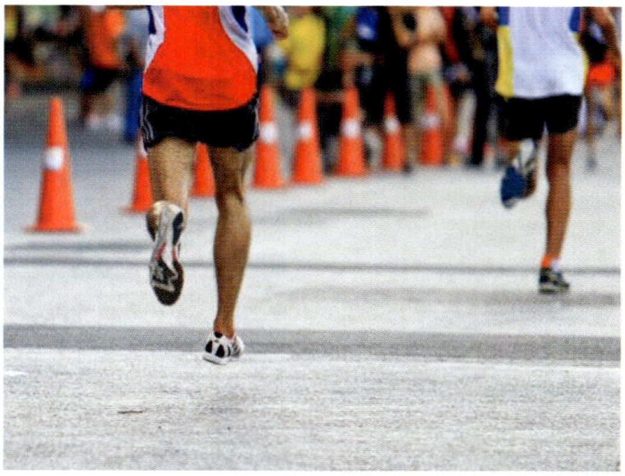

내번된 상태로 발이 착지하는 전형적인 모습

에서 큰 차이를 줄 수 있다.

3. 중등도부터 고도의 회내

발을 다루는 임상가들은 그들의 환자를 경도/중등도/고도의 회내로 분류할 수 있어야한다. 이 내번 기법은 중등도와 고도의 회내 환자를 위해 개발되었다. 만일 당신이 Root 방식의 생체역학을 공부했다면, 당신은 고도의 회내에서 중등도의 회내보다 거골하관절이 중립에서 더 많이 벗어난다는 사실을 알 것이다. 일단 여기서는 고도 회내의 경우 중등도 회내보다 더 큰 각도의 내번 기법으로 치료를 시작할 필요가 있다는 것만 말하겠다. 나는 발 보조기를 치료의 한 '과정'으로 본다. 나의 이런 생각은 나와 함께 일하는 정형외과 의사들, 물리치료사들의 영향을 받은 것이다. 중등도 회내의 경우 25도의 내번 각도로, 고도 회내의 경우 35도의 내번 각도로 치료를 시작하는 것이 좋다. 그리고 그게 환자에게 도움이 되는지 확인해봐라. 당신은 이 치료를 한 달간격으로 추적 관찰하며 진행해나가면 된다.

4. 시상면에서의 문제로 인한 회내

Merton Root 박사는 기능성 발 보조기는 관상면 변형에서 가장 효과적이고, 그 다음으로 시상면 변형에 효과적이고, 수평면 변형에서 가장 효과가 떨어진다고 얘기했다. 거골하관절과 같은 삼면 관절(triplanar joint)의 경우, 어느 한 면(plane)에 영향을 주면 다른 두 면에도 영향이 가게 되어있다. 하지만 그 삼차원 관절의 회내를 일으키는 힘이 만약 시상면 또는 수평면에 있다면, 맞춤형 발 보조기는 최소한의 효과만 있을 것이다. 시상면 변형이 회내를 일으키는 경우로는 타이트한 아킬레스건, 타이트한 햄스트링, 제1중족골 거상, 그리고 다리 길이 차이 등이 있다.

5. 수평면에서의 문제로 인한 회내

내가 Root 박사로부터 들은 가장 큰 칭찬은 내번 발 보조기 기법이 수평면에서의 문제로 인한 회내에 도움을 주는 가장 좋은 방법이라는 것이었다. 어떤 수평면에서의 문제가 회내를 일으킬까? 이에는 중족골 내전, 높은 수직 거골하관절 축, 경골내염전/경골내측위치, 경골외염전/경골외측위치, 대퇴골내염전/대퇴골내측위치, 대퇴골외염전/대퇴골외측 위치가 있다.

6. 후경골근건 기능부전

여기서 후경골근건 기능부전의 네 가지 단계에 대해 아주 자세히 다루지는 못하지만, 일단 4기(stage 4)는 일반적으로 수술이 필요한 상황이기에 4기까지 가지 않도록 해야한다. 그래서 나는 2, 3기인 환자를 보고 진료할 때면 그들이 수술까지 가지 않도록 하는 것에 큰 자부심을 느끼고, 그들에게 적합한 발 보조기를 만들어줘야겠다는 동기부여가 생긴다.

7. 발목터널 증후군

이것은 종골 외번이 동반되는 과도한 회내, 그리고 발목 내측의 굴근 지대(laciniate ligament) 밑으로 지나가는 후경골 신경의 압박과 관련이 있다. 이 신경은 굴근 지대 밑으로 지나가는 항-회내 건들(후경골근건, 장무지굴근건, 장지굴근건)의 염증에 의해서도 압박될 수 있다. 이것은 경우에 따라 이중 압궤 문제(Double Crush problem)를 일으킬 수 있다. 즉, 회내가 발과 발목의 신경을 자극할 수도 있지만 무릎 뒤쪽, 햄스트링 안쪽, 이상근 또는 허리 등에서 좌골신경이 눌려서 이런 증상이 나타날 수도 있다는 것이다.

8. 외측 반월상 연골 문제

일반적으로 발 뒤꿈치에 내반 교정(varus correction)을 하게 되면 외측 관절 라인을 오픈시켜서 외측 무릎 구획 또는 외측 반월상 연골이 압박되는 것을 감소시킨다. 하지만 종종 교정을 과도하게 할 경우 복잡한 문제가 야기될 수 있기 때문에 내번 기법 사용 시 환자가 과도한 회외로 인한 징후나 증상을 보이는지 살펴볼 필요가 있다.

9. 외반슬이 증가되는 경우

이 경우가 바로 무릎의 외측 구획 압박과 내측 붕괴에 대해 내번 발 보조기를 사용하는 경우다. 내번 발 보조기는 무릎관절 치환술을 기다리고 있는 환자들에게 임시 방편이 될 수도 있고, 계속 착용하며 수술까지 가지 않도록 하게 해주는 영구적인 수단이 될 수도 있다.

10. 정강이 내측 통증

1984년에 나는 Root 연구소 세미나에서 처음 이 내번 기법에 대해 발표했다. 그리고 1985년에 같은 세미나에서 오레곤의 Ross Leonard 박사가 그가 기존에 사용하던 발 보조기로 치료되지 않은 19명의 정강이 내측 통증 환자에게 이 내번 기법을 적용한 새로운 발 보조기를 처방하여 치료한 사례를 발표했다. 그는 19명 중 18명에서 정강이 내측 통증을 성공적으로 치료했다고 보고했다.

11. 슬개대퇴 증후군

내가 샌프란시스코의 Saint Francis Memorial 병원에서 처음 진료를 시작했을 때 나는 정형의학 클리닉에서 유일한 족부의사였다. 내 환자의 대부분은 슬개대퇴 증후군과 같은 무릎 문제를 가지고 있었다. 이것은 대퇴골이 너무 내측으로 많이 회전되는 수평면(transverse plane)에서의 문제이고, 타이트한 외측 광근(vastus lateralis)이 슬개골을 외측으로 아탈구(subluxing)시키는 문제다. 이 경우 내번 발 보조기를 통해 발 뒤꿈치의 내측에서 외측으로 미는 힘을 줌으로써 대퇴골의 내측 움직임을 막는 것이 필요하다. 나는 이들에게 발 보조기를 제작해줄 때 외측 불안정성을 야기하지 않으면서, 가능한 범위 내에서 최대로 종골을 내번시켜야 했다. 이들이 내가 외측 구획을 보호하는 법을 배우게 된 첫 환자 그룹이었다.

12. 청소년 또는 성인 후천성 평발

캘리포니아 족부의대의 Ronald Valmassy 박사는 아이들이 어릴 적에 어떤 종골 외반을 가지고 있든지간에 8~9세쯤에는 다 좋아지는 게 정상이라고 했다. 따라서 이 나이가 되면 수술할지 발 보조기를 사용할지 결정해야 한다.

시중에 파는 깔창을 착용해 오던 아이들의 부모들은 자녀가 9세가 되어 평발 수술이 필요하다는 얘기를 들으면 충격을 받는다. 아이들의 발은 빠르게 자라고 매 신발 사이즈 2(미국 기준)마다 깔창을 새롭게 맞춰야 하기 때문에 비용적인 부담이 있는 것이 사실이다. 그러나 성장하는 아이들의 발은 매우 중요하기 때문에 나는 그들에게 기성 깔창을 권유하지 않는다. 아주 고도의 후족 내반이 있어 종골을 2~3도 정도의 내반 위치에 가도록 하게 만드는 경우를 제외하면, 목표는 반드시 종골을 수직으로 만드는 것이어야 한다. 모든 성장하는 아이들에게 발 보조기를 신기 전/후의 종골 각도를 재고 그들의 부모님에게 보여주면, 그들의 부모님은 당신을 사랑하게 될 것이다. 나는 맞춤형 내번 발 보조기를 2살 아이에게도 사용한다(사실 내 아들 크리스토퍼는 18개월부터 사용했다).

후경골근건 기능부전으로 인한 성인 후천성 평발이든, 첨족 힘으로 인해 아치가 무너진 사람이든, 반복적인 손상으로 인해 점진적으로 아치가 무너졌든, 인대 이완(ligamentous laxity)으로 인한 것이든 상관없이 대부분은 고도의 교정 각도가 처방된 내번 발 보조기에 잘 적응한다. 심지어 75세나 그 이상에서도 괜찮다. 내 노인 환자 중 몇몇은 어떤 이유이든지 간에 수술을 받기 원하지 않는다. 그렇다면 내가 할 일은 말 그대로 그들이 수술하지 않고도 계속 걸을 수 있게 하는 것이고, 그럼 그 환자들은 본인이 계속 잘 걸을 수 있다는 사실에 아주 놀라고 기뻐한다. 이것의 가장 좋은 예는 스티븐이다. 그는 우측에 14도의 종골 외번을, 좌측에 18도의 종골 외번을 보였고 중족은 무너져 있었으며 25~30도의 보행각도(angle of gait), 즉 심한 팔자걸음을 보였다. 그의 신발은 심하게 닳아있었고 외번되어 있었다. 현재 내번 발 보조기만 착용한 상태에서 그

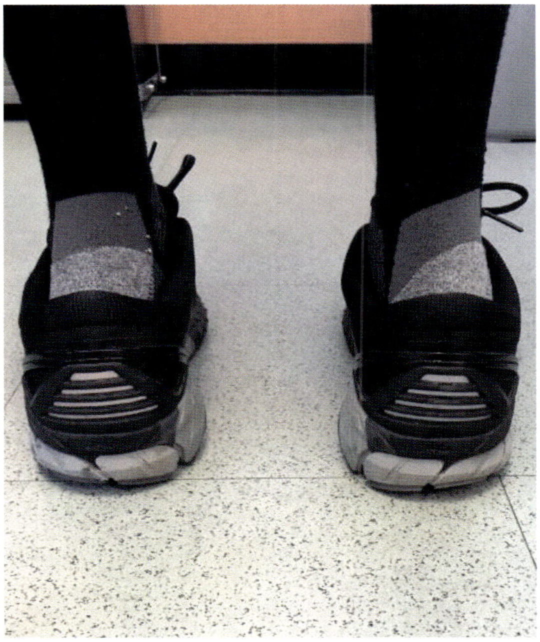

동작 제어 신발인 Brooks Beast 러닝화 안에 45도의 내번 기법에 Medial Kirby skive와 내측 구획 교정이 추가된 발 보조기가 들어있음(이 환자는 거의 완벽한 기능을 보임).

의 종골 각은 우측은 수직이고 좌측은 5도 외번되어 있다. 누가 이걸 보기 좋지 않다고 할 수 있겠는가?

13. 청소년 건막류

만약 10~20세의 아이들이 수술이 필요한 건막류를 가지고 있다면, 관절 유합술(fusion)을 동반하지 않은 건막류 수술(first MPJ 또는 Lapidus)의 기대 수명을 알고 있기에, 나는 두 가지 방식을 택한다. 수술 이후에 관절 기능을 향상시키기 위해 보존적인 치료를 하거나, 수술하지 않고 단지 관절 기능을 향상시키기 위한 보존적인 치료를 하는 것이다. 나는 그들을 대상으로 하면서 기능적 무지 제한증(functional hallux limitus)을 발생시키지 않는 발 보조기를 디자인 할 필요가 있었는데 그것은 일반적으로 제1중족골두가 부하를 안 받고 떠 있도록 dancer's pad를 사용하는 것이었다. 이것은 개개인의 생체역학에 기반한 것이고 목표는 기능적 무지 제한을 없애는 것이기 때문에 어떤 타입의 발 보조기와 같이 사용해도 좋다. Yoga toes, toe separators, Correct Toes 등도 이런 치료 프로그램의 일환이다. 또한 무지외전근(abductor hallucis)을 강화시켜주고 엄지발가락 관절의 외측 캡슐을 풀어주기 위한 물리치료가 필요하다. 만약 일반 발 보조기를 하고도 여전히 회내가 일어나서 제1중족골 등쪽에서 충돌(dorsal jamming)이 일어나게 되면 건막류는 계속 악화될 것이기 때문에 이런 경우 회내를 제어하기 위해 내번 발 보조기 기법을 사용하는 것이 큰 도움이 될 수 있다.

문제 15 내측 정강이 통증(medial shin splint)은 뒤꿈치 착지 시 회내의 속도를 감소시키는 데 관여하는 두 가지의 강력한 근육에 의해 발생할 수 있다. 다음 중 어떤 것인가?

1. 후경골근(posterior tibial)
2. 비복근(gastrocnemius)
3. 가자미근(soleus)
4. 반건양근(semitendinosus)
5. 장지굴근(flexor digitorum longus)
6. 1, 2번
7. 1, 3번
8. 2, 5번

정답 | 페이지 하단에

환자에게 도움을 주기 위해서 어느 정도의 교정 각도가 필요한가?

발 보조기에 교정 각도를 얼마나 많이 줄 것인지에 대한 개념은 중요하다. 만약 우리가 환자의 부상에 도움을 줄 수 있도록 환자의 생체역학을 바꾸는 것에 관심이 있다면, 회내에 약간의 변화(20% 정도만 교정)를 주는 것만으로도 때때로 충분할 수 있다(내 임상 경험의 대부분이 이런 경우였다). 하지만 환자들은 그들이 생체역학적으로 완벽해져서(85~100% 교정) 부상으로부터 회복

문제 15 7 (후경골근과 가자미근)

되고 영원히 수술하지 않아도 되는 상태가 되거나 재발하지 않기를 원한다. 나는 때때로 어떻게 해야 생체역학적으로 완벽해질 수 있는지, 그리고 덜 완벽하지만 어떻게 해야 괜찮은지 알 필요가 있었다. 어떤 환자는 회내의 정도가 경미한데 그 회내로 인해 손상을 받는 경우가 있다. 이런 경우 그들을 생체역학적으로 완벽하게 만들기 위해 나는 2~3도 정도의 내반 지지력(varus support)을 준다. 또 다른 환자들은 고도의 회내와 연관된 무릎 통증, 발목터널증후군, 또는 후경골근건 기능부전으로 오는데 이런 경우 내번 발 보조기의 교정 각도를 15도까지만 줘도(5:1의 법칙에 의해 3도의 회내 지지에 해당) 도움이 될 수 있다. 이런 치료는 나에게 큰 만족을 가져왔고, 나는 이 환자들이 무릎관절 치환술을 하지 않도록 하고, 만성 신경 통증이 복합부위 통증 증후군(complex regional pain syndrome, CRPS)으로 발전하지 않도록 하며, 또한 후경골근건 기능부전이 진행되어 평발 수술로 가는 것을 막아줄 수 있었다.

Merton Root 박사는 관찰력이 아주 뛰어났는데 그는 완벽한 발 보조기를 제작해도 환자의 근육이 타이트하거나 약하면 발 보조기 치료가 실패할 수 있다고 말했다. 이것은 특히 인대 이완이 있는 환자에게 해당된다. 당신이 후경골근건염이 있는 환자에게 이상적인 발 보조기를 만들어준다고 해도, 만약 당신이 그 환자의 후경골근건을 강화시켜주지 않거나 정상 발목 관절가동 범위인 −10도의 족배굴곡이 가능하도록 해주지 않거나, 체중 감량이 필요한 환자의 경우 40파운드의 체중을 감량시키지 않는다면 당신의 치료는 실패할 수 있다.

문제 16 다음 중 "필요한 교정 각도"에 대한 개념 중 옳은 것은?

1. 누구든지 2~3도의 회내 제어는 필요하다.
2. 회내로 인한 손상에 도움을 주려면 100%의 회내 제어가 필요하다.
3. 각 케이스마다 그에 맞는 각기 다른 교정 각도가 필요할 수 있다
4. 회내 교정을 한다고 해서 항상 부상에 도움을 주는 것은 아니다.
5. 2, 3번
6. 3, 4번

정답 | 페이지 하단에

내번 발 보조기 기법 적용 시 세 가지의 접근 방법

족부의사들은 환자에게 내번 발 보조기 기법을 적용하려 할 때 세 가지의 방법으로 접근한다.

1. 비정상적인 회내가 있을 경우에 사용
2. 보행검사 시 일반적인 발 보조기로 컨트롤이 되지 않는 회내 문제가 관찰되는 경우에 사용
3. 생체역학적 측정을 통해 정밀하게 딱 원하는

문제 16 6 (3, 4번)

정도 만큼 종골을 내번시키고 싶은 경우에 사용

이 세 가지의 모든 접근 방법을 살펴보도록 하겠다. 우선 당신은 어떤 회내 문제에서든지 이 내번 발 보조기 기법을 사용할 수 있다. 일반적으로 10도의 내번 기법을 사용할 경우 2도의 내번력을 주는데 이것이 내번 기법을 처방하는 최소 각도이다. 이 2도의 교정 각도는 다른 일반적인 발 보조기 기법으로 얻을 수 있으나(Root Balanced 기법에 Medial Kirby Skive를 추가하거나 단순하게 2도의 내번을 주는 것 등을 통해), 일부 의사들은 이런 작은 각도 변화를 주고 싶을 때조차도 이 내번 기법을 사용하는 것을 선호한다.

당신은 심한 회내를 보이는 환자의 발을 안정화시키고 싶을 때 플랜 B로 이 내번 기법을 사용할 수도 있다. 당신이 환자의 종골 각도를 수치화해서 평가하지 않은 경우에 몇 도의 내번 기법을 처방해야 하는지를 아는데는 시간이 약간 걸릴 뿐 충분히 할 수 있다. 만일 당신이 일반적인 발 보조기를 사용했는데도 회내가 계속되어 회내 증상이 나타날 경우, 당신이 약간의 교정을 원한다면 다음 처방 시에 15도의 내번 기법을, 중간 정도의 교정을 원하면 25도의 내번 기법을, 고도의 교정을 원하면 35도의 교정 각도로 내번 기법을 처방할 수 있다. 어떤 환자에서든지 발과 발목의 안정성을 가져다 줄 수 있는 정확한 각도를 찾아내는 것이 환자의 증상을 경감시켜주겠지만 이는 쉽지 않을 수 있음을 기억하라. 어떤 경우는 20~30%의 회내 컨트롤이 필요한 것으로 보이는 반면, 또 다른 경우에서는 110%의 회내 컨트롤이 필요할 수 있다(특히 우리가 종아리, 무릎, 고관절에까지 도움을 주는 것을 목표하고 있다면).

나는 내가 배웠던 생체역학, 즉 서 있을 때의 종골 위치(relaxed calcaneal stance position, RCSP)를 측정하고 좌측과 우측 종골 각도에 따라 내번 발 보조기를 처방하는 방식을 좋아한다. 따라서 만약 환자의 좌측 종골이 3도 외번되고, 우측 종골이 5도 외번되어 있다면 나는 덜 회내되는 좌측 발에는 15도의 내번 발 보조기, 우측 발에는 25도의 내번 발 보조기를 처방할 것이다. 나는 처음부터 35도를 초과하는 내번 발 보조기를 처방하지는 않는데, 이는 이것이 환자의 생체역학에 너무 큰 변화를 가져와서 환자가 적응하기 힘들 수 있기 때문이다.

그리고 내번을 많이 시킬수록 외측 구획의 안정성 문제에 신경을 써야한다는 것을 기억하라. 외측 구획을 안정화시키는 방법 중 흔한 것들은 다음과 같다. 발 본을 뜰 때(impression cast) 장족저인대와 입방골을 안정화시키기 위해 중족관절을 최대로 회내시키는 것, 교정 각도가 클수록 외측 힐컵과 외측 벽의 높이를 높이는 것(25도의 내번에는 23mm로, 35도의 내번에는 25mm로 제작), 심한 전족 외반이 있음에도 불구하고 중등도 내지 고도의 회내를 보이는 경우에는 Fettig 변형을 사용하기, 후족 포스트의 움직임이 없도록 하기(움직임이 외측 구획을 불안정시키는 것에서 오기 때문에), 인대 이완이 있어 중족관절이 불안정한 경우 Feehery 변형을 사용하는 것, Denton 변형을 사용하는 것들이 있다.

문제 17 많은 의사들은 내번 발 보조기 기법을 모든 회내 문제에 사용하기를 선호한다. 다음 중 그 이유가 아닌 것은?

1. 의사가 루틴하게 접근하기 쉽기 때문에
2. 단순하거나 복잡한 회내 케이스 모두에서 내번 기법을 사용하는 것이 학습 곡선에 도움을 주기 때문에
3. 모든 발 타입과 회내 문제에 도움을 주기 때문에
4. 만약 그 과정에 친숙하지 않더라도, 의사는 곧 회내 문제에 도움이 되는 다른 많은 방법이 있다는 것을 알게 되기 때문에

정답 | 페이지 하단에

하나의 치료과정으로써의 내번 발 보조기

나는 병원에서 매일 정형외과 의사, 물리치료사들과 같이 근무하는데, 그들이 하는 일은 환자를 낫게 하기 위한 하나의 '과정'이다. 어떤 치료의 효과가 떨어질 때, 그들은 생각을 바꿔 다른 치료 방법을 시도한다. 이 내번 발 보조기도 하나의 과정에 가깝다. 나는 발 보조기가 필요한 내 환자들에게 발 보조기는 하나의 과정이며, 당신들에게 완벽한 발 보조기란 없다고 말한다. 발 보조기는 환자들이 신는 신발의 영향을 받고, 그들의 문제에 도움을 주기 위해 필요한 교정 각도, 그들이 얼마나 강한 근육을 가지고 있는지, 그들의 보행이 얼마나 안정적인지 등의 영향을 받는다. 내가 환자들에게 이 얘기를 하는 이유는 환자를 이 치료 과정 속으로 참여시키기 위함이다. 환자들은 본인이 걸을 때와 뛸 때, 운동화와 구두를 신을 때, 무릎관절 치환술을 해서 생체역학이 바뀐 이후, 골절된 종자골을 보호해야할 때, 그리고 무릎 부상으로부터 회복된 이후에 각기 다른 발 보조기가 필요하다는 것을 직관적으로 느낀다. 나는 환자들에게 발 보조기는 치료를 위한 하나의 수단이고, 그들에게 도움을 주기 위해 때때로 지지력을 증가시키거나 감소시키는 등의 변형을 가할 수 있음을 주지시킨다.

문제 18 발 보조기 치료법은 아주 유동적인 과정이고, 치료의 한 과정으로 여기는 것이 좋다. 다음 중 틀린 것은?

1. 각 환자마다 이상적인 발 보조기가 있기 때문에 당신은 그것을 찾으려고 노력을 기울여야한다.
2. 만약 환자에게 최적의 발 보조기를 만들어준 경우, 앞으로 발 보조기에 어떤 변형을 가할 필요가 전혀 없다.
3. 모든 부상은 역학적인 원인이 있기 때문에, 안정성을 가져다주는 발 보조기는 모든 부상에 도움이 된다.
4. 발의 내재 구조물들을 받쳐줄 수 없는 부드러운

문제 17 3 (전족 외반의 문제만 가지고 있는 사람은 주로 회외가 일어나기 때문에 내번 발 보조기 기법이 적합하지 않다.)

재질의 발 보조기는 절대 사용해서는 안된다.

5. 위의 모든 것

정답 | 페이지 하단에

나는 이 기법을 개발한 것이 아주 큰 축복이라 생각하고, 이 기법의 모든 측면에 대해 연구하는데 내 인생을 바쳤다. 이 기법은 이 분야에서는 내 자신 그 자체이기 때문에 나는 물론 이것으로 인해 비난을 받기도 했다. 내가 이 책을 쓰는 데는 이런 심리적인 이유도 있다. 개인적으로 나는 모든 회내를 일으키는 발에 내번 기법을 사용하고, 모든 회외를 일으키는 발에 Root Balance 기법을 사용하고, 모든 충격 흡수 문제를 가지고 있는 발에 Hannaford 기법을 사용하고, 고관절, 허리 등의 문제를 가진 사람이나 비대칭 문제를 가진 많은 운동선수들에게 다리길이 차이에 대한 치료를 시행한다.

문제 19 아래의 발 보조기 타입과 괄호 안에 있는 비정상적인 기능들을 연결시켜보세요(단, 하지증후군, 회외, 충격 흡수 이상, 회내).

1. 내번 발 보조기 기법
2. Root Balance 기법
3. Hannaford 기법
4. 후족 또는 전장 리프트(Heel or Full length lifts)

정답 | 페이지 하단에

문제 18 5 (모두 틀린 문장)

문제 19 내번 발 보조기 기법–회내
Root Balance 기법 – 회외
Hannaford 기법 – 충격 흡수 문제
뒤꿈치 또는 전장 리프트 – 단하지 증후군

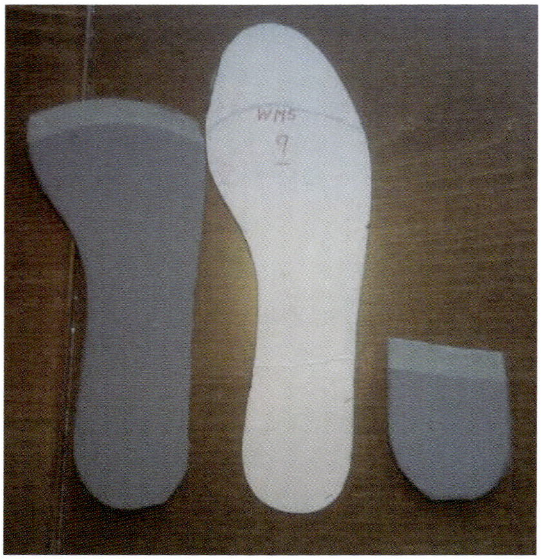

대부분의 전장 리프트는 발가락 부위를 잘라내어 사용한다(발가락 전까지만 오도록, 발가락 관절의 원활한 움직임을 위해).

생체역학적인 환자로 분류하는 것의 의미

나는 생체역학적인 문제가 있는 환자를 볼 때, 우선 그들이 회내되는 발을 가졌는지, 회외되는 발을 가졌는지, 다리길이 차이가 있는지, 충격 흡수 문제가 있는지, 약한 근육이나 타이트한 근육의 문제가 있는지 분류한다. 그리고 나서 어떤 문제를 먼저 치료해야 좋을지를 생각한다. 생체역학적인 문제가 있는 환자로 분류한다는 것은 나에게 어떤 의미일까? 이는 환자를 진료할 때 급성 손상에 초점을 맞추는 것이 아니라 그 손상을 일으킨 원인에 초점을 둔다는 의미이다. 이러한 환자들은 과사용으로 인한 손상 또는 어떤 생체역학적인 원인이나 악화 요인을 가지고 있는 통증 증후군(pain syndrome)을 보인다. 과사용 손상에는 3의 법칙(Rule of 3)이라는 게 있다. 3의 법칙이란, 어떤 손상이든지 세 가지 원인이 있을 수 있는데 만약 그걸 찾아서 교정해주는 경우 재부상의 위험을 낮추고 회복 속도를 빠르게 할 수 있다는 것이다. 그리고 실제로 이러한 생체역학적 문제가 있는 환자들은 치료해야하는 많은 문제들을 가지고 있다. 치료사가 잠깐만 시간을 투자하면 된다. 심한 회내가 있는 환자가 타이트한 아킬레스도 같이 가지고 있을 수 있고, 약한 가자미근과 둔근을 가지고 있을 수도 있고, 단하지 증후군, 신발의 충격 흡수 문제들도 가지고 있을 수 있는데 이런 것들을 찾아서 같이 치료해줘야 한다.

문제 20 다음 중 타이트한 아킬레스건을 보상하기 위해 발생하는 흔한 문제가 아닌 것은?

1. 아킬레스건염
2. 중족 붕괴(midfoot breakdown)로 인한 회내 문제
3. 내반슬 힘으로 인한 전방 혹은 후방 무릎 통증
4. 중족골에 대해 하방으로 과도한 힘이 가해져서 생기는 중족골 문제

정답 | 페이지 하단에

문제 20 3 (타이트한 아킬레스건으로 인한 앞, 뒤쪽 무릎 통증은 무릎이 과도하게 신전되는 반장슬 힘으로 인한 것이다.)

과회내가 있는 환자에서 치료를 시작하는 방법

환자의 첫 방문 때 환자의 회내 증상들이 회내 컨트롤의 도움을 받을 수 있을지 결정해야 한다. 내 클리닉에서는 일반적으로 환자 스케줄을 잡을 때 환자에게 발 보조기가 필요한지 평가하고 캐스팅 하는데까지 1시간을 잡는다. 하지만 나는 첫 방문 때 내측 구획 지지를 위해 기성 아치 서포트 깔창(Sole 혹은 Powerstep 사의 것을 선호)로 치료를 시작하는 것을 선호하고, 만약 발목이나 발목 위쪽의 기능 향상을 원하는 경우 1/4~3/8인치의 발 뒤꿈치 내반 웨지를 사용한

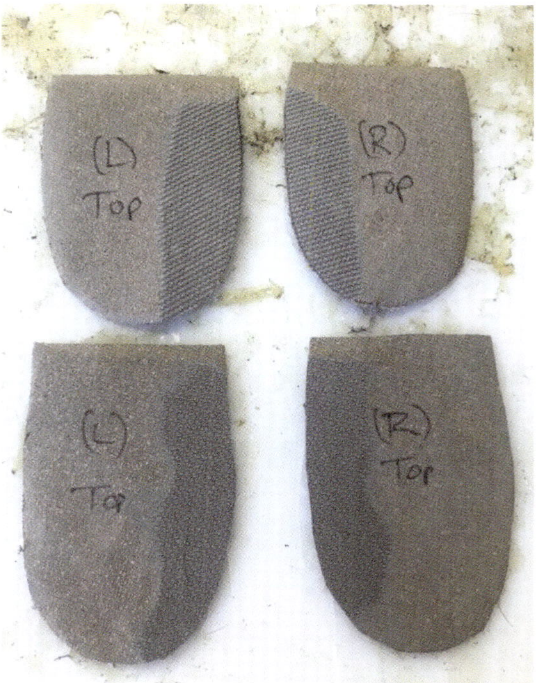

회내 컨트롤을 위한 서로 길이가 다른 두 개의 1/4인치 발 뒤꿈치 내반 웨지

다. 이런 것들은 병원에 보관해 두기 쉽고, 다양한 사이즈로 미리 잘라놓기도 쉽다. 때때로 나는 그들의 첫 방문이나 두 번째 방문에, 그들의 보행 기능에 따라 지지력을 강화해 주기 위해 기성 아치 서포트를 가지고 커스터마이즈 해주기도 한다. 과회내와 관련된 그들의 문제에 기반하여 나는 환자들에게 테이핑하는 방법을 교육해 주기도 하고, 집에서 할 수 있는 운동을 알려주기도 한다. 나는 환자가 회내를 보일 경우 그들이 왜 회내를 일으키는지 항상 그 원인을 찾으려고 한다. 나는 보행검사를 통해 회내의 정도를 경도, 중등도, 고도로 분류한다. 하지만 실질적으로 이 회내 문제의 원인은 무엇일까? 이것을 찾기 위해 몇몇 생체역학적 검사가 중요하다. 과회내의 원인을 찾기 위한 다음과 같은 체크리스트가 도움이 될 것이다.

- 관상면에서의 이상: 내반슬, 외반슬, 경골 내반, 경골 외반 또는 전족 내반
- 시상면에서의 이상: 단하지 증후군, 타이트한 햄스트링, 타이트한 아킬레스, 제1중족골 거상(metatarsus primus elevates)
- 수평면에서의 이상: 대퇴골 내회전 또는 외회전, 경골 내회전 또는 외회전, 높은 거골하관절 축, 중족골 내전
- 약한 근육들: 고관절 외회전근, 가자미근 또는 비복근, 후경골근건 혹은 전경골근건, 장비골근, 내재근등이 약한 경우

회내가 많이 일어나는 발의 경우, 나는 내가 만족할 때까지 환자의 매 방문마다 회내의 원인을 찾으려고 한다. 내가 중등도부터 고도의 회내를 보이는 환자에서 생체역학적 검사를 완료하는 것은 그들의 두 번째 방문에서다. 경도부터 중등도까지의 회내를 보이는 환자의 경우, 그들이 만족한다면 계속 기성 깔창을 사용하는 경우가 있고, 기성 깔창에 내반 웨지를 대서 커스터마이즈하는 경우도 있기 때문에 중등도의 회내를 보이는 그룹에서는 깔창 또는 발 보조기 사용 측면에서 겹치는 부분이 있다. 중등도 회내를 보이는 환자 중 일부는 발 보조기를 맞추는 방향으로 가고, 그렇지 않은 경우도 있다. 여기에는 고려해야 할 많은 요인들이 있다.

문제 21 내가 병원 진료실 환경에서 검사할 수 있는 회내의 흔한 원인들은 어떤 것인가?

1. 약한 후경골근건 또는 전경골근건
2. 약한 장비골근건
3. 약한 비복근–가자미근 복합체
4. 약한 발의 내재근들
5. 타이트한 아킬레스건
6. 타이트한 내측 햄스트링
7. 타이트한 장요근건
8. 팔자걸음이 심한 경우
9. 외반슬
10. 경골외반
11. 경골내반
12. 전족 내번 변형
13. 제1중족골 거상
14. 인대 이완

15. 위의 모든 것 정답 | 페이지 하단에

이제 내번 발 보조기와 관련된 나의 임상 경험에서 매일 마주하는 환자 그리고 일반적인 문제들에 대해 다뤄보겠다. 그 내용은 다음과 같다.

- 교정 각도가 너무 과했던 경우
- 밀어내기(push off)에서의 발의 느낌
- 교정 각도가 너무 적었던 경우
- 순차적으로 발 보조기를 여러 개 제작하는 개념에 대해 환자와 상담
- 성장기 아이들의 부모와 상담
- 회내 컨트롤에서 다른 곳으로 주의를 돌리는 것
- 신발 변형에 대한 상담
- 심한 평발에 도움을 줄 수 있는 부분에 대한 설명
- 추적 관찰에 대한 설명
- 발 보조기의 적응 기간(break in period)에 대한 설명
- 어떤 것이 환자를 생체역학적으로 안정시켜 줄 수 있을지에 대한 상담

문제 21 15 (위의 모든 것)

교정이 과도하게 이루어진 것을 어떻게 알 수 있는가?

환자에 가한 교정 각도가 과했음이 드러나는 경우는 세 가지다. 첫 번째는 환자가 새 발 보조기를 신고 걷거나 뛰는 것을 봤을 때 발이 외측으로 이동한다는 느낌(move laterally)이 드는 경우. 당신이 이러한 외측 미끄러짐(lateral slide)을 보든지 못 보든지 간에 환자 본인은 이 불안정한 느낌을 강하게 받을 것이다. 당신은 환자에게 발의 어느 부위가 미끄러지는지, 몇 번째 중족골 부위인지 설명하게 하고, 만약 중간 입각기 내내 발의 외측에 미끄러짐 현상이 있다면 그들은 외측 중족골(3, 4, 5번째)이라고 대답할 것이다. 정상적으로는 모든 중족골에서 비슷하거나 두 번째 중족골에서 그런 느낌이 나야한다(1, 2번째 혹은 2, 3번째 중족골에서). 이것은 중족골의 미끄러짐에 대한 얘기이고, 밀어내기(push off)에서의 엄지발가락 얘기가 아니다. 환자들은 이것을 헷갈려 할 수 있다.

두 번째는 환자가 너무 컨트롤이 과한 신발을 신었거나(동작 제어 또는 안정화 신발), 혹은 신발이 너무 닳아서 외측으로 뒤꿈치가 내반되는 경향을 띠는 경우이다. 이런 경우 당신은 환자가 더 좋은 신발을 가져오기 전까지는 발 보조기에 변형을 가하면 안된다(전반적인 컨트롤이나 교정에 대해 어떤 판단도 해서는 안된다). 나는 그들이 새 발 보조기를 받을 때까지 새 신발을 사라는 말을 하지 않는데 그 이유는 그들이 반 사이즈만

큼 더 큰 걸 사올 수도 있기 때문이다. 만약 신발이 오래된 경우, 발 보조기를 수정하지 않고 새 신발을 사는 것만으로도 충분할 수 있다.

세 번째는, 교정이 과한 경우에 환자들은 회외 증상을 호소할 수 있다(부록 2를 보라). 일반적으로 무릎 내측에 많은 부하가 걸려 내측 무릎 통증을 호소하거나, 외측 발목 안정성에 관여하는 근육의 고도한 사용으로 인한 비골근 좌상(peroneal strain)을 초래하고, 무릎과 고관절의 외측 부위를 보호하기 위해 장경인대가 과도하게 사용함으로 인해 발생하는 장경인대 증후군, 또는 상부에서 충돌(jamming)이 일어나면서 발생하는 천장관절 증상들이 있다. 당신은 환자에게 발 보조기 착용 후 새롭게 발생하는 어떤 통증도 참아서는 안되고, 그런 경우 의사에게 말하라고 해서 환자를 보호해야 한다. 발 보조기 사용은 신중하게 하는 것이 좋기 때문에 나는 환자에게 처음에는 발 보조기를 짧은 시간만 착용해도 괜찮다고 말한다. 내 환자의 30%는 그 환자가 하루 종일 발 보조기를 착용하고 거의 모든 활동에서 사용 가능하기까지 한두 번의 추가 조절이 필요하다.

당신이 환자의 신발 문제를 해결했거나 신발이 발 보조기의 기능에 어떤 영향도 미치지 않는다는 판단을 했음에도 발 보조기 착용 시 외측 불안정성이 야기된다면 발 보조기에 다음과 같은 것들을 적용해볼 수 있다(그 문제를 환자가 느끼든, 내가 관찰했든 상관없이. 나는 환자의 외래 방문 시 한 번에 한 가지씩만 조절하는 것을 선호한다. 따라서 문제를 다 해결하기까지는 여러 번의 방문이 필요할 수 있다).:

1. 외측 구획을 즉시 안정화시키기 위해 Denton 변형을 추가하기
2. 후족 포스트의 내측 부분을 깎아내기(in-skive)
3. 환자가 무릎 내측 통증이나 그 외 다른 회외 증상을 호소할 경우 후족 포스트를 깎아(grinding) 후족에서 4도 정도의 움직임이 가능해지도록 한다. 그러나 발에 불안정함을 느끼는 경우는 하지 않는다.
4. 외측 힐컵 부위의 플라스틱과 탑 커버 사이에 temporary lateral Kirby skive를 추가하기
5. 내측 힐컵을 약 3mm정도 낮추고, 발 보조기 내측 아치의 폭을 원위부에서 3mm 정도 줄이기
6. 후족 포스트의 내측 1/2을 제거하기
7. 환자가 가장 압박을 많이 받는 부위의 내측 아치 플라스틱 부분을 얇게 하기(발 뒤꿈치 쪽, 아치의 높은 부위 쪽, 혹은 앞쪽)

이것이 내가 이런 타입의 변형을 가할 때 선호하는 순서이다.

문제 22 환자가 확실하게 과교정 증상을 보이는 경우, 다음 중 해결책이 아닌 것은?

1. 발 보조기의 포스트를 편평하게 하는 것
2. Denton 변형을 추가하는 것
3. temporary lateral Kirby를 추가하는 것

4. 내측 아치 부분을 얇게 하는 것
5. 2, 3번

정답 | 페이지 하단에

밀어내기(push off)시 발의 느낌

보행에서 밀어내기 시 발의 느낌은 환자 발의 안정성을 얘기하는 데 있어서, 그리고 환자에게 신발 고르는 법을 교육하는 데 있어서 중요한 요소이다. 과회내를 보이는 환자들은 신발을 고를 때 체중이 제1중족골과 엄지발가락 뿐 아니라 제2중족골과 두번째 발가락에도 어느 정도 같이 부하되는 신발을 살 필요가 있다. 이런 신발을 신을 경우 환자들은 밀어내기 시 느낌이 좋을 것이다. 만약 그들이 3~4켤레의 신발을 신어보며 비교해 본다면, 그들은 그 중 가장 좋은 기능을 보이는 신발을 고를 수 있을 것이다. 나는 밀어내기 시 체중 부하가 제1중족골에만 집중되거나, 혹은 제4, 5중족골에서 일어나는 것을 원치 않는다. 나는 발의 중심인 제2중족골, 두번째 발가락에서 체중 부하가 일어나길 원한다. 나는 환자에게 발 보조기를 제공할 때 조용히 관찰하여 내가 처방한 발 보조기가 잘 기능하는지 자체 평가를 한다. 그리고 나는 한 번에 한 발에만 집중하여 발의 어느 부위로 체중이 지나가는지 분석한다(제1중족골 쪽으로만 집중되는지, 제2중족골도 약간 관여를 하거나 제1, 2중족골에 비슷하게 분포되는지, 또는 제3, 4, 5중족골에 더 치중해서 지나가는지). 다시 말하지만, 보행 시 밀어내기 동작은 반드시 엄지발가락에서 이뤄지기 때문에 여기서 말하는 느낌은 중족골의 느낌을 말하는 것이지 발가락에서의 느낌을 말하는 것이 아니다. 내가 신발 안에서 어떤 일들이 일어나는지 볼 수는 없지만, 일반적으로 내가 관찰하는 것들은 환자의 주관적인 느낌과 일치한다. 당신이 내번 발 보조기를 사용하는 경우, 당신은 경우에 따라 두 가지의 서로 다른 기능을 주고 있는 것이다. 주로는 외번된 종골을 내번시켜 종골을 지면에 수직으로 만드는 것이고, 후족 내반이 있는 환자의 경우에는 수직 종골을 내번시켜 내번된 종골로 만들고 체중이 발의 외측으로 실리도록 하는 것이다. 그러나 절대로 제4, 5중족골에만 체중이 실리게 해서는 안된다.

문제 23 당신이 적절한 발 보조기를 디자인한 이후에 환자가 발 보조기를 신었을 때 체중이 발의 외측 부위를 지나 밀어내길(push off) 원하는 경우는 다음 중 어떤 것인가?

1. 전족 내반 교정 시
2. 전족 외반 교정 시
3. 후족 내반 교정 시
4. 후족 외반 교정 시
5. 경골 외염전 교정 시

정답 | 페이지 하단에

문제 22 1 (포스트를 편평하게 하는 것은 발 보조기를 오히려 더 견고하게 만들어서 증상을 악화시킬 수 있다.)

문제 23 3 (후족 내반 교정 시)

교정 각도를 너무 적게 주었을 경우 어떻게 알 수 있나?

교정 각도를 너무 적게 주었을 경우의 모습은 다양한 방식으로 나타날 수 있다.

첫 번째로, 종골 각도가 5:1의 비율만큼 변하지 않고, 8:1과 같은 비율로 변했을 경우다. 이 비율은 Ronald Valmassy 박사가 소아 족부의학에서 가르치는 회내된 발에 대한 캐스트 교정 비율(5:1의 법칙)보다 더 큰 것이다. 이런 경우 실망스럽지만(이런 일이 일어날 수 있다는 것을 알고 있음에도 불구하고), 환자들에게 이러한 내용을 알린다. 이후 발 보조기 제작 과정에서의 몰드를 다시 살펴보고 내측 아치나 내측 힐 부위가 너무 낮아져 있지 않은지 확인해볼 것이다(나는 발 보조기의 폴리프로필렌 부분을 열 성형하기 전에 모든 몰드에 이런 문제가 없는지 확인하는 과정을 거친다). 나는 일반적으로 내가 처방한 발 보조기의 교정 효과를 A, B, C 등으로 점수를 매기거나 100%, 90%, 80% 등으로 점수를 매긴다. 보통 내가 원하는 교정 효과를 얻었을 때 100% 혹은 A등급으로 점수를 매기고 기록한다. 만약 평발이 있고 후경골근건 기능부전(PTTD) 3기인데 수술을 원하지 않거나 또는 종자골 골절이 있는데 수술적 제거를 피하고 싶은 경우처럼 회내를 100% 교정해줄 필요가 있는데 발 보조기 제작 후 착용 시 교정 각도가 부족하다는 것이 드러난다면, 나는 한쪽 또는 양쪽 발 보조기를 다시 제작한다.

두 번째로, 처음부터 단계적인 교정을 시도하는 경우다. 최근에 왔던 내 환자의 예를 들면, 그 환자는 성인 후천성 평발 환자로 우측 종골 각이 14도의 외번, 좌측 종골 각이 18도의 외번을 보였다. 나는 일단 표준시작 지점인 35도의 내번 발 보조기를 처방하여 우선 환자의 종골이 7도만큼 변하기를 기대하였고, 이후 종골을 수직으로 만들기 위해서는 3~4개월마다 조금씩 교정 각도를 더 높인 발 보조기를 새로 맞추는 방법으로 총 3켤레 정도는 순차적으로 맞춰야 할 것으로 예상했다(거골하관절 가동범위 검사를 해봤을 때 그것이 가능할 것으로 보였다). 이렇게 아주 심하게 외번된 종골을 보이는 환자의 경우, 나는 일반적으로 종골을 수직으로 만들기 위해 아래와 같이 발 보조기를 단계적으로 처방한다.

1. 35도의 내번 각도, 25 mm의 힐컵, 후족 포스트를 통해 움직임이 발생하지 않도록 하기, 발 보조기의 폭을 신발에 맞게 하기, 5/32인치 폴리프로필렌, 동작 제어 신발, 그리고 신발끈 단단히 묶기(발 보조기만으로는 7도까지의 교정 효과를 보고, 동작 제어 신발과 신발끈 단단히 묶기로 2도의 교정 효과를 볼 수 있음)를 처방한다. 이렇게 하면 아마 9도까지의 교정 효과를 볼 수 있을 것이다.
2. 1번의 첫 발 보조기 착용 이후, 교정 각도를 더 높이기 위해 기존 석고를 가지고 다시 발 보조기를 제작할 때는 medial Kirby skive를 추가하고, 주상골 – 제1설상골 관절에 내측 구획 교정을 추가하고, 폴리프로필렌 두께를

3/16인치로 올리면 기존의 내번 각도 35도를 수정하지 않더라도 3~4도의 종골 교정 효과를 더 기대할 수 있다. 이렇게 하면 위 1번에서의 교정 효과 9도에 2번에서의 3~4도를 더해 총 내번력이 12~13도가 된다. 이 환자의 경우 이것으로 우측 종골은 수직이 되었고(원래 14도의 외번을 보였음), 좌측 종골은 여전히 5도의 외번을 보였다(원래 18도의 외번을 보였음).

3. 2번의 두 번째 발 보조기 착용 이후, 교정 각도를 더 높이기 위해 기존 플랫폼을 제거하지 않은 상태에서 35도의 내번 기법을 45도로 리셋한다. 여기에 발 뒤꿈치 족저면이 외측 컨택지점으로 부터 편평하도록, 그리고 근위부 아치까지 부드럽게 이어지도록 medial Kirby를 보강하는 것이 중요하다. 여기에 내측 아치 강화, 그리고 발 뒤꿈치부터 제1중족골두까지 1/8인치의 내반 웨지를 대주면 더 개선될 수 있다. 이런 경우 나는 보통 3/16인치의 폴리프로필렌에 28mm 높이의 힐컵을 사용한다. 여기까지 하면 추가적으로 5도 정도의 회내 컨트롤 효과를 더 줄 수 있을 것이다. 내 환자의 경우 양 발을 수직 상태에서 기능하도록 만들기 위해 이 3번의 내용은 좌측 발 보조기에만 적용했다.

나는 수 년간 35도 이상의, 아니 45도 이상까지의 큰 교정 각도로 내번 기법을 처방해 봤는데 내번 각도가 너무 큰 경우 제작 과정에서 원래 환자가 가지고 있는 발 모양을 너무 많이 잃어

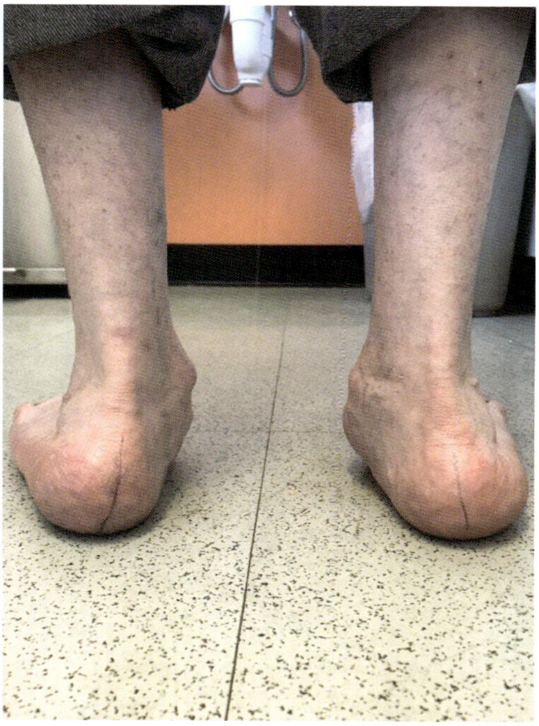

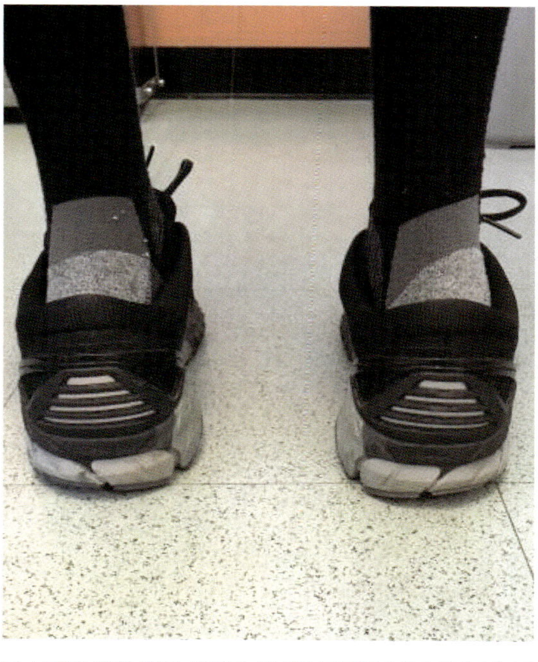

발 보조기 착용 전에 심하게 외번된 종골을 보임(사진 위), 발 보조기 및 신발 착용 후 수직에 가까운 종골을 보임(사진 아래)

버리는 경향이 있었다. 따라서 나는 내번 기법에 내번력을 줄 수 있는 다른 방식들을 결합하여 처방하는 방식을 추천하고 싶다.

세 번째로, 무릎 관절, 고관절과 같이 발 보조기를 통해 발 위쪽 관절들의 문제들을 다룰 때 종종 교정되는 힘이 부족하다고 느낀다. 때때로 무릎을 중심에 위치하게 해주기 위해서는 발을 과도하게 교정해야 할 때가 있다. 가장 흔한 예로는 발은 정상인데 외반슬과 슬개대퇴 통증이 있는 경우이다. 때때로 당신은 그 정상 발을 5도 정도 내번시켜야 할 때가 있다. 안정적인 과교정(over-correction)과 외측 불안정성의 차이는 종골의 내번된 위치에 의한 것이 아니고, 당신이 앞에서 언급된 많은 팁들을 이용하여 얼마나 외측 구획을 잘 안정시켰느냐 못했느냐의 문제다(종골이 내번되어 있더라도 다른 변형들을 사용하여 외측 구획을 안정화시켰다면 외측 불안정성은 발생하지 않을 수 있다). 만약 환자가 일시적으로 과교정된 상태에 있는 경우, 그리고 그것이 캐스트에서도 마찬가지인 경우, 목표는 이 상황을 가능한 빨리 정상화시키는 것이다. 내가 방금 제시한 슬개대퇴 통증이 동반된 외반슬 시나리오의 경우, 항염증 요법, 무릎 보조기, 테이핑, 보행 변화, 물리치료, 근육 강화 및 유연성 운동, 교차훈련(cross training)을 함과 동시에 통증 감소와 회복을 위해 3~6개월 정도의 과교정이 필요할 수 있다. 하지만 환자가 3~6개월 동안의 과교정 시에 느낌이 좋다고 한다면, 당신은 이후에 과교정을 한 번에 정상화시키기보다는 역학적으로 서서히 진행하는 것이 바람직하다. 여기서 말하는 과교정은 무엇인가? 과교정은 늘 하던대로 단순히 발을 중립에 가깝게 내번시키는 것을 말하는 것이 아니라, 중립상태를 벗어나 서 있을 때 종골이 내번되어 있도록 만드는 것을 말한다.

결국 환자가 교정력이 부족한 발 보조기를 가지고 내원하고, 당신이 생각하기에 그들의 역학적인 문제들을 더 개선시켰을 때 그들의 증상이 좋아질 수 있다는 판단이 든다면, 아래와 같은 것들을 시도해볼 수 있다.

1. 1/4인치의 내측 아치 서포트를 추가
2. 1/8인치에서 1/4인치의 temporary medial Kirby를 추가
3. 발 뒤꿈치부터 제1중족골두까지 1/8인치의 내반 웨지를 추가

문제 24 다음 중 의도적으로 발의 회내를 덜 교정하거나 기대했던 회내 교정 효과보다 떨어지는 경우가 아닌 것은?

1. 첫 발 보조기 피팅 시에 한 번에 다 교정하는 것보다는 순차적으로 2–3개의 발 보조기를 제작함으로써 점차 향상된 회내 컨트롤을 해주는 것이 바람직해 보이는 경우
2. 원하는 회내 컨트롤을 하기에는 첨족(equinus) 힘이 너무 강한 경우
3. 후경골근 또는 가자미근이 약한 경우
4. 발의 생체역학은 완벽하게 맞춰줬으나 무릎 위치에는 충분한 영향을 주지 못한 경우
5. 인대 이완이 있거나 신발 타입이 기능성 발 보조기와 맞지 않는 경우

6. 위의 모든 것

정답 | 페이지 하단에

순차적으로 내번 발 보조기를 제작하는 방법(Serial Orthotic Devices with Inverted Orthotics Technique)

환자가 아주 심한 회내 혹은 심한 회외와 같이 극단적인 생체역학적 이상을 보이거나 어떤 종류의 발 보조기가 환자에게 도움이 될지 애매한 경우에는 환자에게 "순차적인 발 보조기 제작(serial orthotic device)"의 개념에 대해 설명할 필요가 있다. 만약 당신이 앞에서 언급했던 우측 14도 외번, 좌측 18도 외번된 종골 각을 보이는 환자에서와 같이 RCSP의 개념을 사용한다면, 고도 회내의 측면을 단순화하여 설명할 수 있다. 나는 고도 회내의 경우 35도의 내번 각도(평균적으로 7도의 종골 각 변화를 보임)로 치료를 시작하고, 수 개월간 그 발 보조기에 적응하도록 한 이후에 교정 각도를 더 추가하기 때문에 이런 경우 환자에게 순차적으로 발 보조기가 필요한 부분을 설명하는 것은 아주 간단하다. 하지만 통증이 있는 환자들은 처음 만든 발 보조기에 잘 적응하지 못하거나 발 보조기의 도움을 받지 못하는 경우가 많다. 그들은 별로 효과를 보지 못한 기존에 가지고 있던 발 보조기를 한 박스 가져올지도 모른다. 내가 환자를 위해 어떤 발 보조기를 만들지, 어떤 유형의 변형을 가해야 하는지와 상관없이, 나는 내가 각 변형을 가해야만 하는 이유를 이해함으로써 여러 변형이 혼합된 하이브리드 발 보조기를 만들 수 있다. 만약 그들이 이전에 사용하던 발 보조기를 가져왔다면, 왜 그들이 그 발 보조기에 잘 적응하지 못했는지 그 원인을 찾는 것이 중요하다. 나는 많은 환자들이 그 원인을 모른다는 것에 좌절했다. 나는 항상 덜 혹은 더 많은 지지력이 필요한 세 개의 아치에 대해 다룬다. 그리고 나는 항상 재료의 신축성, 견고함, 또는 쿠션이 필요한 정도를 파악한다. 발목터널증후군은 발 보조기로 완벽하게 지지해서 도움을 수 있는 좋은 예지만, 만약 아치 부위의 신경이 너무 예민한 경우 아치를 낮추거나 때때로 아치를 지지해주는 부위를 없애고 Medial Kirby Skive를 통해 회내 컨트롤을 해줄 수도 있다. 당신이 환자에게 이 순차적인 발 보조기 사용에 대해 설명을 상세하게 할수록, 환자는 더 잘 이해하고 이 접근 방식에 잘 따라올 것이다.

문제 24 6 (위의 모든 것)

문제 25 복잡한 케이스의 환자인 경우 발 보조기를 순차적으로 맞추며 치료하는 방법은 임상 생체역학 치료에서 흔하다. 다음 중 그 경우가 아닌 것은?

1. 아주 심한 회내를 보이는 경우
2. 아주 심한 회외를 보이는 경우
3. 이전의 발 보조기 사용에 있어 문제가 있었던 경우

4. 아주 다양한 종류의 신발을 신고 다니는 경우
5. 위의 모든 것

정답 | 페이지 하단에

성장기 아이들과 내번 발 보조기 기법

성장기 아이들의 경우 발 크기가 커짐에 따라 신발 사이즈(미국 기준) 1.5에서 2정도마다 새로운 발 보조기가 필요하기 때문에 환자의 부모와 상담할 때 재정적인 문제가 발생한다. 그들의 발이 자라지 않는 시기(여아의 경우 만 12~14세, 남아의 경우 만 14~16세 정도)까지 계속 새로 맞춰야 하기 때문에 이것은 누군가에게는 큰 문제일 수 있다. 나는 아이들의 경우 만 22세까지는 활동 시간의 80% 이상 발 보조기를 착용하기를 권유한다. 이 시기가 성인 발이 완전히 타이트해지면서 안정화되는 시기이기도 하고, 아동기의 지방(baby fat)이 사라지는 시기이기 때문이다. 그들이 성장 과정에서 올바른 발 보조기를 착용하여 정상적인 발, 발목, 다리의 정렬을 유지한다면, 그들은 성인이 되었을 때 정상 정렬을 보이는 강력하면서도 안정된 발을 가질 기회를 얻게 된다. 20도의 내번 발 보조기를 통해 이런 효과를 얻은 것에 대해서 기록한 문서가 부록 11에 나와있다. 나는 기성 깔창이 이런 훌륭하면서도 정확한 발달을 가능하게 해줄 것이라고 믿지 않는다. 나는 아이들의 종골을 수직에 위치하게 하면서도 제 1열에 문제를 발생시키거나 다른 비정상적인 힘이 발생되지 않도록 발 보조기를 제작할 수 있는 나의 능력만을 신뢰한다. 나는 Root 생체역학을 잘 이해하고 있고, 성장하는 아이들에게 "어떠한 해도 끼치지 않는" 안정된 발 보조기를 디자인해줄 수 있다.

문제 26 아이들에게 발 보조기를 디자인할 때의 일반적인 법칙이 아닌 것은?

1. 만 9세까지는 기성 깔창도 맞춤형 발 보조기와 비슷한 효과를 줄 수 있다.
2. 아이들의 발 보조기는 매 신발 사이즈 1.5에서 2마다 새로 만들어줘야 한다.
3. 남자 아이들이 여자 아이들보다 발이 더 늦게까지 자라는 경향이 있다.
4. 만 22세가 되면 일반적으로 발 보조기가 더 이상 발의 아치 구조를 변화시킬 수 없으며, 생체역학을 안정화시키는 역할만을 하게 된다.

정답 | 페이지 하단에

문제 25 5 (위의 경우들에는 하나의 발 보조기로 치료하기보다는 교정 각도가 적은 것에서부터큰 것까지 순차적으로 발 보조기를 제작하거나 환자의 반응에 따라 발 보조기에 수정을 가하면서 경과를 보는 것이 좋다.)

문제 26 1 (어린이들은 성장 과정 중에 있고 어떤 것을 착용하느냐에 따라 추후에 발의 모양이나 기능이 달라질 수 있기 때문에 딱 맞는 맞춤형 발 보조기를 착용하는 것이 적합하고, 기성 깔창을 신는 것은 바람직하지 않다.)

내번 발 보조기 기법 사용 시 회내 문제 외의 문제에도 주의를 기울여야 한다

회내 문제가 잘 컨트롤 되더라도 다른 요인들이 있기 때문에 회내 문제만 신경써서는 안된다. 나와 내 환자는 보통 한 번에 하나의 문제에만 집중한다. 따라서 나는 그들의 문제를 해결할 정확한 발 보조기를 만들기 위해 환자에게 3~4번 외래 방문을 하도록 한다.

회내를 제어하는 것은 치료에 있어서 가장 중요한 부분일 수도 있고, 단지 환자의 건강을 증진시키기 위한 전체 치료 과정의 일부일 수도 있다. 환자의 첫 방문에서 생체역학, 염증, 신경병성 통증이 평가되고 치료되는 동안 신체 진찰과 병력청취 또한 계속 이뤄져야 한다. 당신은 '재활 단계(phases of rehabilitation)'를 통해 환자들을 다룰 수 있을 것이다: 고정(immobilization), 재강화(re-strengthening), 활동 재개(return to activity). 따라서 내가 회내 문제를 다루는 동안, 염증이나 신경 통증도 같이 평가되어야 재활 단계를 정하고 잘 치료할 수 있다. 또한 나는 활동 시에 다른 역학적인 문제는 없는지 파악하려고 노력한다: 충격흡수 문제, 다리길이 차이 문제, 타이트한 근육, 약한 근육 등. 이런 문제들은 물리치료, 신발 교체, 집에서의 운동 프로그램 등이 필요할 수 있다.

문제 27 환자를 치료할 때, 생체역학적으로 가장 먼저 해야 하는 치료는?

1. 회내 컨트롤
2. 단하지 증후군에서의 리프트(lift)치료
3. 약한 근육들을 강화하기
4. 첨족과 관련된 타이트한 근육 스트레칭(equinus strectching)
5. 각 환자에서 가장 중요하다고 여겨지는 것

정답 | 페이지 하단에

내번 발 보조기 사용 시 신발을 이용해 스트레스에 변화를 주는 방법

매일, 혹은 3~4시간 정도 신발에 변화를 주거나 서로 다른 신발을 번갈아가며 신는 것은 발에 걸리는 부하를 변화시킴으로써 환자의 재활을 도울 수 있는 하나의 방법이다. 따라서 나는 환자가 다른 종류의 발 보조기를 번갈아가며 신거나 중립 신발(neutral shoes), 안정성 신발(stability shoes), 동작 제어 신발(motion control shoes)을 번갈아가며 신더라도 상관하지 않는다. 내가 환자의 신발을 평가해봤을 때 신발에서 어떤 해로운 점도 발견되지 않는다면, 러너 환자들 역시 맨발 기반 신발(barefoot shoes), 전통적인 신

문제 27 5 (병력 청취와 보행검사를 통해 그 환자에게 가장 우선적으로 해야하는 치료를 찾는 것이 좋다.)

발(traditional shoes), 운동기능을 극대화한 신발(maximalist shoes)을 번갈아 가며 신더라도 별로 상관하지 않는다. 나는 환자가 어떤 타입의 발 보조기 혹은 신발이 통증을 유발하는지 찾아내길 원한다. 이런 발 보조기나 신발은 피해서 신어야 할 것이다. 하지만 서로 다른 신발이나 발 보조기를 통해 신체에 가해지는 스트레스에 변화를 주는 것은 전체적인 회복 과정에 있어 아주 좋은 방법이고, 강화의 측면에 있어서도 좋은 재활 테크닉이다. 나는 이상적인 지지력(95~100%의 지지)을 주는 것을 찾는게 표준 치료로서 중요하다고 생각하지만, 환자들이 평생 좁은 세계에 갇혀 하나의 발 보조기와 신발만을 신으며 여생을 보내길 바라지는 않는다.

문제 28 다른 종류의 신발이나 발 보조기를 번갈아가며 신는 것은 부상 재활이나 훈련에서 사용되는 교차 훈련법(cross training)이다. 다음 중 생체역학이나 부상에 다양한 자극을 줄 수 있는 일반적인 러닝화의 타입들은 어떤 것인가?

1. 안정성 위주의 신발(maximal stability)
2. 쿠션 위주의 신발(maximal cushion)
3. 중립 신발(neutral)
4. 회외 제어 신발(supination control)
5. 최소한의 기능을 하는 신발(minimalist shoes)
6. 1, 2, 3, 4번
7. 1, 3, 4, 5번

정답 | 페이지 하단에

내번 발 보조기 기법 사용시 회내에 도움을 줄 만한 또 다른 것에는 어떤 것이 있나?

심한 평발에 어떤 것들이 도움이 되는지 얘기해주는 것은 환자의 이해를 돕고 그들이 단지 발 보조기에만 의지하지 않도록 해준다. 발 건강은 많은 요인의 영향을 받는다. 이 요인들을 고려하여 환자의 전체 치료 프로그램을 짜야 한다. 이에는 다음의 것들이 포함된다: 기능성 발 보조기, 테이핑, 근육강화 운동, 안정적인 신발, 때때로 하이 탑 부츠, 첨족이 있는 경우 아킬레스 스트레칭, 그리고 보행 변화. 또한 발 건강은 얼마나 발 관련 운동을 하느냐에 달려있다. 가장 흔한 강화 운동에는 다음의 것들이 포함된다: 후경골근건, 전경골근건, 장비골근건, 중족골 도밍(metatarsal doming)을 통한 발의 내재근 운동, 요가의 한발 서기 밸런싱(single leg balancing) 또는 한발 서기 자세(single leg pose), 태극권(tai chi) 동작 또는 기공(qigong), 두 가지 자세에서의 뒤꿈치 들기(2 positional heel raises), 외측 햄스트링과 고관절 외회전근 운동

문제 29 일반적으로 회내된 발을 보이는 환자의 경우 발 보조기만을 치료로 사용하지만, 발 보조기는 전체 치료의 일부여야 한다. 다음 중 치료의 전체 프로그램에 포함되어야 하는 것은?

1. 기능성 발 보조기
2. 적절한 강화 운동

문제 28 3 (중립 신발. 중립이기 때문에 그 신발로부터 다양한 생체역학적인 자극을 받을 수 있다. 나머지 보기들은 신발 종류의 이름 자체가 틀렸다.)

3. 적절한 신발
4. 적절한 보행 패턴의 변화
5. 적절한 활동과 훈련 방법
6. 위의 모든 것

정답 | 페이지 하단에

추적 관찰 시의 조언

환자들에게 치료가 잘 진행되고 있다는 것을 확신시켜주기 위해 추적관찰을 시행하는 것은 중요하다. 그들이 발 보조기에 잘 적응했는지, 강화 운동은 하고 있는지, 첨족 문제는 해결하고 있는지, 신발 선택은 잘 했는지, 그리고 전체적으로 건강하고 좋은 느낌을 받고 있는지를 알아보기 위해 추적관찰을 시행한다. 나는 개인적으로 환자를 한 달에 한 번 추적 관찰하고, 세 가지 이상의 생체역학적인 문제를 한 번의 방문에 다 해결하려 하지 않는다(그렇지 않으면 환자에게 무리가 갈 수 있다). 다시 설명하면, 생체역학적 치료에는 다음과 같은 것들이 있다. 기성 깔창을 사용하거나 기성 깔창을 커스터마이즈해서 사용하는 것(내반 혹은 외반 웨지를 사용), 테이핑, 짧은 다리 쪽에 리프트 넣기, 신발 선택, 약한 근육 강화하기, 타이트한 근육에 대한 유연성 운동, 물리치료, 보행 변화, 훈련패턴 변화(walk run 프로그램을 시작하는 것과 같은), 교차 훈련법(심폐 기능과 근력 향상을 위한), 태극권, 필라테스 등.

문제 30 생체역학 환자를 추적 관찰할 때, 환자의 발을 안정화시키고 근육을 강화시킴으로써 환자의 통증 단계가 0~2(치유 환경)를 유지하도록 노력해야한다. 이런 관점에서 다음 중 도움이 되는 것은 어떤 것인가?

1. 발 보조기의 전반적인 안정성을 평가하고, 필요한 경우 수정을 가하는 것
2. 타이트하거나 약한 근육을 평가하는 것
3. 환자가 어떻게 운동하는지 보고 평가하는 것
4. 그들의 보행, 그들이 가져온 신발을 평가하고 조언을 해주는 것
5. 그들의 활동 수준을 평가하고 계속 나아질 수 있도록 해주는 것
6. 리프트, 웨지, 쿠션, 혹은 다른 역학적인 변화가 필요한지 평가하는 것
7. 위의 모든 것

정답 | 페이지 하단에

발 보조기 적응 기간

환자들이 내가 가한 큰 생체역학적 변화에 적응할 수 있도록 발 보조기 적응 기간을 갖는 것은 중요하다. 이것은 부록 10에 상세히 설명되어 있

문제 29 6 (위의 모든 것)

문제 30 7 (위의 모든 것)

다. 나는 2세부터 92세까지, 나이에 상관없이 환자가 필요로 하는 경우에 이 적응 기간을 준다. 아이들은 확실히 나이든 환자들보다 빠르게 적응하지만, 아이들에게도 이 기간이 필요할 수 있다. 기능성 발 보조기는 첫 10일 동안 하루에 1시간씩 사용 시간을 늘리는 것이 좋다. 특히 내번 발 보조기의 경우 몸 전체에 변화가 생기기 때문에 이것이 중요할 수 있다. 러닝은 첫 날 1마일로 시작하고, 이후 매 러닝마다 1마일씩 늘리는 것이 좋다. 이 법칙은 반드시 통증이 없다는 것을 전제로 시행되어야 한다.

문제 31 다음 중 발 보조기 적응 기간에 대한 설명이 아닌 것은?

1. 걷는 시간을 하루 1시간씩 늘리기
2. 어떤 자세든 하루 1시간씩 늘리기
3. 매 러닝마다 1마일씩 훈련 양을 늘리기
4. 새 발 보조기 착용 시 통증이 있을 경우 의사에게 말하기
5. 환자가 발 보조기를 처음 착용했을 때 단순히 압박되는 느낌이 아니라 통증이 있는 경우 발 보조기에 변형을 가하기

정답 | 페이지 하단에

문제 31 2 (걷는 시간과 서 있는 시간은 하루에 한 시간씩 늘려가고, 뛰는 것은 하루에 1마일씩 늘려나가면 되고, 다른 자세는 상관없다.)

환자를 기능적으로 안정하게 만들어 주는 것은 무엇인가

환자를 생체역학적으로 안정되게 만들어주는 것이 무엇인지에 대해 환자 본인에게 얘기해주는 것은 아주 중요하다. 이것은 사실 환자의 심한 평발에 어떻게 도움을 줄 것인지와 같은 내용이다. 일반적으로 내가 치료를 시작할 때는 항상 환자의 안정성을 높이는 방향으로 한다. 만약 환자의 주관적인 증상으로 인해(환자가 불편해해서) 안정성을 높이는 방향으로 갈 수 없는 경우, 나는 반드시 내가 왜 그런 선택을 했는지 기록해 놓는다(내가 왜 내측 아치 높이를 낮출 수 밖에 없었는지, 내가 왜 후족 포스트에 움직임을 줄 수 밖에 없었는지, 내가 왜 플라스틱 기반의 발 보조기 대신 부드러운 재질의 발 보조기를 처방했는지 등). 하지만 환자가 주관적인 불편감을 호소하지 않는 이상 일반적으로는 당신은 계속 환자가 생체역학적으로 안정되게 만들어 주도록 노력해야 하는데, 그 방법은 다음과 같다.

1. 내반 웨지, 기성 삽입 물질(OTC inserts) 또는 커스터마이즈한 삽입 물질(custom made inserts)을 넣는 것
2. 더 안정성이 있는 신발로 바꾸는 것
3. 아치나 발목에 테이핑하는 것
4. 발, 발목, 그리고 하지 강화 운동을 하는 것
5. 첨족이 있는 경우, 이에 도움이 될만한 스트레칭을 하는 것

6. 부상 후에 도움이 되는 훈련프로그램에 따르거나, 조금 더 많은 회복시간을 주는 훈련 방법을 택하는 것
7. 적절한 수면, 적절한 식단, 뼈의 건강 등을 포함하여 전반적인 건강에 신경쓰는 것

나는 이 책이 당신을 단순히 수술하는 의사나 발 보조기를 처방하는 의사가 아닌, 환자의 발 건강을 책임지는 수호자가 되는데 도움을 주길 바란다. 이 책을 잘 이해하고 환자를 치료한다면 당신은 거의 가디언즈 오브 갤럭시 영화에 나오는 등장인물과 같은 기분을 느낄 수 있을 것이다.

아래의 66페이지 부터 73페이지까지는 내번 발 보조기의 제작 공정에 대한 부분이다. 제작 공정에 관심 없는 독자들은 74페이지의 결론과 그 이후의 부록을 읽길 권한다. '부록'이라고 표현하고 있지만 이 책에서 가장 중요한 내용들은 사실 이 부록에 위치하고 있다. 부록의 내용을 통해 많은 생체역학적 지식과 평가 방법 등에 대해 배울 수 있길 바란다.

내번된 몰드(mold) 제작 공정

(http://www.drblakehealingsole.com/search?q=inverted+orthotic+arch+height) 참조

다음은 25도의 내번 각도가 처방된 내번 발 보조기 제작과정을 보여주는 단계별 사진들이다. 내번 발 보조기 기법은 전족과 후족의 관계를 거의 무시해버리는 효과를 가져오기 때문에(Fettig 변형을 사용할 때는 예외) 후족의 역학만 고려할 수 있다.

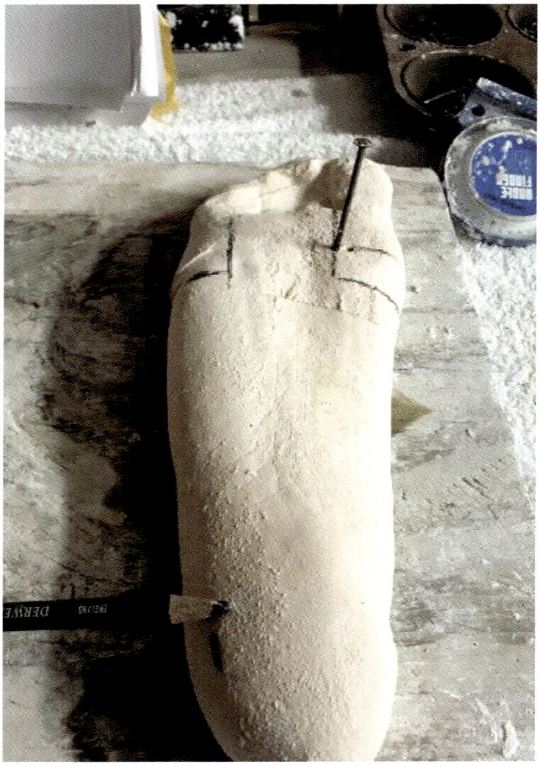

제1, 5중족골두를 잇는 전방 플랫폼에 선이 그어져 있다. 그리고 제1중족골두에 박혀있는 못의 높이가 내번 기법의 내번 각도를 결정한다(이 경우는 25도).

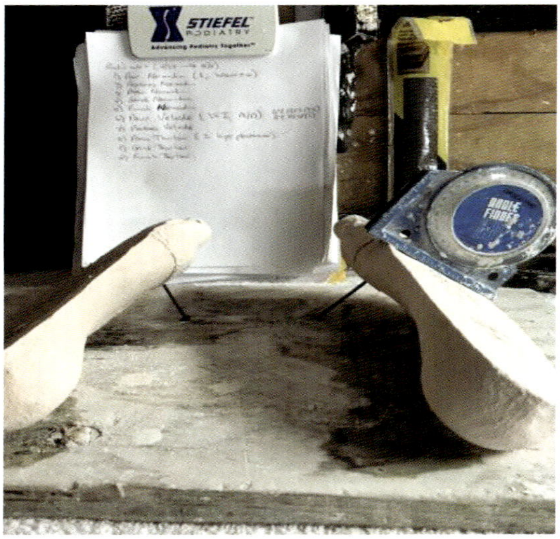

내번 각도를 체크한다. 똑같은 각도의 종골 내번이 필요한 경우, 전족 내반의 경우가 전족 외반에 비해 더 큰 못이 필요할 것이라는 것을 알 수 있을 것이다(전족 내반은 전족이 후족에 비해 내번되어 있어 후족을 같은 정도로 내번시키기 위해서는 전족 외반에 비해 긴 못이 필요함). 이것이 내가 단순한 연부조직 경직으로 인한 전족 회외를 최대한 도수 치료를 통해 치료해 보려고 하는 이유 중 하나이다(연부조직 경직으로 인한 전족 회외 등의 문제를 손으로 풀어서 치료해 준 후에 발본을 뜨는 것이 발 보조기 제작 과정을 더 정확하게 할 수 있도록 해주기 때문에).

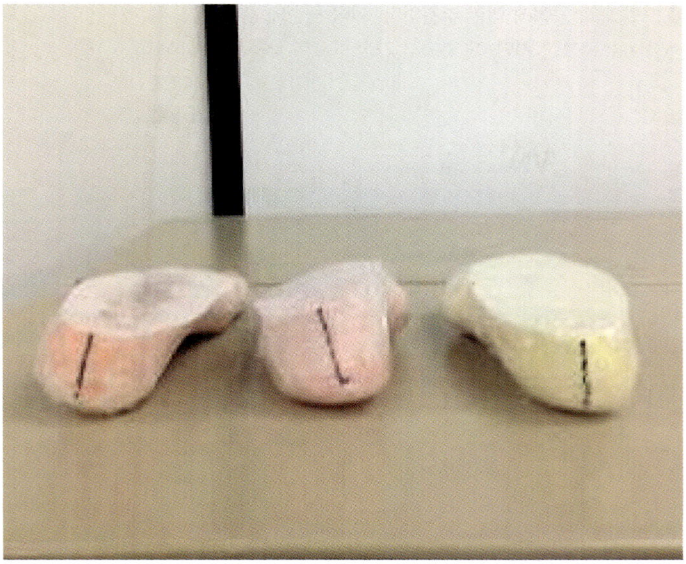

여기에 세 개의 왼쪽 발 양성 석고가 있는데 각기 서로 다른 전족 변형을 보이고 있다. 나는 음성 석고에 석고를 부어 양성 석고를 만들 때, 항상 음성 석고의 종골 이등분선이 수직으로 되도록 위치시켜놓고 석고를 붓는다. 오른쪽에서 왼쪽으로 순서대로 보면 전족이 중립, 외반(외번된), 내반(내번된)을 보이고 있다(발 석고는 전족-후족 관계만을 나타내주기 때문에 전족 외반이 있는 발을 수평면에 놓으면 뒤꿈치 이등분선이 내번되어 보이고, 전족 내반이 있는 발을 놓으면 뒤꿈치 이등분선이 외번되어 보인다). 만일 위의 세 가지 양성 석고를 모두 25도 내번된 상태로 세팅하려면 가장 좌측에 있는 전족 내반 석고는 더 긴 못이 필요할 것이다.

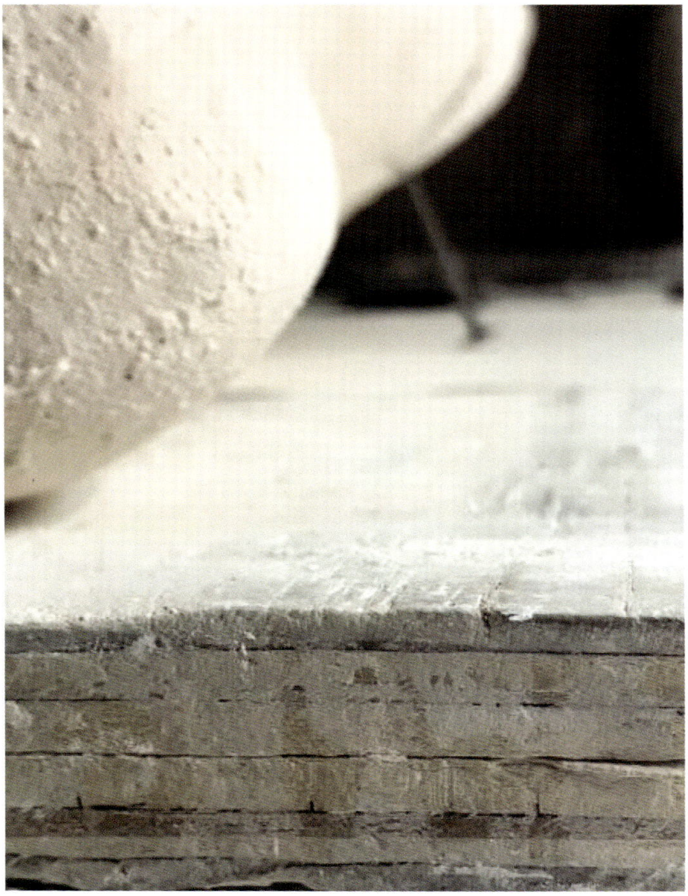

발 뒤꿈치 내측과 아치 근위부에 내번력이 어떻게 가해지는지를 보여주고 있다. 또한 발 뒤꿈치가 편평한 경우 발 뒤꿈치가 동그란 경우보다 내번에 더 큰 영향을 줄 수 있다는 것을 알 수 있을 것이다.

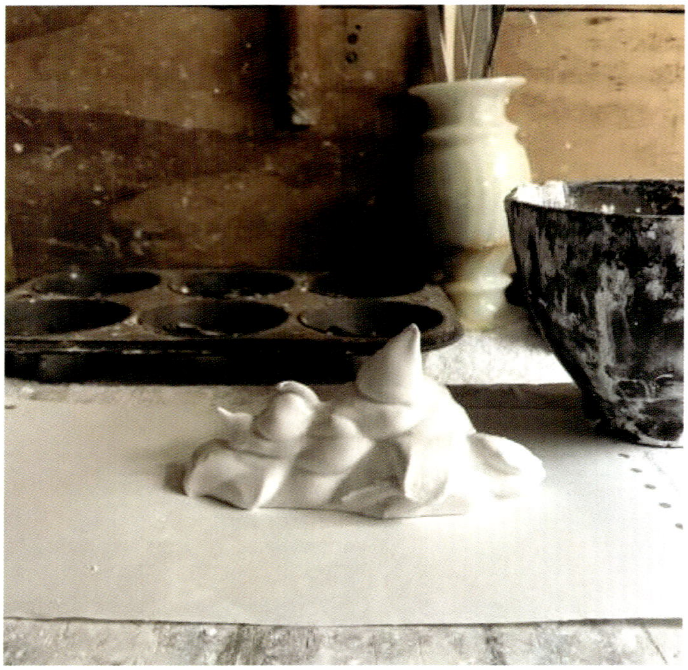

석고를 종이 위에 붓고 전방 플랫폼을 만들기 시작한다. 이 때 제1중족골두 부위의 석고가 가장 높게 쌓아지도록 만든다.

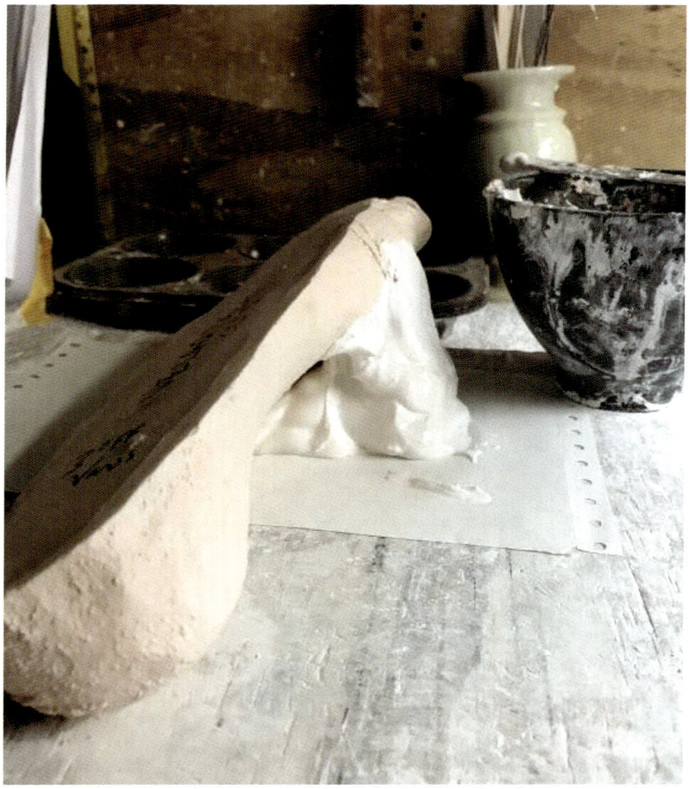

제1–5중족골두들의 아래 부분 전체를 석고로 채우고, 처방한 내번 교정 각도를 유지하도록 한다. 석고 몰딩이 잘 되게끔 석고의 농도가 적당한지 잠시 확인한다. 석고 작업을 시작하기 전에 플랫폼의 내 · 외측에 표시를 해두어야 플랫폼의 내측, 외측 끝부분이 어디인지 쉽게 알 수 있다. 전방 플랫폼 작업이 끝나자마자 원하는 교정 각도가 여전히 잘 유지되는지 체크하는 것이 중요하다. 만일 그 각도가 유지되지 않으면 다시 작업을 해야 할 것이다.

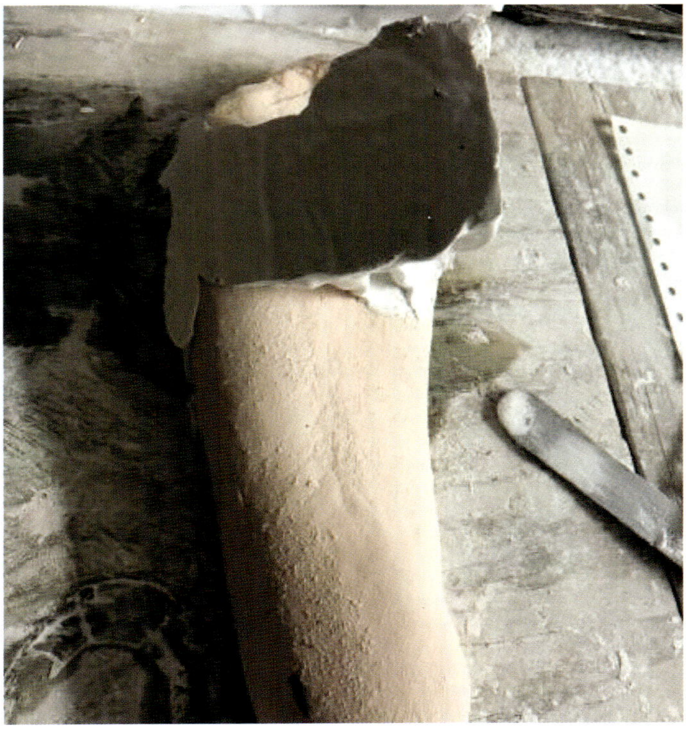

이후 테이블에 붙어있는 석고를 떼어내면 25도 내번된 플랫폼은 사진에서 보는 것과 같은 모습일 것이다. 이제 중족 골두쪽의 플랫폼 석고를 정리하고 다듬어야하는데 나는 내측 아치에 석고를 채우려고 할 때 내가 플랫폼을 다듬으면서 제거하는 석고를 이용한다.

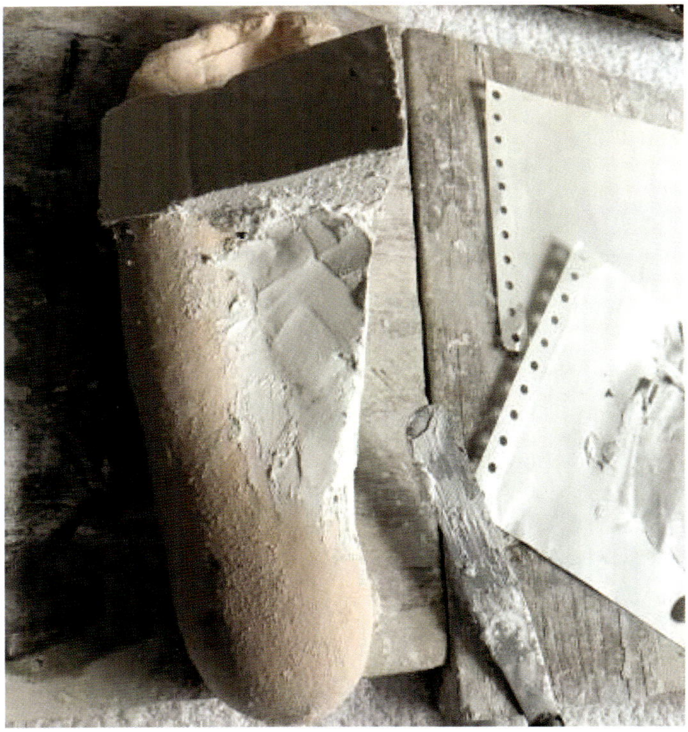

그 다음 전방 플랫폼은 표시된 선까지 수직으로 깎아낸다. 그 남는 석고를 이용하여 아치 곡선을 골고루 채워넣고 전방 플랫폼에서 약한 부위를 단단하게 만든다. 나는 발 보조기 테크니션으로서 이 공정이 능숙하지는 않아서 한 번에 한 쪽 발의 몰드만 만든다. 그러나 다른 많은 발 보조기 연구소에서는 능숙한 한 사람이 한 번에 5–10족을 만드는 경우가 흔하다.

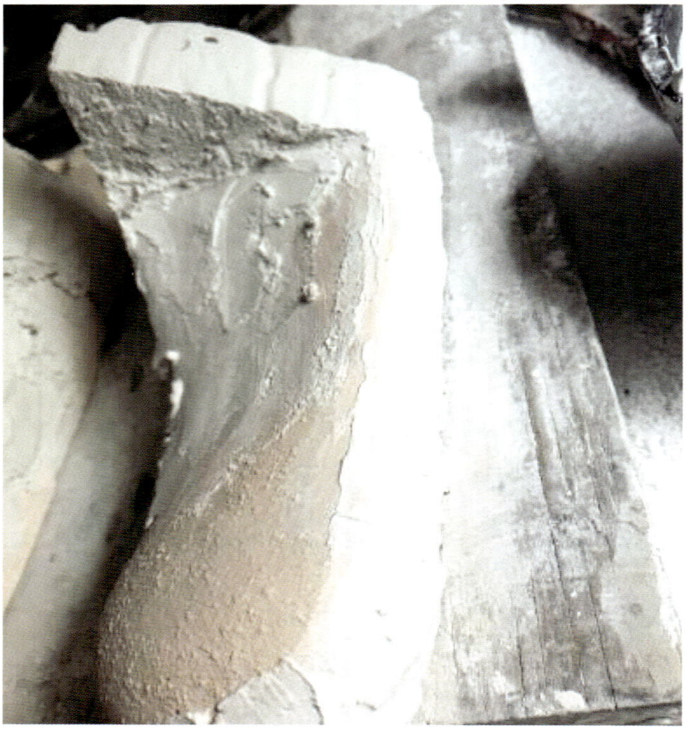

외측 연부조직 확장(lateral soft tissue expansion)은 대략적으로 하면 되고, 이때 발 뒤꿈치 내측까지 확장하면 안되고, 입방골 부위에 석고를 채워서도 안된다. 이 연부조직 확장은 전방 플랫폼과 평행해야 한다. 이것은 다음 단계에서 곧아질 것이다(straightened).

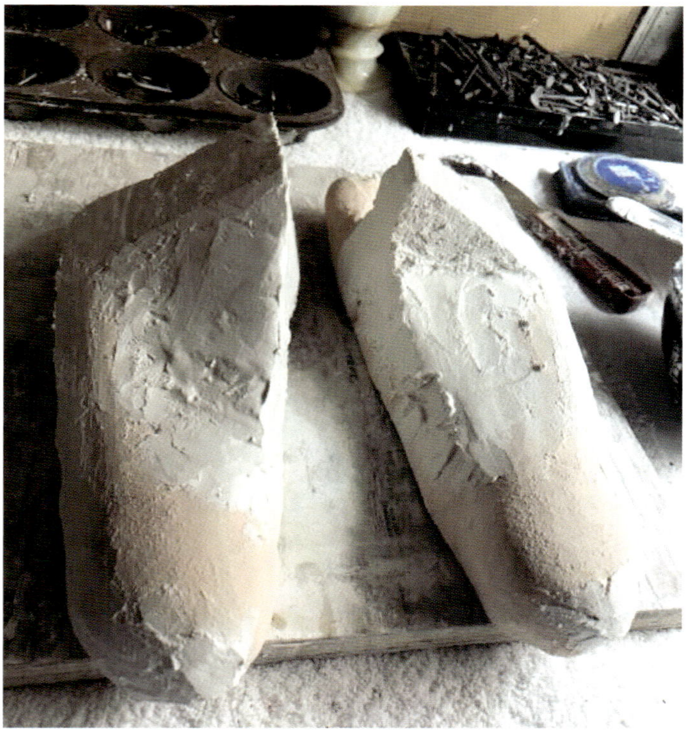

아치 채우기(arch fill)는 주상골 – 제1입방골 관절에서 피크(가장 높은 지점)를 이루고 전방 플랫폼까지 서서히 내려간다.

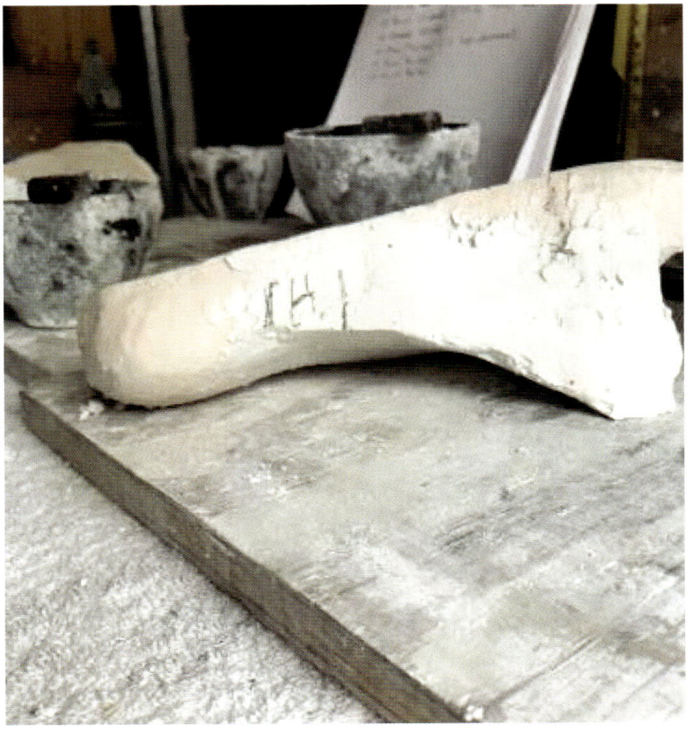

이때 플랫폼은 얼추 "H"모양을 띠는데 발 보조기에서 가장 높은 부위는 주상골 – 제1입방골 관절 부위이고 원위부로 가면서 서서히 낮아진다.

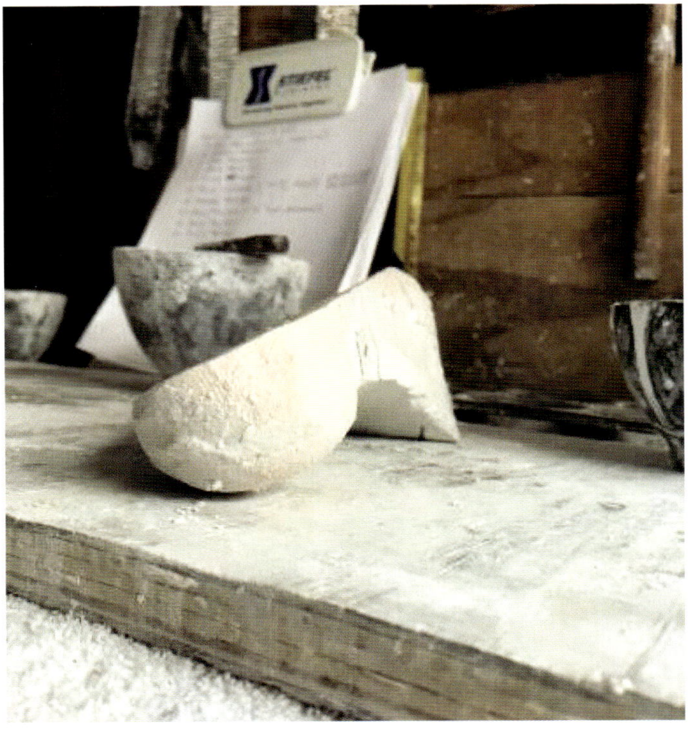

내측 아치를 보면 후족에서 내번력을 보여주고 있고 제 1열(1st ray)로부터 점차 아치 부위가 낮아지며 제 1열의 족저굴곡을 가능하게 한다. 만일 환자가 처음으로 발 보조기를 신는 것이라서 우선 회내를 100% 교정하지 않고 필요한 정도보다 2 – 3도 정도 교정을 적게하는 경우, 추후에 발 보조기를 재제작할 때는 이 몰드에서 내번 각도를 변화시키지 않고 medial Kirby skive와 약간의 내측 구획 교정을 추가하는 것만으로 남은 2 – 3도의 추가 교정 효과를 줄 수 있다. 내측 구획 교정은 기본적으로 사진 속 'H' 표시가 된 부위를 medial Kirby skive 하듯이 부드럽게 깎아서 신는 사람이 발 보조기의 돌출된 부위에 불편감을 느끼지 않도록 하는 것이다.

이후의 사진들은 35도의 내번 각도로 만들어진 내번 발 보조기의 사진이다.

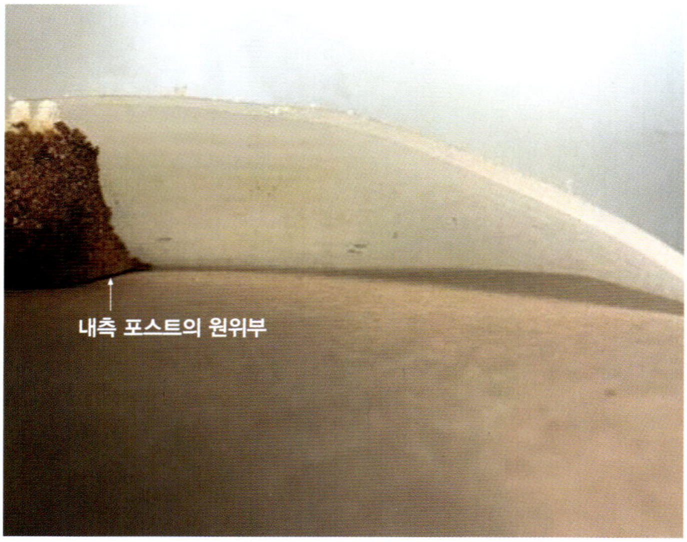

내측 포스트의 원위부는 플라스틱 부분의 전방 내측 모서리와 높이가 같아야 한다. 내측 아치는 제 1입방골 – 주상골 관절의 근위부에서 가장 높고 그 다음 원위부로 가면서 낮아진다. 제 1중족골은 보행 추진기에서 능동적 족저굴곡이 일어날 수 있어야 한다.

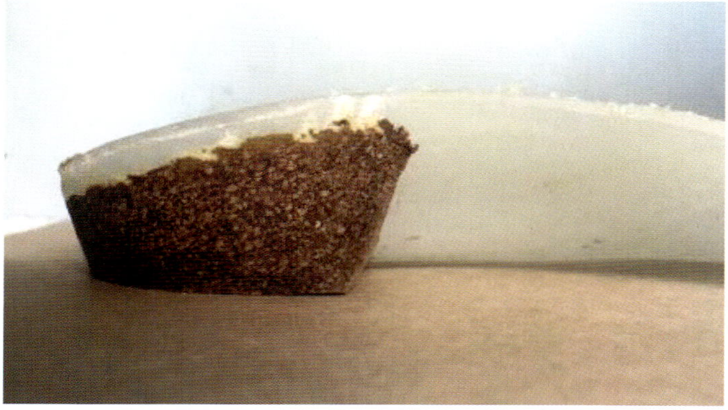

발 보조기의 원위부 내측 모서리 부위가 지면에 닿을 때 내측 포스트는 견고해야 한다. 나는 고도의 내번 각도를 주는 발 보조기를 제작할 때 내측 힐컵을 높게 하는 것을(28 mm) 선호하기 때문에 외측 힐컵은 23 mm로 낮춘다(내 · 외측 힐컵이 모두 높으면 발 보조기가 신발에 잘 안 들어갈 수 있기 때문에). 하지만 꼭 내측 힐컵이 외측보다 높아야하는 것은 아니고 35도의 내번 발 보조기에서 내, 외측을 모두 25 mm 정도로 만드는 것도 하나의 방법이다.

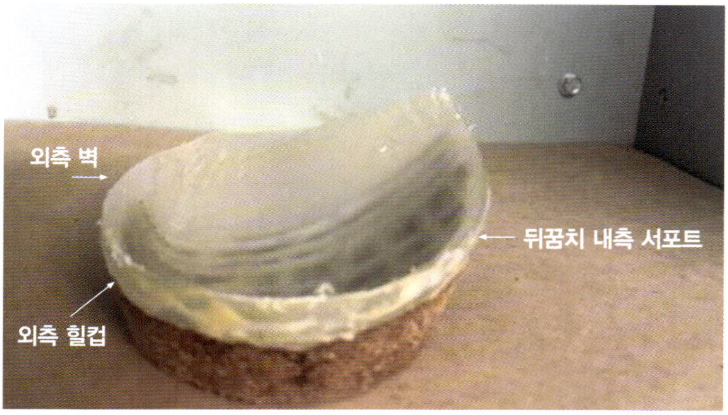

완성된 내번 발 보조기의 후면 사진(좌측 발 보조기를 뒤쪽에서 바라본 모습). 뒤꿈치 내측 서포트, 외측 힐컵, 외측 벽(lateral flange)을 보여주고 있다.

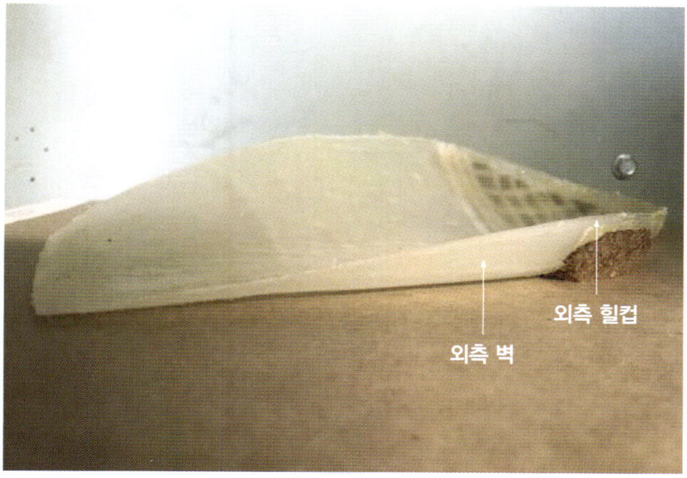

사진에서 보이는 외측 힐컵과 외측 벽이 고도로 교정된 35도의 내번 발 보조기로 인한 외측 불안정성을 방지하는데 도움을 줄 수 있다.

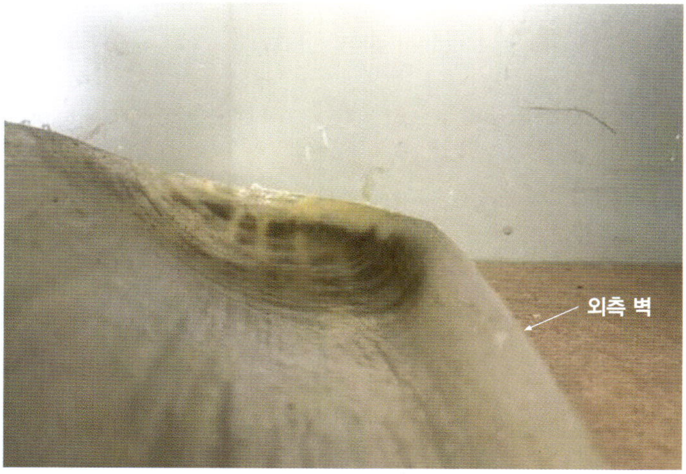

외측 불안정성을 방지하기 위한 외측 벽의 또 다른 이미지
입방골과 제5중족골 하방의 외측 부위는 지면과 평행하다(내번되지 않았음).

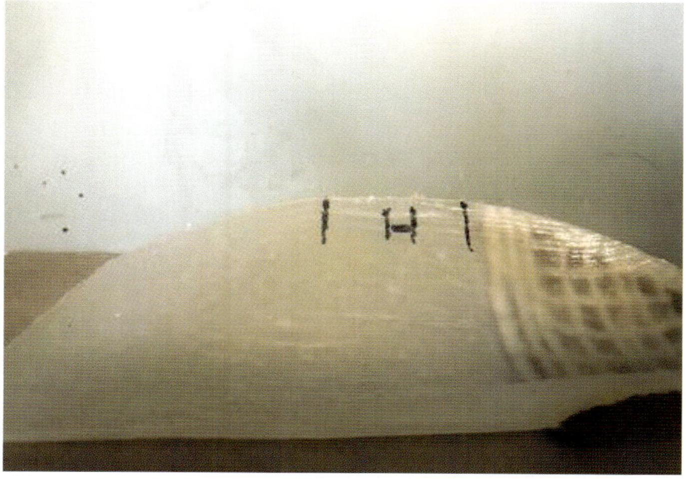

사진의 'H' 표시는 제1설상골 – 주상골 관절 하방에 위치하는 발 보조기 아치 부위의 가장 높은 지점을 나타낸다.

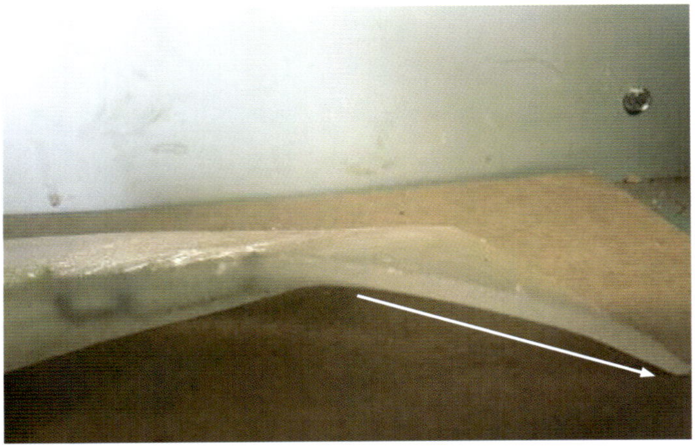

발 뒤꿈치 떼기(heel lift) 시에 제1중족골의 족저굴곡이 정상적으로 일어날 수 있도록 제1중족골 바로 전에서 발 보조기 아치 부위가 낮아지도록 만든 것을 나타내고 있다.

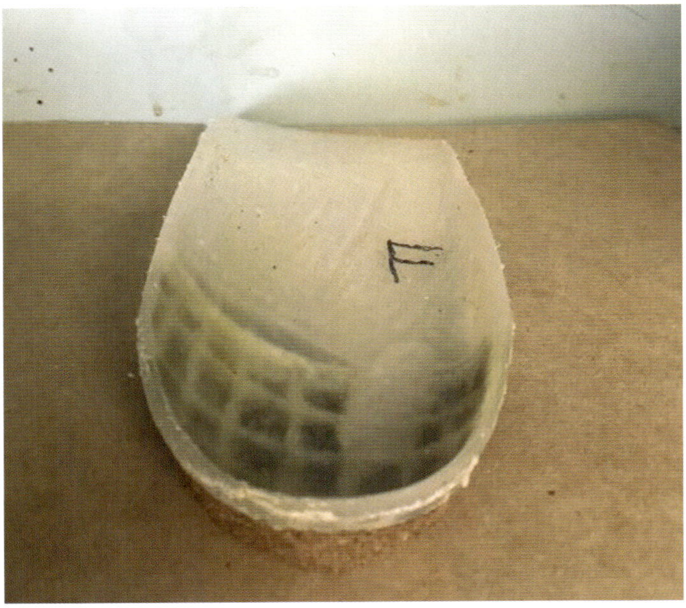

사진의 'F' 표시는 Feehery cuboid support 부위를 나타내고 있다. 이 부위는 가장 많은 안정성이 필요한 부위이자 외측 구역의 안정성에 가장 중요한 부위이다.

문제 32 다음 중 내번 발 보조기에 관한 설명 중 틀린 것은?

1. 발 보조기의 아치 높이는 제1중족골 기저부에서 정점을 이루어야 한다.
2. 모든 내번 발 보조기에서 족저근막 홈(groove)을 만들어 주는 것이 바람직하다.
3. Kirby Skive는 보통 6도의 후족 내반 교정 효과를 낼 수 있다.
4. 발 뒤꿈치 부위가 둥근 사람은 편평한 사람보다 더 많은 내번력이 가해진다.
5. 모두 틀리다
6. 모두 맞다

정답 | 페이지 하단에

문제 32 5 (모두 틀린 보기)

결론

나는 이 책이 당신이 내번 발 보조기 기법을 이해하는데 도움을 줄 수 있길 바란다. 뒤에 나오는 부록들은 보행 검사, 회내 컨트롤로 인해 좋아질 수 있는 증상들, 회내 문제에 도움이 될 수 있는 다른 요인들과 같은 기본 개념을 향상시켜 줄 것이다. 나는 이 책이 내번 기법에 대한 이해 뿐 아니라 최종적으로 환자에게 도움이 될 수 있도록 하는데 도움이 되길 바란다. 내번 기법은 정말 다양한 용도로 사용할 수 있다. 나는 이전에 의사들에게 이 내번 기법을 러너들에게만 사용하거나, 후경골근건 기능부전 2, 3기에만 사용하거나, 또는 소아 평발 케이스에서만 사용하도록 조언한 적이 있다. 나는 이 책이 이 내번 기법의 용도에 대한 시야를 넓히는데 도움을 주길 바라고, 의사들에게는 다양한 적응증에 해당하는 환자가 왔을 때 이 내번 발 보조기 기법을 사용해 보길 권하고 싶다. 당신이 발 보조기 회사 사장이라면, 회사 직원들에게 이 책을 읽어보라고 하고 나의 비디오나 블로그 포스팅들을 보라고 하길 권한다. 이 책이 조금 늦게 나온 감은 있지만, 이 내번 기법은 내가 사랑하는 족부의학이라는 학문에 대한 나의 선물이다.

부록

부록 1 과회내로 인해 발생할 수 있는 문제들

내번 발 보조기 기법을 사용할 때는 반드시 과도한 회내로부터 오는 증상들에 대해 잘 알고 있어야 한다(그리고 부록 2에 나와있는 과도한 회외로부터 오는 증상도 잘 알아야 한다). 환자가 발, 발목 부상의 치료를 위해 내원했더라도, 발 보조기의 도움을 받을 수 있는 다른 부위의 여러 증상들도 같이 가지고 있을 수 있다. 내 환자 중에는 한 번에 열 가지의 증상을 호소하는 환자도 있었다. 이런 환자들을 역학적으로 치료할 때는, 내번 기법을 통해 어떤 증상이 좋아질 수 있고 어떤 증상은 좋아지지 않는지 파악하는 것이 중요하다(좋아지지 않을 경우 다른 종류의 치료가 필요할 수 있다). 심지어는 당신의 역학적 치료에도 불구하고 증상이 악화될 수 있는데, 이런 경우 하이브리드 형태의 발 보조기를 고려해 봐야 한다. 이것은 일반적으로 환자들이 고마워하는, 흥미로운 과정이다. 나는 환자를 안정화시키는 발 보조기, 특히 이 내번 발 보조기로부터 오는 역학적인 변화가 환자의 발, 발목, 다리, 무릎, 고관절, 허리의 역학에까지 큰 변화를 가져올 수 있다는 것을 강조하고 싶다. 발 보조기를 이용하여 환자가 안정화될 경우, 일반적으로 환자의 신체적, 정신적 건강은 향상될 것이다.

여기에 내가 학생들에게 제공하는, 과도한 회내로부터 야기될 수 있는 것들의 리스트를 소개한다. 이 리스트를 만들 때는 다양한 논문들도 참고했지만, 내가 수 년간 임상에서 환자의 과회내를 교정했을 경우 좋아졌던 증상들 위주로 만들었다. 다음의 리스트는 과회내로부터 올 수 있는 문제들이나 불안정성들에 대한 것이다. 즉, 내측 불안정성, 다양한 구조물들에 가해지는 과도한 회전력이나 토크, 이미 최대로 회내된 경우에 발생되는 충격흡수 문제, 발의 내측과 무릎의 외측에 체중 부하 증가 등이 여기에 포함된다. 그 리스트는 다음과 같다.

1. **기능성 무지제한(functional hallux limitus)이 동반된 제1중족지절관절 통증(1st MPJ pain)**
2. **종자골 손상(sesamoid injuries)**
3. **건막류(bunions)**: 만성적인 회내가 발 내측에 과부하를 주고, 이로 인해 제1중족골-제1설상골 관절의 불안정성이 초래되고 결국 제1중족골의 외전, 내번, 족배굴곡 동작을 둔화시킨다.
4. **제2중족지절 관절낭염(2nd MPJ capsulitis)**: 제1중족골이 불안정하여 제2중족골에 하중이 더 많이 가해지면서 발생한다.
5. **중족골 통증(metatarsalgia)**: 전족부가 후족에 대해 외전하는 전단력에 의해 발생한다.
6. **제2중족골 피로 골절(2nd metatarsal stress fractures)**: 제1중족골이 불안정하여 체중이 제2중족골에 더 쏠리게 되면서 발생한다.
7. **지간신경종 또는 지간신경염(Morton's neuromas or neuritis)**: 발이 과도하게 회내된 상태로 머물러 있는 경우 중족골에 불안정성

이 생기게 되는데 이로 인해 중족골 사이에 과도한 움직임이 발생하며 발생한다.

8. **추상족지증(hammertoe)**: 중족의 안정성이 떨어지기 때문에 안정성을 얻기 위해 발가락이 갈고리처럼 지면을 움켜잡으려하기 때문에 발생한다.
9. **발의 내재근 좌상(intrinsic muscle strain)**: 발의 내재근들이 발을 안정화시키려고 무리하게 일을 하게 된다. 특히 보행 추진기에 발가락에서 심하다.
10. **족저근막염(plantar fasciitis)**: 회내로 인해 족저근막이 과신전되고, 이로 인해 미세손상이 발생하는 것으로 생각된다.
11. **전경골근건염(anterior tibial tendonitis)**: 뒤꿈치 착지 시 과회내 되는 속도를 늦추게 하기 위해 전경골근건이 지속적으로 일을 하게 된다.
12. **족근동증후군(sinus tarsi syndrome)**: 종골이 심하게 외번되는 경우 내측 구조물들은 신전되고 외측 구조물들은 끼이며(pinched) 발생한다.
13. **입방골증후군(cuboid syndrome)**: 과도한 회내는 곧 발 내측 부하 증가와 발 외측의 불안정성을 의미하는데, 발의 외측에 위치한 입방골이 불안정하고 주변 조직이 자극되면서 발생한다.
14. **발목의 외측 충돌(lateral ankle impingement)**: 족근동증후군과 유사하다. 고도의 회내가 종골을 심하게 외번시키고, 외번된 종골과 외측 복사뼈의 내측 부위가 충돌하여 발생한다.
15. **부주상골증후군을 포함한 후경골근 부상(posterior tibial injuries including accessory navicular syndrome)**: 후경골근건은 거골하관절 회내의 속도를 늦춰주는 가장 중요하면서도 직접적인 구조물이자 내측 종아치를 지지해주는 구조물이다.
16. **발목터널증후군(tarsal tunnel syndrome)**: 발의 회내로 인해 발목 내측 구조물들이 장시간 신전되면서 이것이 발생하거나 악화될 수 있다. 또한 세 가지 발목 내측 건 중에 어떤 건의 건막염이든 후경골신경을 압박할 수 있다.
17. **장비골근 좌상(peroneus longus strain)**: 장비골근이 장비골근건의 부착지점인 발의 내측 구획을 안정화시키려고 시도하다가 발생한다.
18. **아킬레스 좌상(Achilles strain)**: 아킬레스의 내측 섬유들이 과도한 회내를 늦추기 위해 일하다가 발생한다. 아킬레스는 주로 시상면에서의 움직임에 관여하는데 종골이 외번된 경우 밀어내기(push off) 시 비틀리는 힘을 받을 수 있다.
19. **경골의 피로골절(tibial stress fracture)**: 발의 과도한 회내는 과도한 경골 내회전을 발생시킨다. 경골에 부착하는 근육 중 이러한 회내를 늦추는 가장 큰 근육들은 후경골근과 가자미근인데 이 근육들이 과회내를 막기 위해 당기는 힘이 클 경우 경골에 골절이 발생할 수 있다. 무릎의 움직임은 발의 움직임

과 관련이 있을 수도, 없을 수도 있는데, 보행 시 아주 심한 발의 회내를 보임에도 불구하고 슬개골의 내회전은 보이지 않는 사람들이 있다. 발에서의 과도한 회내의 토크는 자연적으로 무릎, 고관절로 올라가야하는데 이런 경우 이 토크가 경골과 무릎에 갑자기 멈추게 되어 경골에 스트레스를 주게 된다.

20. **내측 가자미근 좌상(medial soleus strain)**: 가자미근은 경골의 후방 근위부, 비골의 후방 근위부에 부착하는데 이는 추진기 시 발목에서의 족저굴곡을 시킬 뿐 아니라 거골하관절을 회외시키며 전체적인 하지의 외회전을 돕는다. 만약 보행 추진기에서 발이 오랫동안 회내된 상태로 머물거나 중간 입각기의 후기 또는 보행 추진기에서 발의 회내가 일어난다면, 가자미근은 스트레스를 받게 되고 좌상이 발생할 수 있다.

21. **무릎 외측구획 부상(lateral knee compartment injury)**: 외측 반월판 연골에 문제가 있을 경우, 당신은 발에 내반 웨지를 대서 무릎 외측을 오픈시키고 압박을 줄이려고 시도할 것이다. 하지만 무릎 관절은 발의 움직임 뿐 아니라 무릎 자체의 운동축, 고관절 움직임에도 영향을 받기 때문에 이런 환자의 50%는 발의 외측에 내반 웨지를 넣는 것이 효과가 없을 수 있다. 이런 경우에는 발의 안정성을 높여주는 조치를 하면 도움을 줄 수 있을 것으로 보인다.

22. **거위발건염/활액낭염(pes anserinus tendinitis/bursitis)**: 거위발 근육을 구성하는 세 가지의 근육은 경골의 전면 근위부 내측에 부착하고, 발이 지면에 접촉할 때 무릎에 안정성을 주는 역할을 한다. 이 세 가지의 근육은 봉공근(sartorius), 대퇴박근(gracilis), 반건양근(semitendinosus)이고, 이것들은 guy ropes라고도 불린다. 부착 부위로 인해 이들은 일차적으로 러닝과 관련된 부상에 관여하고, 회내가 과도하게 일어날 때는 경골이 대퇴골에 대해 과도하게 내회전을 일으켜서 무릎 전방 내측부위에 스트레스가 가해지게 되는데, 이것을 안정화시키는 역할을 한다. 나는 특별히 내리막길을 뛸 때 거위발 근육을 관찰한다. 발 착지(foot strike)시 이 근육들이 굴곡되는 무릎을 안정화시키는데, 뛸 때는 체중보다 10배가량 큰 힘이 가해지기 때문이다.

23. **슬개대퇴 손상(patellofemoral injuries)**: 과도한 회내로 인한 슬개대퇴 손상은 슬개골이 정상 위치인 대퇴고랑(femoral groove)에 위치하지 않고 외측으로 미끄러져 슬개골의 후면 내측부위가 자극되는 것으로부터 기인한다. 이러한 슬개골의 외측 아탈구는 슬개골을 약간 내측으로 테이핑하여 조금 더 중심 쪽으로 이동하여 고정시키고, 내측광근(vastus medialis)과 고관절 외회전근들을 강화하고, 외측광근(vastus lateralis)이 강력하게 외측으로 당기고 있는 힘을 약화시키기 위해 스트레칭을 해주는 것이 도움이 될 수 있다. 과회내는 때때로 정상 발을 가진 사람이 스포츠를 할 때도 발생할 수 있는데, 두

가지의 메커니즘이 이것을 전부 혹은 부분적으로 설명해줄 수 있다. 만약 과회내가 무릎 부위에서 대퇴골에 대해 경골을 더 외반 위치에 가게 만든다면, 이 정렬은 외측광근이 슬개골을 외측으로 더 강하게 당기도록 만든다. 만약 과회내가 단순히 대퇴골에 대해 경골을 더 내회전시키기만 한다면, 외측광근은 정상적인 긴장도를 유지할 것이고, 내측광근은 이완되어 근육의 동적 불균형을 일으키고 이것이 다시 슬개골의 외측 아탈구를 발생시킬 수 있다.

24. **전방십자인대 부상(anterior cruciate injuries)**: 나는 전방십자인대 부상이 과회내로 인해 발생한다고 생각하지는 않지만, 회내 교정이 전방십자인대 부상에 도움을 줄 수는 있다고 생각한다. 앞에서의 거위발 근육 부상 케이스와 같은 관점에서 생각해보면, 전방십자인대는 대퇴골에 대한 경골의 전방 움직임과 내회전을 방지하는 기능을 한다. 전방십자인대 손상이 있는 환자를 치료할 때, 보존적으로 치료하든 수술을 한 이후든 간에 맞춤형 발 보조기 혹은 간단한 내반 웨지가 경골의 내회전을 컨트롤하여 전방십자인대에 걸리는 부하를 크게 감소시켜줄 수 있을 것이다.

25. **내측 햄스트링 좌상(medial hamstring strains)**: 내측 햄스트링은 경골의 근위부 후면 내측에 부착하는 반막양근, 그리고 경골의 근위부 전면 내측에 부착하는 반건양근을 말한다. 정상적인 기능을 보이는 경우, 내측 햄스트링은 무릎 관절을 굴곡시키고 경골을 내회전시키며 발의 회내를 돕는다. 하지만 발이 과도하게 회내되면, 반건양근의 역할은 무릎 내측 앞부분을 보호하고 경골이 전방으로 움직이는 것을 막아주는 것이 된다. 이런 움직임이 반복되면 내측 햄스트링에 좌상이 발생할 수 있다.

26. **장경인대 증후군(iliotibial band syndrome)**: 이것은 다양한 비정상적 움직임에 의해 발생할 수 있는데 그 중 하나가 과도한 회내이다. 장경인대의 첫 번째 기능은 발 착지 시 고관절 외측과 무릎 외측을 보호하는 것이다. 장경인대는 쉽게 타이트해져서 염좌가 잘 생길 수 있다. 이 질환은 러닝 시 흔히 볼 수 있는 부상이고, 조금만 무리를 해도 발생할 수 있다. 과도한 회내는 장경인대를 자극하는 유일한 동작이면서 가장 잘 알려져 있는 원인일 것이다. 과도한 거골하관절의 회내로 인해 대퇴골이 안쪽으로 회전되면서, 장경인대의 부착부위인 경골은 더 많이 안쪽으로 회전된다. 경골이 내회전되는 이 동작은 장경인대를 고관절 부근의 대전자(great trochanter)와 무릎의 대퇴골 외측 과(lateral femoral condyle)보다 더 전방으로 나가게 만든다. 여성들은 일반적으로 장경인대 증후군이 고관절 쪽에 오고, 남성은 무릎 쪽에 온다.

27. **이상근증후군(piriformis syndrome)**: 뛸 때와 걸을 때, 이상근은 고관절의 외회전근으로 작동한다. 과도한 회내는 고관절에서의 과도한 내회전 움직임을 만들기 때문에, 과

도한 회내가 있는 경우 이상근이 지속적으로 이 과도한 고관절 내회전 움직임을 늦추려고 일을 하게 되고 이로 인해 좌상이 발생하게 된다. 이상근 증후군의 흥미로우면서도 복잡한 측면은 이것이 어떻게 좌골신경과 연관이 되고 신경학적 증상을 유발하느냐는 부분이다. 좌골신경은 이상근 위로 지나갈 수도 있고, 아래로 지나갈 수도 있고, 이상근 섬유들 사이로 지나갈 수도 있다. 이런 기전들로 인해 좌골신경이 자극받을 수 있기 때문에 우리가 마주하는 많은 문제들은 신경병증적인 측면을 보일 수 있다는 점을 알아야 한다. 따라서 당신은 전형적인 좌골신경통(sciatica) 증상을 접할 수도 있고 또는 단지 애매모호한 신경병증 증상을 접할 수도 있을 것이다.

회내가 유발하는 문제들의 체크리스트

1. 제1중족지골관절 통증
2. 종자골 통증
3. 건막류
4. 제2중족지골관절 통증
5. 중족골 통증
6. 제2중족골 피로골절
7. 지간신경종/지간신경염
8. 추상족지증
9. 발의 내재근 좌상
10. 족저근막염
11. 전경골근 좌상
12. 족근동증후군
13. 입방골증후군
14. 발목 외측 충돌
15. 후경골근 좌상
16. 발목터널증후군
17. 장비골근 좌상
18. 아킬레스 좌상
19. 경골 피로골절
20. 내측 가자미근 좌상
21. 무릎 외측 구획 통증
22. 거위발건염/활액낭염
23. 슬개대퇴 관절 통증
24. 전방십자인대 관련
25. 내측 햄스트링 좌상
26. 장경인대 염좌
27. 이상근 증후군

문제 33 회내와 관련된 다음 증상 중 틀린 것은?

1. 이상근은 대퇴골 내회전을 늦추려고 노력하기 때문에 회내는 이상근에 염증을 일으킬 수 있다.
2. 회내는 장경인대를 대퇴골 외측과 보다 뒤쪽으로 움직이게 만든다.
3. 회내는 내측 햄스트링의 일부가 전방십자인대를 보호하기 위해 과도하게 일을 하게 만든다.
4. 회내 시 전방십자인대는 무릎 관절의 내측 앞부분을 보호하려고 시도하기 때문에 회내가 전방십자인대 염좌를 일으킬 수 있다.

정답 | 페이지 하단에

문제 33 2 (발의 회내는 대퇴골 외측 상과의 앞쪽으로의 움직임을 유발한다.)

문제 34 다음 중 옳은 것은?

1. 과도한 회내는 슬개골이 대퇴고랑의 내측으로 빠져나오게 만들어 Runner's Knee를 유발할 수 있다.
2. 과도한 회내가 있을 경우 러닝 시에 무릎의 내측 앞부분에 부하가 걸리기 때문에 거위발 근육에 스트레스를 준다. 거위발 근육은 봉공근(sartorius), 대퇴박근(gracilis), 반막양근(semimembranosus)으로 구성되어 있다.
3. 전족 내반이 있는 환자에서의 과도한 회내는 무릎 관절의 외측 구획에 압박 스트레스를 줄 수 있다.
4. 과회내로부터 유발되는 정강이 통증은 주로 가자미근의 외측 섬유들이 종골을 수직 상태로 유지하려는 힘에 의해 발생한다.

정답 | 페이지 하단에

문제 35 다음 중 과도한 회내와 관련이 있는 손상을 골라라.

1. 비골 피로골절
2. 아킬레스 좌상
3. 단비골근 좌상
4. 발목터널증후군
5. 후경골근건 부상

정답 | 페이지 하단에

문제 36 다음 중 과도한 회내와 관련이 있는 것은 어떤 것인가?

1. 발목의 전방 내측충돌(anteromedial ankle impingement)
2. 입방골증후군(cuboid syndrome)
3. 내측 족근동염(medial sinus tarsitis)
4. 발의 내재근 좌상
5. 1, 3, 4번
6. 2, 4번
7. 위의 모든 것

정답 | 페이지 하단에

문제 37 과도한 회내는 족저근막을 과신전시켜서 족저근막에 염좌를 일으킬 수 있다. 다음 보행 사이클 중에서 족저근막이 가장 스트레스를 많이 받는 시점은 어느 것인가?

1. 뒤꿈치 착지(heel strike)
2. 전족 부하(forefoot loading)
3. 중간 입각기(middle of midstance)
4. 뒤꿈치 떼기(heel lift)
5. 밀어내기(push off)

정답 | 페이지 하단에

문제 34 전족 내반을 보상하기 위해 종골이 외번되는 경우에는 무릎에 외반력이 가해지고 무릎의 외측 부위에 압박이 가해지게 된다.

문제 35 2, 4, 5 (아킬레스염좌, 발목터널증후군, 후경골근건 부상은 과도한 회내와 관련이 있을 수 있다. 참고로 비골의 피로골절, 단비골근 염좌는 과도한 회외와 관련이 있을 수 있다.)

문제 36 6 (입방골증후군과 발 내재근 염좌는 과도한 회내와 관련이 있을 수 있다.)

문제 37 4 (뒤꿈치 떼기 시에는 거의 모든 체중이 족저근막 부착점에 실린다.)

부록 2 과회외로 인해 발생할 수 있는 문제들

당신은 다음과 같은 상황에서 내번 발 보조기 기법을 사용할 것이다.

1. 아주 심하게 회내된 상태
2. 과도한 회내가 일어날 때(회내가 지나치게 많이 일어나거나, 너무 빠른 속도로 일어나거나, 잘못된 시점에 일어날 때)

위의 경우에서 내번 발 보조기 기법을 사용하면 다음과 같은 상황이 일어날 수 있다.

1. 회내가 줄어들어 이상적인(중립) 상태에 가까워짐(서 있는 상태에서는 여전히 외번된 종골을 보이거나 수직 종골을 보임)
2. 회내가 줄어들어 이상적인(중립) 상태에 가까워짐(종골이 내번되어 보이거나 경골내반이 있는 경우에는 종골이 더 많이 내번되어 보임)
3. 회내가 줄어들었지만 중립 위치를 벗어나 내번된 종골을 보임
4. 착지 시 과도한 회외를 보임(이를 외측 불안정성이라고도 부름).

발의 위치/움직임이 회내에서 회외로 바뀌면 여러 증상이 생길 수 있다. 이 증상들은 회외성(supinatory)이며 일시적일 수도 있고(일시적인 경우에는 그냥 새로운 생체역학에 적응하면 됨), 또는 회내 교정의 양을 줄이는 방향으로 발 보조기를 조절하는 것이 필요할 수도 있다. 이런 회외 증상들은 보행 시 쉽게 관찰될 수도 있고, 육안으로는 거의 감지하기 힘들어서 환자 본인이 발 보조기 위에서 발이 약간 외측으로 미끄러지는 느낌을 느껴야 알 수 있기도 하다. 당신은 내번 발 보조기 기법을 환자에게 사용할 때 과도한 회외로 인해 나타나는 증상들에 대해 잘 알 필요가 있다.

여기 내가 학생들에게 제공하는 과도한 회외(소위 under-pronation 또는 외측 불안정성이라고도 한다)로 인해 초래되는 손상들의 목록이 있다. 어떤 사람은 특정 신발을 신었을 때만 과도한 회외를 보이고, 어떤 사람은 맨발에서도 회외를 보인다. 과도한 회외는 여러 부상을 일으킬 수 있는데 그 원인은 다음과 같다. 외측 불안정성으로 인한 부상, 뒤꿈치 착지 시 회내가 덜 일어나서 충격 흡수에 문제가 생김, 장시간 발 외측에 체중이 부하됨, 그리고 무릎의 내측에 과도한 부하가 걸림 등으로 인해 손상을 초래할 수 있다. 또한 회외로 인한 손상은 뒤꿈치 착지 시 정상 무릎 굴곡이 일어나지 않고 무릎 신전이 일어나서 발생할 수 있다. 과도한 회외로 인한 손상은 다음과 같다.

1. **불안정성으로 인한 추상족지(hammertoes):** 비정상적인 회외가 일어나면 발은 굉장히 불안정해져서 자세를 안정화시키려는 노력을 많이 하게 된다. 발의 안정성을 가져올 수 있는 가장 흔한 방법은 발가락을 갈고리처럼 하는 것(clawing of the toes)인데 이것이 추

상족지증을 유발하게 된다. 중족골 경사각이 큰 아치가 높은 발은 추상족지로 발전할 가능성이 높은 발이다. 만약 당신이 아치가 높은 발에 회외 불안정성을 유발할 수 있는 것을 처방해 버린다면, 추상족지가 발생할 가능성은 거의 100%에 달한다.

2. **외측 중족골 통증(lateral metatarsalgia)**: 비정상적인 회외는 일반적으로 착지기에 일어나지만, 중간 입각기부터 추진기까지 계속 일어날 수도 있다. 이것은 전족부의 외측에 과도한 부하가 걸리게 하고, 외측 중족골에 통증을 초래할 수 있다. 발 외측에 걸리는 과부하에 대한 문제를 해결하기 위한 발 보조기 처방은 그 외측 부위에 지면 반발력이 크게 가해지게 해서 회외를 줄이는 방향으로 하는데 그 외측 부위에 통증이 있다면 그런 방법을 적용하기 어렵기 때문에 발 보조기 처방이 복잡해진다.
3. **소건막류 통증 및 발생(Tailor's bunion pain and development)**: 제5중족골두에서의 소건막류는 제1중족골 건막류보다는 훨씬 적다. 소건막류의 원인 중 하나는 과도한 회외로 인해 전족부의 외측에 과도한 부하가 걸리게 되고 이것이 입방골–제 5 중족골 관절에 만성적인 아탈구를 일으키는 것이다. 제 5열의 발바닥 쪽에서 큰 지면 반발력을 받는 경우 제 5열은 외번, 외전, 족배굴곡을 보인다. 제 5열의 외전은 5열의 너비가 넓어지게 하고 소건막류의 형태를 초래하게 된다.
4. **제4, 5중족골 골절(4th and/or 5th metatarsal fractures)**: 과도한 회외는 발의 외측이자 입방골과 맞닿는 제4, 5중족골 부위에 과부하가 걸리게 한다. 이 과부하가 너무 빠르게 일어나는 경우 제4중족골 또는 제5중족골에 골절이 발생할 수 있다. 이 두 개의 중족골이 지면 반발력에 의해 위쪽으로 이동(move superiorly)하는 것은 발의 기능에 있어 중요하다. 이 두 개는 항상 다르게 움직이고, 때때로 제5중족골이 지나치게 올라가서 제4중족골이 체중 부하를 받게 된다. 대개는 많은 회외 환자들의 경우 제5중족골이 약간 족저굴곡 되어있어 이 부위에 과도한 체중이 걸리게 되고 Jones fracture와 같은 피로골절이 잘 발생한다.
5. **과부하로 인한 입방골 통증(cuboid pain)**: 과도한 회외는 입방골에 과도한 부하가 걸리게 하고 이로 인해 관절기능장애(joint dysfunction)와 통증이 발생할 수 있다. 뒤꿈치 착지 직후 강력한 비복근–가자미근 복합체의 수축은 입방골을 지지면(supporting surface) 쪽으로 누름(push)으로써 중족을 안정시키는데 이는 발이 재–회외(re-supination)하는데 있어 아주 중요한 요소이다. 하지만 과도한 회외로 인해 입방골에 너무 큰 부하가 걸리게 되면 인대가 유연한 경우 입방골이 여러 관절들에서 족저굴곡될 수 있다: 종골–입방골 관절, 입방골–제3설상골 관절, 입방골–제4, 5중족골 관절, 또는 입방골–주상골 관절에서, 이것은 발목의 내번 염좌 이후에 입방골이 족배굴곡되는 입방골 증후

군(cuboid syndrome)과 반대되는 개념이다. 잘 알려진 Cuboid whip 테크닉은 입방골이 정상위치보다 하방으로 고착되어 있을 때 그 입방골을 족배굴곡(또는 상방으로 이동) 시키기 위해 개발된 술기이다.

6. **발목 외측 불안정성(lateral ankle instability)**: 착지기에서의 과도한 회외를 '외측 불안정성(lateral instability)'이라고 말하기도 한다. 이것은 발의 정상적인 충격흡수 기전을 저해하고, 무릎이 굴곡되어야 상황에서 오히려 신전되는 힘이 가해지는 아주 해로운 동작이다. 뿐만 아니라 발목의 외측에 스트레스가 가해짐으로써 아주 위험한 상황을 초래할 수 있다. 만약 이런 발, 발목의 불안정성을 가지고 있는 환자가 불안정한 신발을 신거나 울퉁불퉁한 지면을 밟거나 이전에 발목을 삔 적이 있다면 이런 불안정성이 만성적으로 갈 가능성이 높다. 외측 발목 불안정성은 거골하관절의 회외로 인한 손상에 의해 발생하고 또한 이러한 불안정성은 더 과도하게 회외가 일어나도록 한다. 외측 발목 불안정성으로 인한 통증은 새로운 부상을 입었을 때 급성으로 올 수도 있고, 발의 어느 부위든 만성적으로 있을 수도 있다. 발의 과도한 회외는 발의 외측 뿐 아니라 내측 부위에도 통증을 일으킬 수 있기 때문이다.

7. **비골근 좌상(peroneal strain)**: 거골하관절의 과도한 회외는 발과 발목의 외측에 스트레스를 주게 되는데, 우리 몸은 비골근건들을 과도하게 수축시킴으로써 이 스트레스를 줄이려고 한다. 여기에는 장비골근이 더 많이 쓰일 수도 있고, 단비골근이 더 많이 쓰일 수도 있고, 둘 다 쓰일 수도 있다. 발 외측이 불안정한 자세로 있거나 불안정한 동작을 보일 때 비골근이 통증을 보일 경우 이는 비골근건이 약할 가능성이 있다. 후경골근이나 모든 발목의 외재근들과 같이 비골근에도 긴장이 발생하면 비골근의 비골 기시점, 제1중족골(장비골근) 또는 제5중족골(단비골근)의 정지점, 또는 그 사이 어딘가에 통증이 발생할 수 있다. 나는 외측 복사뼈 주변에 통증을 호소하는 환자에게 이 비골근 건들이 아주 강하고 검사에서 비골근 통증이 없더라도 MRI를 촬영해 보면 비골근이 찢어져 있을 수 있다고 충고한다.

8. **헤이글런드 변형과 통증(Haglund's deformity and pain)**: 종골의 후상방 외측 코너는 내측 코너보다 신발의 heel counter와 더 가까워서 신발로부터 더 많은 마찰과 스트레스를 받게 되는데, 착지기 시 과도한 회외가 일어나면 종골의 후면 외측에 더 큰 압박을 야기할 수 있다. 과도한 회외로부터 발생하는 이 외측 회전 움직임을 발 보조기를 통해 교정해주면 헤이글런드 변형, 후종골 돌출증 또는 pump bump라고도 불리는 이 변형에 두 가지의 긍정적인 효과를 가져다 줄 수 있다. 첫 번째는 발 뒤꿈치가 바깥쪽으로 미끄러지는 움직임을 최소화시킴으로써 종골의 돌출 부위를 자극하는 힘을 줄이는 것이고, 두 번째는 발 뒤꿈치를 살짝 들어올림으로써

신발로부터의 압박이 덜 가도록 하는 것이다.

9. **내측 발목 충돌(medial ankle impingement)**: 과도한 회외는 발목 관절(ankle mortise) 내부에서 거골을 내측으로 이동시켜 talar dome의 내측과 내측 복사뼈 외측 표면의 내측 거골 경계부(medial talar border on the lateral surface of the medial malleolus) 사이가 좁아지도록 한다. 만일 발목의 내번 염좌와 같이 내번이 갑자기 일어난다면, 거골이나 경골에 뼈 손상이 발생할 수 있다. 한편 걷기, 하이킹, 자전거 타기 등에서와 같이 반복적인 동작에 의해 내번이 작지만 지속적으로 발생한다면, 연조직이 자극될 수 있다. 내가 환자에게 발 보조기를 만들어 줄 때 내번 기법이 아닌 Root balanced 기법을 사용하더라도 환자에게 너무 큰 내번력을 줘서 내측 발목 충돌이 일어날 수도 있다. 하지만 환자의 신발 외측 부위가 닳아서 내번력이 증가하기 전까지는 환자가 이런 부분을 느끼지 못하는 경우가 많다.

10. **비골 피로골절(fibular stress fractures)**: 거골하관절의 과도한 회외는 발 외측에 부하를 증가시킨다. 그러나 그 부하로 인한 스트레스는 비골이 아닌 거골과 경골의 내측에 가해진다. 과도한 회외가 비골에 영향을 미치는 기전은 불안정한 외측 발목을 안정화시키기 위해 비골근들이 과도하게 당기는 것이다. 이 당기는 힘은 아주 강해서 이 근육이 수축하는 것만으로도 비골에 골절이 생길 수 있을 정도다. 나는 발 끝으로 서는 동작을 할 때 과도하게 회외가 일어나는 준프로 발레 선수를 치료한 적이 있다. 그의 선생님은 이러한 문제점을 교정하려고 노력을 기울였지만 그 선수는 2년 동안 세 번이나 비골이 골절됐다. 결국, 보다 개선된 동작 테크닉과 토슈즈 외측 가장자리를 따라 바느질함으로써 그 문제가 해결되었다.

11. **근위부 경골–비골 염좌(proximal tib-fib sprain)**: 과도한 회외는 무릎 관절 나측에 부하를 증가시키고 외측 관절 캡슐을 벌어지게 한다. 따라서 외측 반월상 연골 파열과 같은 문제가 있을 경우 발 보조기를 이용하여 의도적으로 과도하게 회외가 일어나도록 만들어주는 치료를 할 수도 있다(수술 후 외측 구역에 압력을 줄이거나 버킷 손잡이 파열(bucket handle tears) 시 수술을 피하기 위하여 내반 웨지를 사용하거나 맞춤형 발 보조기의 내번력을 강화시켜줌으로써). 그러나 과도한 회외를 유도하여 무릎 외측 캡슐 부위를 벌려주는(open) 이 방법은 경골–비골 관절 근위부의 불안정성을 초래하여 이 부위에 1단계 염좌 증상을 초래할 수도 있다는 위험성이 존재한다.

12. **무릎 내측 구역 과부하(medial knee compartment overload)**: 과도한 회외는 내측 무릎 관절에 과부하를 준다. 무릎 내측 반월상 문제와 퇴행성 관절염 문제는 많은 사람들을 괴롭히고 있다. 과도한 회외로 인해 무릎에 지속적으로 신전력이 가해지는 경우 이런 문제가 발생할 수 있고 이런 경우 환자는

무릎 내측에 통증을 호소하고 가끔은 붓기도 한다. 반대로 무릎에 지속적으로 굴곡력이 가해지는 경우는 외측 반월상 문제가 발생할 수 있다.

13. **무릎 관절통(knee arthralgias)**: 과도한 회외는 착지기에서 회내가 일어나면서 정상적으로 작동해야 하는 충격흡수 기전을 방해한다. 회외를 교정해 주면 플라스틱과 같은 단단한 발 보조기를 사용하더라도 착지기 시 무릎을 유연하게 되어 충격을 잘 흡수할 수 있게 된다. 무릎 심부 통증은 다양한 방식으로 나타나고 종종 국소화하기 매우 어렵기 때문에 일반화해서 말할 경우 무릎 내측 구획 과부하 증후군(medial knee compartment overload syndrome)이라고 한다.

14. **외측 측부인대 염좌(lateral collateral ligament sprain)**: 과도한 회외는 외측 무릎관절 라인을 벌어지게 해서(open the lateral knee joint line) 비골 골두에 부착하는 외측 측부인대에 손상을 줄 수 있다.

15. **외측 햄스트링 좌상(lateral hamstring strain)**: 외측 햄스트링은 비골 골두에 부착하여 외측 관절 라인을 보호하는데, 과도한 회외는 이 외측 관절 라인을 벌어지게 한다. 이로 인해 외측 햄스트링에 좌상이 발생할 수 있다. 또한 과도한 회외가 일어나면 무릎 굴곡 시 무릎에 신전력이 가해지고 이러한 무릎의 신전력으로 인해 보행 시 더 많은 충격이 발생할 수 있다. 햄스트링은 무릎 관절 굴곡근이기 때문에 이런 경우 햄스트링은 무릎관절 내의 긴장을 완화하기 위해 무릎을 굴곡시키려고 노력할 것이고 이로 인해 좌상이 발생할 수 있다.

16. **장경인대증후군(Iliotibial band syndrome)**: 발의 과도한 회외는 외측 불안정성을 유발하여 우리 사지의 외측 1/2을 보호하는 연부조직에 영향을 미칠 수 있다. 나는 위에서 비골근건과 햄스트링에 대한 영향을 언급하였지만 장경인대가 아마도 회외로부터 가장 큰 영향을 받는 부위일 것이다. 장경인대는 발 착지 시 고관절과 무릎 외측을 보호하는 역할을 한다. 러닝 시 손상이 흔한 이유는 발목을 안정화시키는데 필요한 힘이 걸을 때의 7배가 필요하고, 역학적으로 보면 오랜 시간 달릴수록 자연스럽게 더 내번되는 경향을 보이기 때문이다. 다른 어떠한 요인들보다 발의 과도한 회외가 장경인대에 과부하를 주기 쉽다. 왜냐하면 장경인대는 고관절과 무릎을 보호하려고 노력하기 때문이다.

17. **대퇴골 피로골절(femoral stress fractures)**: 과도한 회외는 발의 충격흡수를 방해하여 다리에 스트레스를 증가시킨다. 또한 과도한 회외는 발 착지 시 무릎 신전을 야기하여 무릎과 고관절에 충격을 증가시킨다. 대퇴골 피로 골절은 비교적 어린 나이의 러너에서 발생하는데 그들은 내리막길에서 체중의 7배까지 충격을 흡수해야 한다. 게다가 만일 당신이 비타민 D 섭취가 부족하거나, 좋지 않은 식단을 섭취하거나, 닳은 신발을 신거나, 발이 회외되는 경향이 있을 경우 대퇴골에

스트레스가 점차 더 많이 가해지게 되고 골절이 발생할 수도 있다.

18. **고관절 통증(hip arthralgias)**: 과도한 회외는 충격 흡수를 방해하여 무릎, 고관절, 천장관절에 부하를 증가시킬 수 있다.
19. **Upward jamming으로 인한 천장관절 염증(sacroiliac joint inflammation from upward jamming)**: 천장관절은 주로 시상면에서 위쪽, 아래쪽으로 활주하는 관절이다. 발뒤꿈치가 지면에 착지하면서 무릎이 펴져 있을 때(knee is straight), 천골은 그대로 있는데 장골이 위로 이동한다. 이때 천장관절 상부에서 물려서 꼼짝 못하게 되면(be stuck superiorly) 이로 인해 증상이 나타날 수 있다. 만일 당신이 계단 높이를 착각하고 지면에 착지할 때 발을 헛디디면 천장관절은 그 힘의 영향을 받아 틀어지고 관절 증상을 일으키게 된다. 과도한 거골하관절 회외는 무릎을 신전시키는데, 반복적으로 과도한 회외가 일어나면 자신도 모르는 사이에 위의 시나리오처럼 천장관절 상부에 문제가 발생하고, 환자는 이유를 모른 채 만성 허리 통증을 호소하게 된다.
20. **불충분한 충격 흡수나 과도한 햄스트링의 당김으로 인한 요통(low back pain from poor shock absorption or excessive hamstring pull)**: 우리는 햄스트링이 무릎 신전 시 더 타이트하고 무릎을 구부렸을 때 더 유연하다는 것을 안다. 과도한 회외로 인해 무릎에 신전력이 가해지면 무릎 관절 후방을 교차하는 햄스트링과 비복근에 더 큰 신장력이 가해진다(put more of a stretch). 이 햄스트링의 긴장은 골반을 아래로 끌어당기면서 그관절이 굴곡되어야 하는 보행 시점에 오히려 신전시킨다. 고관절과 골반에 가해지는 이 신전력(extension force)은 허리를 일자로 만들어 근육과 디스크에 자극을 줄 수 있다.

회외가 유발하는 문제들의 체크리스트

1. 추상족지증(hammertoes)
2. 외측 중족골 통증(lateral metatarsalgia)
3. 소건막류(tailor's bunion)
4. 제4, 5중족골 피로골절(4th/5th metatarsal stress fractures)
5. 입방골 통증(cuboid pain)
6. 외측 발목 불안정성(lateral ankle instability)
7. 비골근 좌상(peroneal strain)
8. 헤이글런드 변형(Haglund's deformity)
9. 내측 발목 충돌증후군(medial ankle impingement)
10. 비골 스트레스 골절(fibular stress fractures)
11. 근위부 경골-비골염좌(proximal tib-fib sprain)
12. 내측 무릎 구획 과부하(medial knee compartment overload)
13. 무릎관절 통증(knee arthralgias)
14. 무릎 외측 측부인대 염좌(lateral collateral ligament sprain)
15. 외측 햄스트링 좌상(lateral hamstring strain)

16. 장경인대증후군(iliotibial band syndrome)
17. 대퇴골 피로골절(femoral stress fractures)
18. 고관절 통증(hip arthralgias)
19. 천장관절 염증(sacroiliac joint inflammation)
20. 허리 통증(low back pain)

문제 38 하지의 생체역학을 이해하게 되면 요통이 있는 환자들에게 도움을 줄 수 있다. 착지 시 과도한 후족의 회외가 요통을 일으키는 기전은 다음 중 어떤 것인가?

1. 과도한 무릎 굴곡
2. 과도한 무릎 신전
3. 과도한 무릎 내회전
4. 불충분한 충격 흡수
5. 1, 3
6. 2, 4

정답 | 페이지 하단에

문제 39 환자에게서 발 뒤꿈치 착지 시 과도한 회외가 관찰될 때 환자가 보일 수 있는 증상이 아닌 것은?

1. 천장관절염
2. 대퇴골 피로골절
3. 비골 피로골절
4. 외측 무릎 구획 과부하
5. 비골근건 좌상
6. 제 4, 5중족골 피로골절

정답 | 페이지 하단에

문제 40 환자가 과도한 거골하관절 회외를 보일 때 다음과 같이 부른다.

1. 외측 불안정성
2. 저회내(under-pronation)
3. 과도한 외측 체중 부하
4. 위의 모든 것

정답 | 페이지 하단에

문제 41 착지 시 과도한 회외는 대개 외측 하지 문제와 관련이 있는 것으로 알려져 있다. 반면에 회내는 내측 문제에 관여하는 것으로 알려져 있다. 이러한 외측 불안정과 관련된 질환에는 어떤 것들이 있는가?

1. 내측 무릎 구획 통증
2. 장비골근건염
3. 부주상골 증후군
4. 내측 발목 관절 통증
5. 위의 모든 것
6. 1, 4번

정답 | 페이지 하단에

문제 42 과도한 회외는 오직 발의 기능 문제일 수 있고, 또는 오직 신발의 문제일 수도 있고, 또는 두 가지 모두와 관련이 있을 수 있다. 과도한 회외가 일어나는 것이 신발과 관련이 있을 경우 신발의

문제 38 6 (과도한 후족 회외는 무릎에 과도한 신전력을 가하고 충격 흡수 기전을 방해하여 허리 통증을 유발할 수 있다.)

문제 39 4 (과도한 회외 시에는 외측 무릎 구획이 압박되는 것이 아니고 내측 무릎 구획이 압박된다.)

문제 40 4 (위의 모든 것)

문제 41 5 (위의 모든 것)

어떤 요소가 회외를 초래할 수 있는가?

1. 하이힐
2. 내측 뒤꿈치 서포트가 과도한 경우
3. 적절하지 못한 외측 뒤꿈치 또는 중족 서포트
4. 뒤꿈치 외측이 너무 심하게 닳은 경우
5. 쿠션이 과도한 신발
6. 위의 모든 것

정답 | 페이지 하단에

문제 43 생체역학은 전부 스트레스에 관한 것이다. 우리는 다양한 환경에서 다양한 스트레스를 받는다. 신발, 발 보조기, 훈련 방법 등을 다양하게 하여 스트레스를 줄이거나 분산시키는 것이 부상을 예방하는데 도움을 줄 수 있다. 만일 당신이 환자의 과도한 회외 자체에 변화를 주지 않고도 이들의 부상을 줄일 수 있는 방법에는 어떤 것들이 있는가?

1. 운동 세 번 할 때마다 신발 유형을 바꾼다.
2. 훈련 패턴을 스트레스를 덜 받는 방식으로 바꾼다.
3. 부상 유형에 근거하여 발 뒤꿈치 착지 패턴을 바꾼다.
4. 회외가 일어나는 속도를 감소시키는 근육(비골근 등)을 강화한다
5. 위의 모든 것

정답 | 페이지 하단에

문제 42 6 (위의 모든 것)

문제 43 5 (위의 모든 것)

문제 44 하지의 관절들은 중간 입각기의 중간 시점에서 중심에 위치하거나 일자로 위치할 때(when centered or stacked under each other) 가장 안정적이다. 만일 내번된 종골을 보이면서 발목의 내측으로 과도하게 체중 부하가 걸릴 때 이를 과회외라고 부른다. 발목과 무릎에서의 부하는 과도하게 내측에 걸리지만 발에서의 부하는 과도하게 외측에 걸린다. 종골이 내번되고 발 외측에 과도한 부하가 걸림으로써 비골근건은 스트레스를 받는다. 다음 중 비골근건염의 흔한 원인들은 무엇인가?

1. 과도한 회외
2. 약한 비골근
3. 발목 염좌로 인한 급성 손상
4. 불안정한 신발로 인한 만성피로
5. 위의 모든 것

정답 | 페이지 하단에

문제 44 5 (위의 모든 것)

부록 3 12가지 생체역학적 개요

다음은 외래에서 환자를 볼 때 도움이 되는 진료 개요다. 먼저 현재의 부상 히스토리, 비타민 D결핍 같은 전반적인 건강상태, 염증성 질환, 그리고 부상에 대한 과거력을 조사한다. 그 다음 걷거나 달리는 것을 지켜보고 그들이 당한 부상과 그들이 가지고 있는 생체역학을 연관지어 생각하려고 한다(환자의 부상으로 인해 검사에 제약이 있는 경우 생체역학을 다 파악하기까진 몇 번의 진료가 필요할 수 있다). 그 다음 신체진찰을 통해 역학적 문제, 염증, 신경병적 문제를 검사한다. 잠정적인 진단에 기초하여 검사할 경우 더 구체적(specific)으로 검사할 수 있다. 당신은 그 부상에 영향을 줄 수 있는 생체역학적 요인들을 찾는다(당신이 생체역학을 잘 알수록, 예를 들어 중족골 문제가 있을 때 첨족의 여부를 검사하는 것처럼, 더 철저히 조사할 수 있다). 그 다음 그 생체역학적인 문제의 비대칭성과 그것을 어떻게 치료할지에 초점을 맞춘다(좌우 중 어느 쪽이 더 약한지, 어느 쪽이 회내가 더 심한지 등). 대략적인 진단을 한 후 Occam's Law(가장 명확한 원인이 그 부상의 진짜 원인일 가능성이 높다.)와 Rule of 3(대부분의 부상은 발생하는 세 가지의 원인이 있으며 부상의 회복과 예방을 위해서는 그 세 가지의 원인이 교정되어야 한다.)를 적용하라.

첫 번째 진단(가장 가능성이 높은 진단) 외에도 두 번째 진단을 생각해보는 것은 의학에서 중요하다. 이것이 감별진단이다. 첫 번째 진단이 틀린 것으로 밝혀졌을 경우 두 번째 진단을 꺼내야 한다. 플랜 A 치료 계획으로 효과를 보지 못할 경우 플랜 B 치료 계획을 세워야 한다. 다음 치료 계획을 미리 생각하고 있다면 첫 번째 치료 계획이 실패하더라도 희망이 있다. 여기서 우리는 환자에게 적합한 재활 단계를 결정해야 한다. 그리고 우리는 영상의학적 촬영을 하는 것이 중요한지 아니면 일단 기다려볼 수 있는지를 결정해야 한다.

마지막으로, 일단 역학적인 문제, 염증, 신경병증적인 치료를 통해 최대한 빨리 환자의 통증 수준을 0~2 정도까지 떨어뜨리려고 해야한다. 나는 보통 환자를 한 달에 한 번 진료한다. 그 이유는 환자의 부상이 회복되는 과정을 확인하고 호전이 없거나 상태가 안 좋아질 때 개입을 하기 위한 것이다. 다음의 체크리스트가 도움이 될 것이다.

1. 최근 부상 히스토리 및 현재의 전반적인 건강 상태

____

____

____

2. 환자의 부상에 중요하거나 환자의 특이한 보행 검사 소견

____

____

____

3. 신체 검사 소견(특히 역학적인 문제, 염증, 신경병증에 대한 징후들)

4. 전신적인, 국소적인 부상 부위의 생체역학에 대한 구체적인 소견

5. 비대칭성이 있는가?(좌우 차이 등)

6. 잠정적인 진단은 무엇인가?

7. 진단을 내리게 된 Ossam's Law는 무엇인가? Rule of 3를 적용하는가?

8. 가장 흔한 감별 진단은 무엇인가?(첫 번째의 잠정적인 진단과는 다른)

9. 오늘 이 환자에게 재활 단계 중 몇 단계를 적용할 것인가?

10. 오늘 당장 영상의학적 검사를 해야 하는가?

11. 통증을 0~2단계로 감소시키기 위해 어떤 방법을 사용할 것인가? 역학적 방법? 항-염증 방법? 신경병증적 방법?

12. 오늘 어떠한 역학적 치료를 시행할 것인가?

생체역학적 진료를 위한 체크리스트

1. 현병력
2. 보행 소견
3. 신체진찰
4. 생체역학적 소견

5. 비대칭성?
6. 잠정적 진단
7. Occam's Law and Rule of 3?
8. 감별진단
9. 재활 단계
10. 영상의학적 검사?
11. 통증 단계를 0–2단계로 내리기 위해 어떤 방법을 사용할 것인가?
12. 오늘 어떤 역학적 치료를 할 것인가?

문제 45 기능적 비대칭은 내번 발 보조기 기법 치료에서 중요한 개념이다. 대부분의 환자는 여러가지 이유로 비대칭적이다(오른손잡이, 왼손잡이 등과 같이). 환자가 비대칭성을 보일 때 환자의 하지 기능을 대칭적으로 만들어주기 위해서는 양쪽에 다른 처방을 하는 것이 중요하다. 다음 중 환자가 비대칭적인 기능을 보이는 원인이 될 수 없는 것은?

1. 단하지증후군
2. 부상 과거력
3. 왼쪽 후경골근건이나 이상근건이 약한 경우
4. 과거에 하지 수술을 한 적이 있는 경우
5. 편측 경골 내반
6. 정답 없음

정답 | 페이지 하단에

문제 46 다음의 보기에 나와있는 치료 방법들은 재활 단계 중 몇 단계에 시행하는 것인가?

1. 세라밴드를 이용하여 점진적으로 저항을 주기
2. 프레드니손 투여
3. Cam Walker
4. Walk Run program
5. 4일간 얼음 찜질
6. 능동적 관절가동범위 향상 운동 또는 등척성 운동

정답 | 페이지 하단에

문제 47 다음 중 Occam's Law에 해당되지 않는 것은?

1. 타이트한 아킬레스와 아킬레스 건염
2. 지간신경종과 타이트한 신발
3. 건막류와 타이트한 신발
4. 발목 염좌와 전족내반 변형
5. 장경인대증후군과 과회내

정답 | 페이지 하단에

문제 45 6 (1–5번까지 모든 것이 비대칭적인 기능을 유발할 수 있다.)

문제 46
- 세라밴드 (재활 2단계)
- 프레드니손 투여 (재활 1단계)
- Cam Walker (재활 1단계)
- Walk Run program (재활 3단계)
- 4일간 얼음 찜질 (재활 1단계)
- 능동적 관절가동범위 향상 운동 또는 등척성 운동 (재활 1단계)

문제 47 4 (전족 내반은 발목 염좌를 유발하는 흔한 원인이 아니다.)

문제 48 일반적으로 부상에서 회복되기 위한 통증 단계는? (통증을 어느 정도 수준까지 낮춰야 부상 회복이 원활하게 이뤄지는가? 0점이 통증이 없는 상태, 10점이 최고 통증 단계)

1. 4–5
2. 2–3
3. 0–2
4. 1–4
5. 3–5

정답 | 페이지 하단에

문제 49 만성적인 부상에서 치료가 필요한 세 가지의 통증 유형은?

____

____

____

정답 | 페이지 하단에

부록 4 보행검사에서 관찰될 수 있는 이상 징후들

나의 임상 경험에 따르면, 보행 평가는 발 보조기가 발의 과도한 움직임을 잘 제어하는지, 짧은 다리를 잘 교정했는지, 환자의 동적인 자세를 개선시켰는지 평가하는데 중요할 뿐 아니라 다른 문제들을 찾아내는데도 중요하다. 이러한 문제들은 통증으로 인한 절뚝거림(limping)과 같이 아주 뚜렷하게 나타날 수도 있고 또는 비정상적인 회내로 인해 추진기 시 발에서 비틀림이 일어나는 것과 같이 감지하기 어려울 수도 있다. 그리고 나는 환자에게도 보행 소견을 말해준다. 이것은 그 환자에게 혹시 있을지도 모르는 신경학적 질환에 대해 적절한 진단과 치료를 하는데 도움을 줄 수 있다. Root 생체역학에서 배운 것처럼 정적인, 발의 구조적 문제를 철저히 이해하는 것도 중요하지만, 환자가 왜 손상을 입었는지, 어디서 손상을 입었는지를 밝히는데 있어 동적 검사인 보행 평가는 내 진료의 핵심 비결이었다. 보행 평가 시 당신은 과도한 회내나 회외가 있는지 또는 둘 다 있는지(소위 말하는 내측–외측 불안정), 단하지 증후군의 징후가 보이는지, 불충분한 충격 흡수의 징후가 있는지, 절뚝거림이나 타이트한 근육의 징후가 있는지, 약한 근육 또는 불안정성의 징후가 있는지, 내반슬, 외반슬, 경골내반, 요족과 같은 구조적인 문제들이 있는지 살펴보아야 한다. 이 보행 평가는 어느 누구에게도 맡겨서는 안된다. 나 역시 4년 동안 치료 효과

문제 48 3 (0–2)

문제 49 기계적인 통증, 염증성 통증, 신경병적인 통증

를 못 본 환자가 있었는데 보행 평가를 통해서 그 환자의 문제와 치료에 대한 해결책을 찾았던 적이 있다.

그럼 보행평가를 어디서부터 시작할 것인가? 당신이 누군가 걷는 것을 지켜볼 때 당신은 위쪽에서부터 시작하려 할 것이다. 검사 시 환자는 반바지를 입도록 하고 셔츠는 바지 속에 집어넣도록 해야 한다. 보행 시 아래쪽을 보지 말고(전방 주시) 평상시보다 천천히 걷도록 한다. 그렇게 긴 복도를 5–10회 정도 왕복하게 한다. 만일 그들이 발 보조기를 착용하고 있다면 나는 먼저 신발과 발 보조기를 신은 상태로 걷는 것을 관찰하고, 그 다음 발 보조기를 빼고 신발만 신고 걷게 한다. 그렇게 발 보조기 유무에 따른 보행에서의 차이를 관찰한다. 그 다음 나는 그들이 맨발로 걷게하여 신발 신고 걷는 것과 어떤 차이가 있는지 체크한다. 어떤 사람은 맨발로 걸을 때보다 신발을 신었을 때 더 안정적인 반면에, 어떤 사람들은 그와 정반대의 양상을 보인다. 종종 맨발로 걸을 때 가장 안정적이고, 그 다음이 신발을 신었을 때, 그리고 신발과 발 보조기를 신었을 때 가장 불안정한 보행을 보이는 사람도 있다. 당신은 보행을 자세히 관찰해야 한다. 당신은 한 사람의 과학자로서 관찰하는 것이다. 환자의 보행에는 너무 많은 예외들이 있기 때문에 일반적인 룰은 잊어버려라. 보행검사에서 발 보조기의 효과가 만족스럽지 못한 경우, 어떤 발 보조기는 약간의 조정을 통하여 더 좋은 효과를 볼 수 있고, 어떤 발 보조기는 새로 제작해야 하기도 한다. 어떤 환자들은 단지 신발 끈을 단단히 묶는 것(소위 러너용 매듭)만으로도 보행이 좋아지기도 한다. 종종 환자들은 바람직하지 않은 신발을 신고 오는데 이런 경우 발 보조기 기능을 제대로 평가하기 어렵다. 나는 환자에게 신발 2~4켤레를 가지고 오도록 한다. 특히 오래 신어서 많이 닳은 신발도 가지고 오게 한다. 그러면 나는 그 신발이 왜 그런 양상으로 닳게 되었는지 분석할 수 있다.

문제 50 일반적인 보행 평가의 요소가 아닌 것은?

1. 발 보조기를 신은 상태에서의 보행과 발 보조기를 안 신은 상태에서 보행을 비교한다.
2. 환자가 어떤 환경에서 보행이 가장 안정적인지를 관찰한다.
3. 안정성을 관찰하기 위해 발에서부터 평가를 시작한다.
4. 보행검사는 긴 복도를 따라 한 번 걷는 것으로 충분하다.
5. 맨발로 걷는 것은 관찰하지 말라. 왜냐하면 그들이 실제 생활에서 맨발로 걷지 아니하기 때문이다.

정답 | 페이지 하단에

보행 평가를 위한 체크리스트

1. 머리가 어느 쪽으로 기울었는지(오른쪽/왼쪽)

문제 50 4, 5 (긴 복도를 여러 번 왔다갔다 걸어보게 하는 것이 좋다. 신발을 신을 때와 신지 않을 때에 보행에 차이를 보는 경우가 많기 때문에 신발을 신은 상태와 신지 않은 상태 모두 검사해보는 것이 좋다.)

2. 어깨 처짐
3. 비대칭적인 팔 스윙
4. 한 쪽에 의존(dominance to one side)
5. 체간 가동성(trunk mobility) (제한적/과도함)
6. 골반 거상(hip hike) (오른쪽/왼쪽)
7. 벨트 라인이 어느 쪽이 높은지(오른쪽/왼쪽)
8. 고관절 회전(제한적/정상/과도함)
9. 과도한 충격(불충분한 충격 흡수) (오른쪽, 왼쪽, 양쪽 모두)
10. 무릎 회전의 제한(오른쪽: 직선/외측, 왼쪽: 직선/외측)
11. 과도한 무릎 내회전(오른쪽/왼쪽/양쪽 모두)
12. 뒤꿈치 착지 시 거골하관절의 움직임(오른쪽: 외번/없음/내번, 왼쪽: 외번/없음/내번)
13. 아치 붕괴(오른쪽/왼쪽/양쪽 모두)
14. 아치 붕괴의 비대칭성(오른쪽이 더 많이/왼쪽이 더 많이)
15. 갈고리 모양의 발가락(오른쪽/왼쪽/양쪽 모두)
16. 보행 진행 각도(오른쪽: 안짱걸음/일직선/팔자걸음, 왼쪽: 안짱걸음, 일직선, 팔자걸음)
17. 기타 구조적인 문제들(요족/평발/경골내반/외반슬 등)
18. 증상과 다른 소견과의 관계

문제 51 전체적으로 볼 때 보행 평가 시 어떤 문제들을 찾아낼 수 있는가?

1. 단하지증후군
2. 과도한 회내
3. 과도한 회외
4. 불충분한 충격 흡수
5. 약한 근육
6. 타이트한 근육
7. 위의 모든 것

정답 | 페이지 하단에

1 단하지 증후군의 징후들

단하지 증후군에서 흔히 볼 수 있는 징후들

1. 한 쪽 하지가 우세(보행 시 한 쪽 하지의 접촉기가 더 길)
2. 비대칭적인 팔 스윙(다리가 긴 쪽의 팔이 몸에 더 가깝게 스윙)
3. 어깨 처짐(보통 다리가 긴 쪽에서 나타남)
4. 머리 경사(보통 다리가 긴 쪽으로 머리가 기울어짐)
5. 어느 한 쪽에서 더 많은 회내 또는 회외가 일어남
6. 벨트의 한쪽이 올라감

보행을 관찰할 때는 머리에서부터 아래쪽으로 내려가기 때문에 단하지 증후군의 증상이 있는지부터 살펴보는 것이 바람직하다. 단하지 증후군은 실제로 한 쪽 다리가 짧은 구조적인 경우, 뼈가 짧은 것이 아닌 한 쪽 골반이 내려간 기능적인 경우, 그리고 이 두 가지의 복합적인 원인으로 오는 경우로 분류할 수 있다. 뼈 자체의

문제 51 7 (위의 모든 것)

구조적인 경우는 한 쪽의 대퇴골, 경골 또는 둘 다 더 짧다. 이 부분은 자전거를 탈 때 매우 중요하다. 기능적인 경우(예: 수술 후 무릎이 만성적으로 구부러진 경우) 한쪽 고관절이 낮아지고 이에 따라 골반과 요추에도 문제가 생긴다. 나는 족부의사로서 요추에 집중하지만 척추 전체와 어깨가 고관절, 골반, 천골 기저부(sacral base)의 불균형을 보상하기 위해 커브를 형성하면서 영향 받는다는 것을 안다. 일반적으로 유럽의 재활의학과 의사들은 기립 시 골반 전후 엑스레이(standing AP pelvis X-ray)에서의 천골 기저부 불균형(sacral base unevenness)을 가장 중요한 소견으로 간주한다. 이 불균형으로 인해 척추가 틀어지고 이를 보상하기 위해 척추 양쪽에 타이트함과 약함의 불균형이 나타나고, 디스크가 한쪽에서 더 많은 압박을 받고, 여러 부위에서 신경에 긴장(tension)이 걸리는 상황들이 발생할 수 있기 때문이다. 이러한 문제는 한쪽 발이 더 많이 회내되거나 한쪽 발목 염좌 후 한쪽 발이 더 많이 회외하는 것으로부터 시작될 수도 있다. 회내는 아치를 낮추는 반면, 회외는 아치를 올린다. 회내는 고관절 와(hip socket) 높이를 낮추고, 회외는 고관절 와 높이를 올린다. 이러한 발에서의 비대칭은 다리길이 차이와 같은 불균형을 일으키고 문제를 야기한다. 다리 길이 차이라고도 불리는 단하지 증후군의 흔한 징후들은 다음과 같다.

1. 경추의 기울어짐으로 인한 머리 기울어짐
2. 한쪽 어깨가 처지고 같은 쪽 손이 더 아래에 위치함
3. 벨트 라인 한쪽이 내려감
4. 보행 시 한쪽에 기대고 의존함

문제 52 다음 중 일반적인 다리 길이 차이에 대한 내용이 아닌 것은?

1. 대개 다리가 긴 쪽에 하지 우세(의존)가 있다.
2. 한쪽 어깨가 처지고 같은 쪽 손이 더 아래쪽에 위치한다.
3. 회내가 더 많이 일어나는 쪽이 다리 길이가 짧은 쪽이다.
4. 거상(lift)을 하지 않은 상태에서의 기립 시 골반 전후 엑스레이가 진단에 있어 가장 중요한 엑스레이다.

정답 | 페이지 하단에

2 과도한 회내로 인한 징후들

과회내의 흔한 징후들

1. 무릎에서의 과도한 내회전
2. 발목의 내측 돌출
3. 중간 입각기에서 발가락을 움켜쥐는 것(digital clawing)
4. 추진기 시 abductory twist
5. 종종 뒤꿈치 외번이 관찰되는 것
6. 환자가 검사자를 향해 걸어올 때 아치가 무너지는 것이 관찰되는 것

문제 52 3 (일반적으로는 다리가 긴 쪽의 발이 더 회내되어 있다.)

나는 과회내를 교정하는데 내 족부의사로서의 삶을 다 바쳐왔다. 나는 많은 발 보조기 회사에 내번 기법을 전파했고, 이것은 그들이 회내를 치료함에 있어 큰 발전을 거두게 했다. 과회내란 무엇일까? 과회내는 뒤꿈치 착지 시 종골 외번, 발 내측 내전(medial foot adduction toward the other foot), 아치 무너짐이 일어나는 것을 말하고 이 때 제1중족골의 과도한 족배굴곡이 일어난다(서 있을 때 제1중족골이 과도하게 족배굴곡되면 기능적 무지 제한이 관찰됨). 과회내가 아주 심하다는 것은 회내의 양이 커서 발이 훨씬 더 내측으로 움직이거나, 발의 회내가 착지기를 지나 회외가 일어나야 하는 중간 입각기나 추진기까지 너무 오래 지속되거나, 또는 회내가 너무 빠른 속도로 일어나는 것을 의미한다. 혹은 경직성 평발에서처럼 발이 완전히 회내된 위치에서 경직되어 있는 것을 의미할 수도 있다(이러한 과도한 회내는 충격 흡수 문제를 일으킬 뿐 아니라 주변 다른 관절들과 부정렬 상태에 머물게 한다). 우리는 착지기 시 충격 흡수를 위해 정상적으로 회내가 일어나는 것이 필요하지만, 이처럼 회내가 너무 많이 일어나거나 너무 빠른 속도로, 또는 일어나지 말아야 할 시기에 일어나서 우리 몸에 잘못된 자세를 유발하면 안된다. 나는 사람들이 걷거나 뛸 때, 또는 자전거를 타거나 춤출 때 몸의 정렬을 주시한다. 하지의 정렬이 바르지 못할 때, 즉 발이 발목 밑의 중심에서 벗어나 있거나, 무릎이 너무 안쪽으로 들어와서 다른 발 쪽을 향하거나, 발의 아치가 급격하게 무너지면서 몸의 정렬이 틀어지고 충격흡수가 되지 않는 경우들이 있다. 이것은 단순히 보행에서 뿐 아니라 아주 많이 반복되는 스포츠 동작에서도 발생한다. 대부분의 스포츠의 역학은 기본적으로 관상면과 전두면에서의 움직임을 과도하게 가져가지 않으면서 효율적인 시상면 움직임을 필요로 하고, 동작 가운데 몸의 각 부분들을 올바르게 정렬시키는 것이 중요하다. 나는 발레 댄서들에 이러한 Root 생체역학 이론을 적용하여 잘 치료할 수 있었다.

문제 53 비정상적인 회내로 간주되지 않는 것은?

1. 뒤꿈치 착지 후 회내가 너무 빠른 속도로 일어난다
2. 뒤꿈치 착지 후 회내가 너무 오래 지속된다.
3. 뒤꿈치 착지 후 회내로 인해 무릎의 과도한 내회전이 일어난다.
4. 경골내반이 10도인 환자에서 회내가 일어나 뒤꿈치가 수직이 된다.
5. 중간 입각기 전에 뒤꿈치가 2도 외번된 위치로 회내한다.

정답 | 페이지 하단에

3 과도한 회외로 인한 징후들

과회외의 흔한 징후들

1. 발 뒤꿈치 착지 후 체중 부하가 외측으로 이동한다.

문제 53 5 (정상적인 보행에서도 일시적으로 약간의 회내는 일어난다. 그 회내의 양이 과도하거나, 일어나서는 안되는 타이밍에 일어나거나, 속도가 너무 빠를 때가 문제인 것이다.)

2. 종종 발 뒤꿈치 착지 시 종골 내번이 관찰된다.
3. 발 뒤꿈치 착지 시 슬개골의 내회전이 일어나지 않는다.
4. 보행이 종종 아주 경직되어 보인다.

보행검사 시 과도한 회외가 있을 때 나타나는 징후들로는 발 외측으로의 체중 이동, 발 뒤꿈치의 외측 구르기(lateral roll), 접촉기 시 회내, 무릎 내회전 결여, 충격흡수 감소 및 무릎 신전, 뒤꿈치 착지 시 다리가 삐걱거림(jarring) 등을 들 수 있다. 이것을 약간 다르게 표현하면 정상적인 충격 흡수를 위한 발 회내가 일어나지 않고, 발의 회내가 일어나지 않음으로 인해 다리의 내회전과 무릎 굴곡도 일어나지 않는 것이다. 접촉기에서 일어나는 정상적인 회내는 하지의 정상적인 기능에 있어서 절대적으로 중요하다는 것을 기억하라.

몇 가지 이유들로 인해, 외측 불안정이라고 불리는 발이 바깥쪽으로 롤링되는 현상은 아주 심하지 않은 한, 대부분의 환자들에서 스스로 느끼지 못한다. 그리고 이 현상은 족부의대 학생들이 정확히 관찰하기 가장 어려운 움직임이다. 사실 러닝 관련 문헌에서는 이것을 외측 이동, 회외, 내반 포지셔닝이라고 하기보다는 저-회내(underpronation)라고 부른다. 어찌되었든 이 외측 불안정은 우리 몸에 가장 파괴적일 수 있는 움직임이다. 부록 2에서 이미 회외 증후군에서의 동작이나 포지션과 관련된 20가지 손상들과 통증 부위에 대해 언급하였다. 이것은 뒤꿈치 착지 시 정상적으로 일어나야 하는 것과 정반대의 움직임이다. 접촉기 말기까지 충격을 흡수하고 하지가 자연스럽게 내회전하기 위해서는 거골하관절의 회내가 필요하다. 한편 뒤꿈치 착지 시 또는 그 직후에 더 이상의 회내를 저지하기 위해 많은 근육들이 수축을 한다(전경골근, 후경골근, 비복근, 가자미근, 장무지굴곡근, 장지굴근). 반대로 만일 발이 비정상적으로 회외를 일으킬 경우 이들보다 훨씬 더 약한 비골근이 회외를 막기 위해 많은 일을 수행하여야 한다. 따라서 비정상적인 회외가 있을 때 비골근에 문제가 발생하는 것은 어찌보면 당연하다.

문제 54 다음 문제들 중 접촉기의 비정상적인 회외 속도를 줄이기 위해 비골근을 과도하게 사용하는 것과 관계가 없는 것은?

1. 비골근 건염
2. 비골 피로골절
3. 발목 내번 염좌
4. 경골 피로골절

정답 | 페이지 하단에

보행검사 시에는 일반적으로 신발을 여러 켤레 신어보면서 정상 속도로 걷게 한다. 그리고는 한 번에 한 쪽 발만 관찰하고 체중이 중족골과 발가락을 통해 어떻게 분배되는지 느낀다. 이때 이상적인 것은 밀어내기(push off) 시 발이 회

문제 54 4 (경골의 피로골절은 과도한 회내와 관련이 있을 수 있다. 과도한 회외와 관련이 있을 수 있는 것은 비골의 피로골절이다.)

내되어 있지도 않고, 회외되어 있지도 않은 것이다. 또한 체중이 제1중족골과 제2중족골 사이를 통과하거나(절대 제1중족골만 통과해서는 안된다) 모든 중족골을 균일하게 통과하는 것이다. 밀어내기 시 발이 회외된 경우, 당신은 아마도 환자의 보행을 관찰하며 체중이 제1중족골이나 엄지발가락 쪽으로 통과하지 않고 있다는 것을 알 수 있을 것이다. 하지만 환자들은 여러 신발을 신고 걸어보고 비교해 봐야 이런 것들을 느끼고 이해할 수 있다. 나는 이것이 환자로 하여금 추진기 시 발의 움직임에 대해 느끼게 하는 좋은 방법이라는 것을 알았고 이것은 환자들이 좋은 신발을 고르는데 도움을 주었다.

뒤꿈치 착지 시에 회외가 일어나는 것은 우리에게 두 가지 측면에서 해를 끼친다. 첫째, 착지 시 정상적으로는 회내가 일어나야하는데 회외가 일어난다는 점. 둘째, 외측으로 이동한 체중을 다시 내측으로 이동시키기 위해 중간입각기의 말기나 초기 추진기 시에 회내가 일어난다는 점이다. 이러한 경우 발은 전반적으로 회내를 하는 것처럼 보이지만 만약 이 환자에게 발 보조기 처방 시 단지 회내만 고려해서 처방할 경우 뒤꿈치 착지 시에 일어나는 회외를 더 악화시킬 수 있다. 이것은 환자들이 발 보조기의 효과를 제대로 보지 못하는 흔한 경우 중 하나다.

문제 55 밀어내기에서의 이상적인 체중 부하 패턴은 어느 부위를 통과하는 것인가?

1. 제1, 2중족골
2. 제3, 4중족골
3. 제4, 5중족골
4. 제2, 3중족골

정답 | 페이지 하단에

나는 발 뒤꿈치 착지 시 과도한 회내가 일어나는 것보다 약간이라도 회외가 일어나는 것이 더 좋지 않다고 생각한다. 당신이 환자에게 발 보조기를 내놓을 때는 반드시 그들이 그 발 보조기를 신었을 때 회외를 일으키지는 않는지 확인해야한다. 이것은 내번 발 보조기 뿐 아니라 다른 어떤 발 보조기나 신발을 선택할 떠도 중요하다. 불행히도 이러한 현상은 신발을 바꿔 신을 때마다 일어날 수 있기 때문에 환자에게 신발을 바꾸더라도 착지 시 발이 바깥 쪽으르 구르는 느낌은 없어야 하고, 밀어내기 시 제1, 2중족골에 고르게 체중 부하가 지나가도록 해야 한다고 조언한다. 그리고 나는 이런 문제가 없도록 하기 위해 내번 발 보조기 제작 시 힐컵을 21 mm 이상 깊게 하면서 약간 넓게 만든다. 만약 힐컵을 좁게 만든다면 발 뒤꿈치가 힐컵 내에 안착하지 못하는 문제가 발생할 수 있다. 신발을 살 때도 발 보조기가 신발 안에 잘 안착되는지 확인할 필요가 있다. 환자는 항상 여러 신발을 신어보고 그 차이를 느껴보는 것이 바람직하다. 나는 발 보조기의 느낌이 각 신발마다 다르게 느껴질 수 있다고 환자에게 설명한다. 그리고 항상 안정됨을 느끼고 보행이 부드러워야 한다고 말한다. 발 보조기를 사용하고 적응해 가는 과정에서 통증이

문제 55 1 (보행 추진기 시 발에서의 체중 이동은 제˙,2중족골을 지나는 것이 이상적이다.)

있어서는 안된다. 만약 환자가 발 보조기 착용 후 내측 무릎 통증을 호소할 경우, 회외 움직임으로 인한 것일 수 있기 때문에 발 보조기에서 회내 움직임이 더 일어나도록 조절해보는 것이 좋다.

문제 56 뒤꿈치 착지 시 회외가 일어날 때의 증상과 관계가 없는 것은 ?

1. 내측 무릎 통증
2. 족근동(Sinus tarsi) 통증
3. 비골근건 통증
4. 천장관절 통증

정답 | 페이지 하단에

러닝화 신발가게에서 잘못 알고 있는 상식은 평발은 안정성 신발, 동작 제어 기능이 있는 신발을 신어야 하고, 요족은 경직되어 있어서 쿠션이 있는 신발을 신는 것이 좋다는 것이다. 이러한 일반적인 규칙을 모든 형태의 발에 적용하면 많은 문제들이 발생할 수 있고 특히, 요족에서 더 큰 문제가 발생할 수 있다. 요족(아치가 높은 발)은 경직되어 있을 수도 있고(이런 경우 쿠션이 있는 신발이 필요함), 외측 불안정성이 있을 수 있다(이런 경우 Saucony Triumph, Brooks Ghost 또는 Glycerin, Adidas NMD, New Balance 1540과 같은 외측 안정성이 있는 신발이 필요함). 또한 요족이면서 과회내가 일어날 수도 있다(이런 경우 안정성 신발, 동작 제어 기능이 있는 신발이 필요함). 이렇듯 일반적인 규칙은 고객들 중 일부에만 해당되기 때문에 정확한 보행검사를 통해 신발에 대한 추천을 해야한다. 요족은 전체 인구의 10−15%를 차지하고, 5%는 회외되는 발을 가지고 있다. 발 보조기를 신는 모든 고객들 중 30%는 잘못된 신발을 신음으로써 회외되는 발을 가지게 될 위험이 있다. 또한 운동화를 신는 사람들 중 35%는 잘못된 신발을 신음으로써 과회외를 일으킬 수 있다. 신발가게 직원에게 회외 문제에 대한 교육을 하는 것은 우리 족부의사들이 해야 할 일이다(부록 2).

문제 57 요족이 있는 경우 뒤꿈치 착지 시 관찰되는 발 뒤꿈치의 움직임은?

1. 거골하관절 회내
2. 거골하관절 회외
3. 거골하관절에 움직임이 없음
4. 위의 모든 것

정답 | 페이지 하단에

4 충격 흡수가 불충분할 때 나타나는 징후들

충격 흡수가 불충분할 때 흔히 나타나는 징후들

1. 발 뒤꿈치 착지 시 큰 소리가 남
2. 발 뒤꿈치 착지 직후 근육의 빠르고 가벼운 떨림
3. 하지가 경직되어 보임

문제 56 2 (족근동의 통증은 일반적으로 회내에 의한 것이다.)

문제 57 4 (요족인 경우 발 뒤꿈치의 움직임을 예측하기 어렵다. 착지 후 회내가 일어날 수도 있고, 회외가 일어날 수도 있고, 움직임이 거의 없을 수도 있다.)

4. 발 뒤꿈치 착지 시 과도한 거골하관절 회외를 보임

충격 흡수가 잘 안되는 경우, 보행 시 지면 반발력이 위쪽으로 올라가면서 다리가 가볍게 떨리는 것이 관찰될 수 있다. 보행 시 충격 흡수가 안 되는 기전은 크게 두 가지인데, 이미 최대로 회내된 상태로 보행을 해서(fully pronated gait) 뒤꿈치 착지 시 더 이상의 회내가 일어나지 않거나(no further pronated at heel contact) 또는 외측으로 불안정한 보행을 하여 충격 흡수를 위해 필요한 회내가 일어나지 않는 것이다. 어찌되었든 분명한 것은 두 경우 모두 부드럽고 편안하게 일어나야 하는 정상적인 회내는 아니다. 뒤꿈치 착지 시의 충격 흡수를 가능하게 하는 것은 발의 회내, 다리의 내회전, 무릎과 고관절의 굴곡이다(걸을 때보다는 뛸 때 더 다양한 충격이 가해질 수 있다). 하지만 충격 흡수가 제대로 이뤄지지 않는 경우 발 뒤꿈치나 무릎에서 이러한 움직임들이 나타나지 않을 수 있다. 뿐만 아니라 몸통과 상지 역시 경직되어 있는 것을 볼 수 있을 것이다. 접촉기의 회외로 인해 보행 시 체중이 외측으로 이동하고 이것으로 인해 발생하는 착지 시의 외측 불안정성은 정상적인 회내 시의 충격 흡수 기전을 막아버린다. 발 뒤꿈치의 외측 움직임(lateral motion of the heel)은 경골 내반, 종골 내반, 족저굴곡된 제 1열 같은 전족 외번 변형과 같은 구조적인 문제 뿐 아니라 약한 비골근건, 발목 염좌 과거력, 새 신발 또는 외측이 닳은 헌 신발과 같은 기능적인 문제들로 인해서 발생할 수도 있다. 여기서 심하게 회내된 평발인 경우 이미 최대한 회내된 상태로 기능을 하고 있어서 착지할 때 엄청난 충격 흡수 문제가 따를 수 있다. 최대로 회내된 발은 충격을 흡수하기 위해 필요한 여분의 회내 움직임이 더 이상 남아있지 않다. 이런 발은 과도한 충격으로 인한 문제를 나타낼 수도 있고, 과도한 회내로 인해 발 뒤꿈치가 과도하게 외번되어 있거나 발목과 다리에 비해 전족부가 과도하게 외전되어 있는 비정상적인 포지션 문제들을 나타낼 수 있다.

문제 58 허리 통증이 있는 환자가 보행 검사에서 하지 우세(limb dominance)를 보이는 경우 이 하지 우세는 어떤 문제로 인해 발생할 수 있는가?

1. 다리 길이 차이
2. 과도한 편측 회내
3. 과도한 편측 회외
4. 불충분한 충격흡수
5. 한 가지 이상의 원인

정답 | 페이지 하단에

문제 59 다음 변형 중 과도한 회외를 일으키는 원인이 아닌 것은?

1. 전족 외반
2. 전족 내반
3. 경골 내반
4. 외반슬

문제 58 5 (보행 시 한쪽 다리에 의존하는 현상(절뚝거리는 것처럼 보이기도 함)은 다양한 원인으로부터 올 수 있다.)

5. 심한 발목 염좌 과거력 정답 | 페이지 하단에

5 첨족(equinus)이 있을 때의 징후들

첨족의 흔한 징후들

1. 조기 뒤꿈치 떼기(early heel off)
2. 뒤꿈치가 거의 지면에 닿지 않고 흔들흔들 튀듯이 걸음(bouncy gait)
3. 무릎의 과신전이 있는 전반슬(genu recurvatum)
4. 일반적으로 팔자걸음을 동반한 과도한 회내
5. 뒤꿈치 떼기(heel off)후 중족 무너짐(collapse of the midfoot)

우리가 보행을 관찰할 때, 아킬레스건이 타이트한 경우 일반적으로 보이는 몇 가지 특징들이 있다. 그 중 일부는 발목관절에서 족배굴곡이 일어나지않아 중족에 주로 시상면에서 비정상적이고 매우 강력한 힘이 가해짐으로 인해 만성적으로 중족이 내려 앉는 것에서부터 기인한다. 역학적인 법칙에 따르면, 한 관절의 움직임이 제한되는 경우 그 위쪽이나 아래쪽 관절들에서 스트레스를 받게 된다. 발목 첨족으로 인해 시상면에서의 족배굴곡에 제한이 있을 때 이를 보상하려는 힘은 매우 파괴적이다. 첨족 힘에 의해 발생되는 두 가지의 흔한 시상면 문제는 무릎의 정렬을 무너뜨리는 전반슬 힘, 그리고 거골하관절과 중족 관절이 시상면에서 발바닥 쪽으로 붕괴되는 힘(plantaigrade collapse)을 받아 중족이 내려 앉고 흔들의자형 평발(rocker bottom flat foot)이 나타나는 것이다. 따라서 성장 중인 아이들에서 첨족의 징후가 있는지 평가하고 이 첨족 힘을 되돌리는 것은 족부의사의 가장 중요한 일 중 하나이다. 비복근, 가자미근, 족저근막을 아우르는 일반적인 아킬레스 스트레칭은 종아리 근육과 아킬레스 건의 길이를 위아래로 늘린다. 이 스트레칭은 30초 동안 지속하거나 다섯 번 심호흡하는 동안 지속한다.

때때로 물리치료사나 마사지 치료사가 4-8회정도 심부 종아리 근육을 풀어주는 것이 필요할 수도 있다. 일반적인 스트레칭으로 종아리 근육의 경직이 잘 안 풀릴 때는 스트레칭 시 냉찜질과 온찜질을 번갈아가며 하는 기법이 필요할 수 있는데 이는 부록 7에서 다루어질 것이다.

❶ 조기 뒤꿈치 떼기(Early Heel Off)

앞에서 언급한 것처럼 아킬레스건 경직 같은 시상면 변형은 주로 시상면에서 보상을 한다. Root, Weed 박사는 이러한 일반적인 원칙은 학생들, 족부 정형외과 의사들에게 어떤 힘은 발 보조기로 컨트롤이 되고 어떤 힘은 발 보조기로 조절이 안돼서 다른 형태의 치료가 필요한지 이해하는데 도움을 준다고 말했다.

조기 뒤꿈치 떼기는 중간 입각기의 중간 시점 이전(우리 몸이 아직 발목의 위쪽에 위치하거나 발목보다 뒤쪽에 위치해 있는 때)에 발 뒤꿈치가 들리는 것을 말한다. 이는 중간 입각기에 발목에

문제 59 2 (일반적으로 전족 내반은 회내를 일으킨다. 나머지 보기들은 모두 뒤꿈치 착지 시 과도한 회외를 일으킬수 있다.)

서 정상적으로 일어나야 할 10도의 족배굴곡이 일어나지 않게 되는 것인데, 아이들의 경우 일시적으로 뼈가 건보다 더 빨리 자라는 급성장과 관련이 있을 수 있다. 물론 이런 징후는 아킬레스가 너무 경직되어 있을 때면 언제든 보일 수 있다. 아킬레스 유연성 검사에서 중요한 것은 거골하관절을 중립으로 유지한 상태에서 발목 관절을 족배굴곡시키는 것이다(부록 5에 기술). 이 검사는 검사자의 신뢰도가 중요하다. 만일 당신이 첨족 증상이 있는 환자가 있을 때 당신의 검사에 실수가 없는지 알아보기 원한다면 다른 동료들과 같이 검사하는 것이 바람직하다. 이 검사에서 가장 흔한 실수는 발목을 족배굴곡할 때 거골하관절을 회내시키는 것이다(거골하관절이 회내되면 발목 족배굴곡 각도가 더 크게 나올 수 있음). 물론 조기 뒤꿈치 떼기는 아킬레스건 경직 외에도 신경학적으로 올 수도 있다(종아리 근육에 너무 많은 신경분포가 되어 있어서(hyperinnervation of the calf muscles)). 정상적으로 뒤꿈치 떼기는 거골하관절이 중립에 가까운 상태(중립에서 불과 몇 도 이내로 벗어난 상태)에서 발목에서 10도의 족배굴곡이 있을 때 일어나야 한다.

❷ 튀어오르는 듯한 걸음(bouncy gait)

이 보행은 조기 뒤꿈치 떼기의 연장선이다. 모든 첨족 질환에서처럼 이것은 급성장기에서도 볼 수 있다. 위아래로 움직임이 큰 걸음은 또한 지나치게 활성화된 신경계에서도 볼 수 있다. 검사해보면 첨족이 전혀 없는 경우도 많다. 따라서 우리는 우선 아킬레스건 유연성을 검사해 보고 첨족이 있는 경우 이에 대한 적절한 치료가 이루어지고 있는지 알아봐야 한다. 조기 뒤꿈치 떼기와 튀어오르는 듯한 걸음은 첨족과 관련되어 있지 않다면 그리 심각한 것이 아니다. 다만 둘 다 중족골에 과부하를 주어서 통증을 유발할 수 있고, 발가락으로 뛰는 러너(toe runners)들은 첨족의 여부와 관계없이 튀어오르는 듯한 걸음을 보일 수 있다.

❸ 전반슬

첨족이 있는 것을 발견하고 적절하게 재활하면 무릎 관절 정렬이 무너지는 것을 막을 수 있다. 전반슬 힘은 대퇴골 후방에서 기시하여 무릎 관절 축을 가로지르는 비복근의 타이트함으로 인해 발생된다. 타이트한 비복근은 대퇴골을 경골에 대해 후하방으로 잡아당긴다. 전반슬이 있는 경우 접촉기와 초기 입각기에서 무릎이 굴곡되어져야 하는데 이 시기에 무릎이 약간 후방으로 빠지거나 과신전되어 있는 것처럼 보일 수 있다. 어떤 경우는 무릎이 너무 일직선으로 곧은 것으로 보이는데 이것은 착지 후 정상적으로 일어나야 하는 무릎 굴곡이 일어나지 않는 것을 의미하고 이는 무릎 관절이 뻣뻣하다는 것을 의미한다. 이 힘은 너무 강력하여 치료에 어려움이 따른다. 이러한 환자들에게 무릎을 편 상태로 비복근을 스트레칭 시키면 무릎이 과신전되어 상태를 더 악화시킬 수 있다. 이런 환자는 무릎을 약간 굴곡시킨 상태에서 스트레칭을 서서히 진행시키는 것이 좋다. 전반슬이 의심되는 경우에는 검사 시 타이트한 바지나 반바지를 입도록 하는 것이 바람직하다. 당신이 환자의 발목을 족배굴곡시킬 때 무릎 관절을 주의깊게 보고 만약 전반슬 힘이 가해지는 징후가 보이면 검사를 중지해야 한다. 환자는 실제로 발목의 더 많은 족배굴곡을 얻기 위해 검사 과정에서 무릎이 과신전된다.

❹ 팔자걸음

팔자걸음은 시상면에서의 힘을 수평면에서 보상하는 한 예다. 일반적으로 어떤 문제에 대한 보상이 일어날 때는 가장 발생하기 쉬운 방식으로 일어난다. 강하고 경직된 아킬레스 건을 가진 환자들은 약간 위아래로 튀어오르는 듯한 걸음걸이(bouncy gait)로 보상을 한다. 또 약간의 팔자걸음 보이는 환자의 경우는 단순히 더 발을 바깥쪽으로 향하게 함으로써 첨족 힘에 대한 보상을 할 수도 있다. 이러한 팔자걸음은 실제로 어떤 역할을 할까? 만일 정상적인 발목관절의 족배굴곡이 가능하지 않은 경우, 발을 바깥쪽으로 향하게 함으로써 거골하관절을 회내시키고 이로 인해 앞으로 나아갈 수 있게 할 수 있다. Root 박사는 전두면 힘이 다루기 가장 쉽고, 두 번째로는 시상면 힘이 다루기 용이하며, 수평면에서의 힘이 가장 다루기 어렵다고 강조하였다. 팔자걸음이 수평면에서의 보상이라는 것을 인식할 때, 당신은 첨족과 다른 모든 생체역학적인 문제를 성공적으로 치료하는 것이 쉬워질 것이다.

❺ 중간 입각기 말기에서 추진기까지의 아치 무너짐(Late Midstance to Propulsive Arch Collapse)

보행은 뒤꿈치 착지, 중간 입각기, 추진기 순서로 진행된다. 첨족이 있는 경우, 환자가 중간 입각기로 들어갈 때 발목의 경직으로 인해 경골이 앞으로 굴곡이 일어나지 못하고, 따라서 거골하관절은 여전히 회내된 상태로, 중족골 관절은 느슨한 상태로 머물게 된다. 이러한 중족골 관절의 이완(laxity)으로 인해 아치가 무너지면서 제 1열의 족배굴곡이 쉽게 발생하고 발이 회내된 채로 중간 입각기를 보내게 된다. 거골하관절 회내가 길어지고(subtalar joint prolonged pronation), 중족골 관절 경사축 회내, 제 1열의 족배굴곡, 중족골 관절 종축 회외가 일어나면서 이러한 현상이 발생하는 것이다. 이러한 모든 비정상적인 움직임이나 자세들은 발에 안 좋은 영향을 미쳐 건막류, 무지 제한증, 추상족지증, 신경종, 족저근막염 등을 일으키게 된다(부록 1과 회내로 인한 증상들을 참고).

문제 60 첨족은 우리 몸과 하지에 작용하는 강력한 힘으로, 많은 보행문제와 손상을 초래한다. 다음 중 흔한 첨족 징후가 아닌 것은?

1. 팔자걸음
2. 조기 뒤꿈치 떼기
3. 과도한 회내
4. 중족 아치 붕괴
5. 튀어오르는 듯한 걸음(bouncy gait)
6. 추진력이 결여된 보행(apropulsive gait)
7. 전반슬
8. 위의 모든 것

정답 | 페이지 하단에

문제 60 8 (위의 모든 것)

6 약한 근육들로 인한 징후들

근육 쇠약이 심한 경우에 나타나는 징후들

1. 후경골근건 쇠약으로 인한 내측 아치 붕괴
2. 아킬레스 복합체 쇠약으로 인한 보행 시 뒤꿈치 떼기 결여(lack of heel lift)
3. 고관절 외회전근 쇠약으로 인한 과도한 슬개골 내회전
4. 고관절 외전근 쇠약으로 인한 한쪽으로 몸이 기울어짐(lean to one side)
5. 비골근건의 쇠약으로 인한 접촉기 시의 외측 불안정성(contact phase lateral instability)

사람이 활동을 하기 위해서는 그에 필요한 적절한 기술과 동작들이 있어야 한다. 이것은 걷기, 뛰기와 같은 기본적인 활동 뿐 아니라 발레, 사이클링, 노 젓기, 벤치 프레스 등에서도 마찬가지다. 이런 활동하는 모습을 관찰할 때, 근육이 쇠약할 경우 드러나는 문제들은 포착하기 어려울 정도로 미미할 수도 있고, 아주 큰 문제로 나타날 수 있다. 활동 모습에서 감지하기 힘든 경우는 대부분 근력 검사에서 찾아낼 수 있다. 무릎 통증이 있는 경우 대퇴사두근, 햄스트링 근력을 테스트해봐야 한다는 것은 누구나 아는 사실이지만, 실제로는 중둔근, 후경골근, 가자미근 쇠약 같이 발견하기 어려운 부분이 문제가 원인일 수도 있다. 보행검사를 통해 알 수 있는 것은 오직 움직임 패턴에 의한 근육 쇠약의 한 가지다. 다양한 움직임 패턴을 관찰한 후에, 이 움직임 패턴에 근육의 쇠약이 관여하는지 찾는 것은 흥미롭다. 그래서 종종 운동 선수들의 경우, 실제로 운동한 이후 근육이 피로한 상태에서도 검사를 시행해보는 것이 좋다. 일반적으로 외래에서 검사를 할 때는 운동선수의 실제적인 스포츠 상황과 다를 수 있기 때문이다. 나는 검사 시 내가 의심하고 있는 신체진찰 소견과 맞지 않을 경우, 종종 운동 선수 환자들에게 다음 내원 직전에 적어도 한 시간 이상 운동을 하고 오라고 한다. 그럼 지금부터 쇠약한 근육으로 인한 증상들을 하나씩 차례대로 다루도록 하겠다.

1 아치 붕괴

우리는 보행검사를 할 때, 환자의 내측 아치 붕괴가 한쪽에서만 보이는지, 양쪽에서 모두 보이는지 관찰할 수 있다. 물론 모든 움직임과 마찬가지로, 이것은 하나의 근육 쇠약에 의한 것일 수도 있고, 하나의 근육군 전체의 쇠약에 의한 것일 수도 있고, 근육 쇠약과는 관계가 없을 수도 있다(예를 들어 내측 아치는 스프링 인대가 파열되거나 전족 내반을 보상하기 위해서도 무너질 수 있다). 과도하게 아치가 무너지는 것은 우리의 정상 보행 역학을 방해하기 때문에 우리는 이 문제에 대해 더 연구할 필요가 있다. 부록 1에서 나는 과회내로 통증이 발생할 수 있는 모든 문제점들을 설명하였고 과회내가 있는 환자들은 그 문제들 중 두세 가지 이상의 문제들을 가지고 있을 수 있는데, 환자들은 본인의 그런 문제들이 아치 무너짐과 관련이 있다고 생각하지 못한다. 앞서 언급했던 것처럼 과회내, 아치 무너짐으로 인한 문제들은 그들의 발 뿐 아니라 발목, 정강

이, 무릎, 고관절, 허리에도 나타날 수 있다는 것을 기억해야 한다. 따라서 이런 경우 과회내를 치료함으로써 이런 문제들을 개선시킬 수 있다. 나는 최근에 적절한 발 보조기 처방을 통해 하지 증상 17개 중 15개의 증상이 호전되는 환자를 경험하였다. 그녀는 자신의 발에 과회내가 일어난다는 것과 이것으로 인해 아치 통증, 몇몇 발목 증상들이 발생했다는 것은 알고 있었지만, 나머지 증상들(무릎, 고관절, 허리, 목)과 이것이 관련이 있다는 것은 알지 못했다. 그녀는 교정 효과가 뛰어난 발 보조기를 착용하고 그녀의 많은 증상들이 사라지는 것을 경험하고 나서야 이런 것들을 깨달았다.

앞서 언급한 환자는 매우 약한 후경골근건으로 인해 아치 무너짐이 심했다(후경골근건 기능부전 2기). 물론 종종 전경골근건이 문제가 될 수도 있고, 또는 뒤꿈치 내측에 강력하게 부착하여 접촉기 회내(contact phase pronation) 속도를 감소시키고 뒤꿈치 떼기 시 뒤꿈치 회외를 일으키는데 도움을 주는 아킬레스 복합체의 쇠약도 과회내, 내측 구획 불안정을 유발할 수 있다. 치료는 단순히 아치 무너짐으로 인해 스트레스를 받고 있는 조직을 지지해주는 것뿐 아니라, 아주 철저하고 체계적인 근육강화 프로그램이 필요하다. 테이핑과 발 보조기는 치료에 있어서 일시적 또는 영구적으로 필요할 수 있는데, 확실한 것은 최소한 그 조직이 강해질 때까지는 반드시 필요하다는 것이다. 맨발로 재활하는 것에 대한 논란이 있지만, 분명한 것은 손상이 있는 경우 발 보조기가 어떤 경우는 부동 단계(immobilization phase)에서만 필요할 수 있고, 또 어떤 경우는 재활 단계 중 3단계까지만 필요할 수 있고, 그리고 또 어떤 경우에서는 고강도 스트레스가 걸리는 활동을 하는 단계까지 조금 더 영구적으로 필요할 수 있다는 것이다. 만일 환자의 장애가 제한적이거나 없을 경우, 나는 아치 무너짐을 재건하기 위한 수술을 권하지 않는다. 수술이 필요할 수도 있는 경우는 성인의 후천적 평발일 경우고, 이 때는 내가 그 수술을 잘해낼 수 있다고 신뢰하는 의사와 함께 협진한다.

❷ 보행 시 발 뒤꿈치 떼기가 잘 안되는 경우

보행 시 중간 입각기 말기에 체중이 전방으로 이동하면서 당신의 발 뒤꿈치는 지면에서 들려야 한다. 발 뒤꿈치 떼기 후 추진기 시, 체중은 이제 막 착지기로 들어가는 다른 쪽 발로 부드럽게 옮겨지게 된다. 이러한 발 뒤꿈치 떼기가 일어나지 않으면 발을 질질 끌며 걷게 되고 이러한 보행을 추진력이 결여되었다고 말한다(apropulsive). 이는 우리 몸에 매우 해로운 보행이다. 이런 경우 발 뒤꿈치와 전족에 하중이 많이 걸리게 되고, 발을 지면에서 들어올리기 위해 고관절에서 과도한 굴곡이 일어나게 된다. 이를 계상 보행, 계단을 오르는 듯한 보행(steppage gait)이라고 부른다. 체중이 뒤쪽에 머물러 있기 때문에 중간 입각기 시 무릎은 경직되어 있다. 대개 이런 환자의 과거력을 보면 요추 손상으로 인한 신경학적 결함이 있거나, 경우에 따라서는 아킬레스건이 너무 쇠약하거나 아킬레스건 수술 여부와 관계없이 과거에 아킬레스건 부상을 당한 적이 있는 경우가 많다. 한쪽 발로 서서 뒤꿈치 들기(single heel raise)를 할 수 있는 능력은 정상 보행에 있어 중요할 뿐 아니라 모든 체중 부하가 필요한 활동에 중요하며, 보행 시 발 뒤꿈치 떼기가 잘 안되는 경우에는 반드시 이 검사가 필요하다.

❸ 과도한 슬개골 내회전

보행 시 슬개골이 서로 마주보는 "사시 슬개골(squinting patella)"은 접촉기 시 대퇴골의 과도한 내회전에 의해 초래된다. 이것은 한쪽에 나타날 수 있고 양쪽 모두에서 나타날 수 있다. 이는 걷거나 뛸 때 관찰될 수도 있고, 아주 힘차게 뛸 때만 관찰될 수도 있다. 일반적으로 발이 지면에 착지할 때 하지는 내회전한다. 이 내회전은 너무 과도하게 많이 일어날 수도 있고, 너무 빠르게 일어날 수도 있고, 너무 오래 일어날 수도 있다. 물론, 과도하게 내회전 된 슬개골의 경우 순수하게 대퇴골 내염전에 의한 구조적인 문제일 수도 있다. 일반적으로는 생체역학적 검사 시 고관절의 내회전과 외회전 관절가동범위를 측정한다. 이 때 내회전과 외회전의 정도는 서로 아주 비슷해야 한다. 만일 이러한 수동적인 검사에서 내회전과 외회전 관절가동범위의 차이가 클 경우, 구조적인 문제가 있음을 암시한다. 이런 경우 고관절 내회전근과 외회전근의 근력과 유연성을 평가해야한다. 이 때 두 가지 흔한 소견이 관찰될 수 있다. 외회전근만 약하거나, 내회전과 외회전근 모두 약한 경우이다. 어느 쪽이든 보행 시 발 뒤꿈치 착지 후 대퇴골의 정상적인 내회전은 고관절 외회전근들에 의해 감속되어져야만 한다. 만일 외회전근들이 약할 경우 내회전이 너무 과도하게 일어나거나, 너무 늦은 시기까지 일어나거나, 너무 빠른 속도로 나타나거나, 무릎이 정상적인 정렬에서 너무 벗어나 슬개골이 곁눈질하는 것처럼 보이거나 사시처럼 보일 수 있다.

❹ 몸이 한쪽으로 기울어짐

나는 보행검사 시 보행 패턴을 관찰하기 위해 환자를 여러 번 왕복하며 걷게 한다. 만약 보행 시 몸이 약간 한쪽으로 기울어지는 경우에는 환자가 단하지 증후군을 가지고 있음을 의미할 수 있다. 많은 예외가 있지만 일반적인 규칙은 몸이 다리가 긴 쪽으로 기울어진다는 것이다. 다리 길이 차이는 하지 우세(한쪽 다리에 기대는)의 가장 흔한 원인이다. 보행 시 몸이 한쪽으로 기울어지는 두 번째 흔한 원인은 고관절 외전근 쇠약이다. 환자가 발에 체중을 실을 때 고관절 외전근이 약하면 체중을 싣지 않은 쪽으로 몸이 기울어지는 "트렌델렌버그 보행(trendenlenburg gait)"을 보일 수 있다. 이는 체간 불안정이 있어 안정성을 얻기 위해 체중을 지지하는 고관절쪽으로 몸이 기울어지는 경우와 정반대의 경우다. 물론 이러한 보행은 단순히 통증을 피하기 위해(고관절염이 있을 때와 같이) 다리를 절뚝이며 몸은 통증이 있는 쪽의 반대쪽으로 기울어지는 양상으로 나타날 수도 있다. 따라서 환자가 몸의 정렬이 중심에서 벗어나서 한쪽으로 기울며 걸을 경우 고관절 외전근 쇠약, 단하지 증후군, 고관절 가동범위 제한, 그리고 고관절, 골반, 요추의 통증 등이 있는지 점검해봐야 한다.

당신은 환자가 고관절 치환술, 허리에 대한 정밀 검사, 물리치료적 평가, 그리고 의사(MD)와의 상담이 필요한지 결정하는데 도움을 줄 수 있는 사람일지도 모른다. 나는 최근에 몸이 기울어진 쪽의 고관절 통증이 있는 환자를 치료한 적이 있었다. 고관절 활액낭염 치료에서 많이 사용하는 코티손(cortisone) 주사는 도움이 되지 않았다. 이런 경우 세 가지의 다른 경우의 수를 생각해 볼 수 있다. 허리에서의 문제, 고관절 자체의 문제, 그리고 무릎에서부터의 연관통(referred pain)일 가능성. 그러던 중 검사에서 3/4인치의 다리길이 차이가 발견되어 이를 치료하자 환자의 모든 증상이 사라졌다. 그래서 예정되어 있던 고관절 치환술을 무기한 연기했다.

❺ 접촉기(contact phase)에서의 외측 불안정성(lateral instability)

저회내(under pronation) 또는 외측 불안정성이라고도 불리는 과도한 회외는 정상적으로는 뒤꿈치 착지 후에 발생해서는 안된다. 접촉기에서는 발이 회내되면서 하지는 내회전되어야 한다. 이러한 발의 회내는 발을 느슨하게(looser) 하여 발 착지 시 불규칙한 지면에도 더 잘 적응할 수 있게 한다. 또한 이 회내는 무릎과 고관절의 굴곡과 함께 보행 시 지면으로부터의 충격이 흡수되도록 해준다. 나는 회외가 있어서 안되는 시기에 약간이라도 회외가 일어나는 것보다 차라리 과도하게 회내가 일어나는 것이 낫다고 항상 얘기한다. 당신의 발이 회외를 일으키면서 체중이 외측으로 이동하면 비골근건(longus, brevis, tertius)들은 발과 발목의 외측을 안정시키려는 노력을 하게 된다. 만일 이 건들이 약하거나 발목 염좌 후 재강화가 되지 않은 경우, 발목 외측을 보호할 수 없고 내번은 더 자주 일어날 수 있다. 만약 한 젊은 여성이 역학적으로 정상인데 비골근건이 약해서 하이힐이나 스케이트화를 신을 수 없는 경우, 좋은 비골근건 강화훈련을 통해 80%의 사람들에게서 발목을 완전히 안정시킬 수 있다. 나머지 20%에서는 발 보조기, 하이탑 신발, 보조기, 테이핑, 외과적 수술등이 필요할 수 있다.

문제 61 보행 검사 시 근육이 제대로 기능을 하지 못해서 나타나는 많은 징후들이 있다. 다음 보행 소견들과 해당하는 약한 근육들을 연결하라.

1. 후경골근 쇠약
2. 고관절 외회전근 쇠약
3. 아킬레스/종아리 근육 쇠약
4. 고관절 외전근 쇠약
5. 비골근 쇠약

정답 | 페이지 하단에

보행 소견

1. 외측 발목 불안정성
2. 과도하게 다리 한쪽으로 기대어 섬(side

문제 61 • 비골근 약화 – 외측 발목 불안정성
• 고관절 외전근 약화 – 과도하게 한쪽 고관절에 기대는 의존 증상
• 후경골근 약화 – 과도한 회내
• 고관절 외회전근 약화 – 과도한 대퇴골 내회전
• 아킬레스건 약화 – 보행 시 뒤꿈치 들기(heel lift)가 잘 일어나지 않음

dominance)
3. 과도한 회내
4. 과도한 대퇴골 내회전
5. 뒤꿈치 떼기 결여(absence of heel lift)

정답 | 페이지 하단에

7 보행 소견에 따른 치료 옵션들의 예시

사례 1

한 러너가 2개월 후에 열리는 샌프란시스코 마라톤 시합을 위한 긴 달리기 훈련 도중 왼쪽 무릎통증을 느껴 내원했다. 보행검사 시 몸이 왼쪽으로 기울어지는 소견을 보였고, 이는 최소한 손상 받은 왼쪽에 체중을 더 많이 싣고 있다는 것을 암시하고, 단하지 증후군을 의심해볼 수 있는 상황이었다. 일반적으로는 손상 받은 쪽으로는 체중 부하를 하지 않으려고 하는데 이 환자는 반대로 손상 받은 쪽으로 체중 부하를 더 많이 하고 있었고 이는 중요한 포인트였다. 그리고 뒤꿈치 착지 시 환자가 통증을 호소하는 쪽인 왼쪽 무릎의 내회전이 더 많이 일어났다. 반면에 왼쪽 발 뒤꿈치는 착지 시 내번 움직임이 일어나고 있었다(이는 무릎 내회전과 반대되는 힘이다). 그리고는 환자에게 러닝화를 신고 긴 복도를 뛰어보라고 했다. 그 러닝화는 완전 새 신발이었고 그 환자는 무릎 통증에 도움이 될 것이라는 바람을 갖고 구입했던 것이었다. 나는 환자에게 다음 방문 시 무릎 통증을 일으켰을 때 신었던 신발을 가지고 오라고 하였다.

과사용으로 인한 손상을 평가할 때 3의 법칙(rule of 3)을 기억하라. 조직의 과도한 스트레스로 인해 문제가 발생하는 어떠한 손상이든 적어도 세 가지 원인을 가지고 있다. 이것이 환자가 과사용이든, 과회내이든, 부적절한 신발로 인한 것이든 무릎 통증 외에도 정강이 통증이나 발 통증 등을 호소하는 이유이다. 물론 이러한 병력 청취 및 검사는 첫 내원 시 이루어져야 한다. 이 환자의 경우 왼쪽 무릎이 스트레스를 받은 이유는 다음과 같다.

1. 부적절한 훈련프로그램(러닝을 시작하고 두 달만에 15마일까지 훈련량을 올렸다.)
2. 왼쪽 하지에 오른쪽 하지보다 20% 이상의 체중을 더 싣는 것으로 보임(나중에 왼쪽 다리가 1/4인치 길다는 것이 발견되었다.)
3. 고관절 외회전근이 지나치게 약해서 슬개골이 과도하게 내회전 됨(적절한 강화 운동 프로그램으로 빠른 향상을 보였다.)
4. 지지력이 불충분해서 접촉기 시 과도한 회외를 유발하는 불안정한 운동화(두 번째 내원 시 발견하였다.)
5. 첫 내원 이후의 내원에서 다른 요인들이 발견되었는데(쇠약한 대퇴사두근, 타이트한 햄스트링, 비타민 D 결핍) 왼쪽 무릎 통증과 연관이 있는지 여부는 확실하지 않다.

보행검사는 장거리 러닝 측면에서 교정하기 쉬운 핵심요소들을 찾는데 중점을 두었다. 이 환자는 고관절 외회전근들과 대퇴사두근을 강화하고, 더 안전한 방법으로 훈련하고, 회외가 일어나는 것을 막기 위해 Brooks Glycerin Shoes을 신고, 외반 웨지(valgus wedge)를 추가한 Sole OTC 깔창을 깔고 난 이후 수 년간 여러 마라톤 대회에 참가했다. 이 환자는 자신이 한쪽 다리가 더 길다는 것을 알고 있고 언젠가 해결해야 한다는 것을 알고 있다. 그녀는 비타민 D결핍으로부터 회복했고, 언제 시간이 날 때 골밀도 검사도 할 예정이다. 그녀의 1차 진료 주치의는 환자가 32세이고, 골절 과거력이 없어서 골밀도 스캔은 필요하지 않다고 생각했다고 한다. 환자는 고관절 외회전근을 강화하는데 6개월이 걸렸는데 처음에는 치료사가 고관절 외회전근을 따로 강화시키지 않고 타이트한 내측 햄스트링 상부도 스트레칭시키지 않았다고 한다. 일반적인 초보 러너들이 러닝 시작 1년 이내에 러닝을 중단한다는 통계적 사실을 생각해 보면, 러너들은 건강을 위한, 장기간의 부상 예방을 위한 이러한 접근 방법에 감사할 것이다. 이 예시를 통해 한 가지 또 알 수 있는 것은, 당신은 환자의 모든 문제를 한 번에 다 교정할 필요가 없다는 것이다.

사례 2

한 76세 여성 환자는 6개월 전부터 왼쪽 발의 외측에 통증을 느꼈고 이후 계속 통증이 심해지고 거동도 불편해졌다고 한다. 그리고 그녀는 최근 수 개월간 자신의 왼쪽 발이 점점 편평해지고 있다고 느꼈다고 한다. 보행검사 시 오른쪽에 비해 왼쪽 발이 훨씬 더 많은 회내를 하는 것이 관찰되었고, 왼쪽에서만 뒤꿈치 외반(heel valgus)이 보였다. 왼쪽 발의 내측이 부어 있었지만 통증은 외측에만 있다고 했다. 우리는 후경골근건 기능부전으로 생각하였지만 그러기엔 통증 부위가 맞지 않았다. 다시 3의 법칙을 이용하여 검사했더니 아래와 같은 결과가 나왔다(이 환자는 확실하게 세 가지 이상의 원인이 있었다).

1. 후경골근건이 매우 약함
2. 아킬레스건이 과신전되고 매우 약함
3. RCSP는 왼쪽이 −12도, 오른쪽이 −3도
4. 항상 하이힐 또는 플랫한 신발을 신는 경향이 있음
5. 30세 때 왼쪽 발목 염좌의 과거력이 있고 당시 재활 여부는 분명치 않음
6. 운동 감각 및 신체 인지능력이 아주 떨어짐(대화와 운동 수행 평가를 통해 발견)
7. 과체중
8. 그녀는 평생 비활동적이었음(71세 때 은퇴하기 전까지 전문직으로서 바쁜 생활을 함)

보행검사에서 오른쪽에 비해 왼쪽의 회내가 더 심하다는 것을 알 수 있었다. 보행검사를 실시하기 전에는 왼쪽 뒤꿈치 외반이 심한 것을 알아채지 못했다. 결국 그녀의 발목 통증의 원인은 뒤꿈치 외반으로 인한 외측 발목 충돌증후군(lateral ankle impingement)이었다. MRI 상에서 후경골근건의 표면은 불규칙했지만 찢어짐(tear)은 없었다. 그녀는 회내로 인한 통증은 있었지만 그것이 후경골근건 기능부전으로 인한 통증은 아니었다. 그녀는 자신이 건강을 소홀히 해왔다는 것을 알고 있었지만 단지 발목 외측에 가해지는 스

트레스를 피하는데만 신경을 써왔다. 그리고 이 환자는 여섯 가지 방법으로 아주 간단히 치료되었다. 그 방법은 다음과 같다.

1. 안정성 신발(stable shoes)과 좌측에 3/8인치 내반 웨지(varus wedge) (우측에는 1/4인치)
2. 체중 관리 프로그램에 참여하여 3개월 동안 22파운드 감량
3. 1년 동안 후경골근, 아킬레스, 고관절 외회전근 강화 프로그램 및 한쪽 다리로 균형잡기 등을 시행(첫 2개월 만에 근력이 2배로 강화 되었음)
4. 항염증 목적으로 매일 세 차례 얼음찜질
5. 뒤꿈치 외번을 막기 위한 테이핑(내반 웨지의 도움도 받았음)
   (https://youtu.be/AcSSyBfFocE)
6. 그녀의 드레시한 플랫 슈즈는 내반 웨지를 넣어서 착용하기 적합하지 않기 때문에 구두 수선공에게 신발 밑창(outsole)에 1/4인치 내반 웨지를 전장(full length)에 걸쳐 대주도록 함

나는 그녀가 회복하는데 있어서 그녀가 착용한 기능성 발 보조기의 역할이 어땠는지에 대해 말하고자 하는 것은 아니다. 왜냐하면 그녀는 발 보조기 착용하기 수 개월 전에 이미 상태가 많이 좋아졌었고, 나는 그녀가 발 보조기를 처음 신어보던 날에 신은 것 외에는, 이후의 4개월 동안의 치료에서 한 번도 신는 것을 보지 못했기 때문이다. 나는 그녀에게 교정력이 강한, 왼쪽에 35도의 내번 기법, 오른쪽에 20도의 내번 기법 발 보조기를 처방했다. 스포츠용, 정장(dress)용 두 가지를 제작했고, 이 부분은 Medicare 보험사에서 커버가 안됐기 때문에 치료 중 이 비용만큼은 본인이 지불하였다. 그녀는 자신의 발 보조기는 하이킹용 신발에 넣고 다니고, 병원에 올 때는 항상 밑창에 내반 웨지를 추가한 정장용 신발을 신고 온다고 말했다. 그녀가 병원에 올 때 발 보조기를 넣은 신발을 신고 오지 않기 때문에 결국 나는 그녀가 발 보조기를 신은 것을 본 적이 사실 없었다.

나는 그녀가 치료하기 쉬운 환자였다고 말한다. 왜냐하면 그녀를 처음으로 진료했던 족부의사가 그녀를 보자마자 “S” 단어(surgery, 수술)를 꺼냈다는 것이 기억났기 때문이다. 그 족부 정형외과 의사는 그녀의 보행을 관찰하였고 회내가 과도하게 있다는 것을 발견했다. 그리고 그녀를 즉시 성인의 후천성 평발 유형으로 진단했고 재건 수술이 필요하다는 결론을 냈다. MRI 촬영, 그리고 다른 추가적인 검사나 다른 진단이나 치료법에 대한 고려없이 바로 뒤꿈치 뼈를 깨뜨리고, 몇 가지 관절을 융합시키고, 건을 재건하는 평발 수술 스케쥴을 잡은 것이다. 이후 그녀는 그녀의 친구 추천으로 생체역학적 진료를 하는 나를 찾아왔다. 그리고 나는 한 달 간격으로 그녀를 다섯 번 진료했는데, 첫 방문은 1시간이 소요되었고 그 수술에 대해 45분 동안 대화를 나누었다. 그 다음에는 각각 30분이 소요되었고 매번 수술에 대한 얘기는 덜 하게 되었다. 마지막 방문 시 그녀는 전혀 통증이 없었고, 매일 30분 이상을 잘 걸었으며, 수술에 대한 얘기는 더 이상 없었고 단지 “앞으로 내가 수술이 필요할 시

점을 어떻게 알 수 있나요?" 라고 물었을 뿐이었다. 그녀가 1년 후에 추적 관찰을 위해 내원했을 때는 단지 내성 발톱(ingrown toenail)이 있었을 뿐 20년은 더 젊어보였고, 그 사이에 37파운드의 체중 감량이 있었으며, 규칙적인 운동을 하고 있어 본인에게 수술이 필요하다는 생각은 전혀 하지 않고 있었다.

문제 62 하지 질환을 치료하는데 있어 보행검사는 매우 중요하다. 적절한 보행 평가는 새 신발, 그리고 오래 신어 마모된 신발을 각각 신어본 상태에서 두 번 이루어져야 한다. 만일 환자가 운동선수라면 보행 평가 시 러닝도 평가를 하는 것이 좋다. 왜냐하면 걸을 때와 뛸 때 서로 다른 양상을 보일 수 있기 때문이다. 다음의 보행 검사 원칙 중 잘못된 것은?

1. 당신은 러너가 달리는 것을 첫 내원 시 관찰하는 것이 좋다. 왜냐하면 그것이 치료 방향에 영향을 미칠 수 있기 때문이다.
2. 환자에게 첫 진료 시 평소에 신는 신발을 가지고 오라고 한다.
3. 환자에게 러닝화나 운동화 중 가장 많이 신는 신발을 가지고 오라고 한다.
4. 환자가 절뚝거리거나, 걷고 달릴 수 없을 때는 신발 처방이나 발 보조기 처방을 해선 안된다.

정답 | 페이지 하단에

문제 63 과도한 후족 회내 같은 비정상적인 동작은 운동 사슬에서 가장 약한 고리에 영향을 미친다. 따라서 이는 발, 발목, 다리, 무릎, 고관절, 요추 등에 나타날 수 있다. 여러 부위 중 특정 부위가 먼저 약해지는 것에는 많은 요인들이 작용한다. 다음 중 후경골근의 정지점(insertional area) 부위 통증이 오는 이유가 아닌 것은?

1. 과회내
2. 후경골근건 쇠약
3. 제1중족골 거상(Metatarsus Primus Elevatus)
4. 단비골근건 쇠약
5. 아킬레스건 쇠약
6. 부주상골의 존재

정답 | 페이지 하단에

문제 62 1 (러너에서 뛰는 모습 관찰하는 것은 중요하지만 만약 환자가 부상이나 통증이 있다면 제대로 된 러닝 평가를 하기 어렵기 때문에 반드시 꼭 초진 시에 뛰는 모습을 볼 필요는 없다. 환자의 상태를 고려하여 시행하면 된다.)

문제 63 4 (단비골근건이 약한 것은 발 내측의 후경골근 부착 부위 통증과 일반적으로 관련이 없다.)

부록 5 하지 생체역학적 검사의 기본 요소

하지의 생체역학적 평가에는 많은 요소들이 있다. 지금부터 내가 사용하고 있는 생체역학적 검사들을 소개하고 각 파트에서 어떤 부분을 중점적으로 봐야하는지 언급할 것이다. 생체역학적 검사를 하는 의사들은 아마 자신만의 고유한 평가 방법들을 가지고 있을 것인데, 이를 배우는 사람들은 다른 사람들의 좋은 평가 방법들을 다 배운 후에 임상적으로 각 환자에 맞게 적용하는 것이 바람직하다. 나의 경우에는 우선 걷는 것을 관찰하고, 그 다음 서 있는 상태를 관찰하고, 마지막으로 누운 상태에서(복와위, 앙와위 순서로) 검사한다. 부록 4에 있는 보행평가 시의 체크리스트 목록이 이보다 더 상세하니 그것으로 이 파트를 대신해도 된다.

환자 이름 :

방문 일시 :

1. 걷는 모습 관찰

각 면에서의 변형
(우측) 시상면
(좌측) 시상면
(우측) 수평면
(좌측) 수평면
(우측) 관상면
(좌측) 관상면

고관절/무릎관절에서의 수평면/관상면 문제
(우측)
(좌측)

보행 소견 요약
(우측)
(좌측)

2. 서 있는 모습 관찰

다리길이 차이 소견
어느 쪽의 장골능(IC)이 더 높은지
어느 쪽의 전상장골극(ASIS)이 더 높은지
어느 쪽의 대전자(GT)가 더 높은지
어느 쪽의 후상장골극(PSIS)이 더 높은지

전반적인 구조적 문제
(우측)
(좌측)

RCSP(resting calcaneal stance position, 서 있을 때의 종골 이등분선 각도)
(우측)
(좌측)

NCSP(neutral calcaneal stance position, 거골하관절이 중립일 때 종골 이등분선 각도)
(우측)
(좌측)

중립 경골 위치(neutral tibial position, 거골하관절이 중립일 때 경골의 각도)
(우측)
(좌측)

기능적 무지 제한증(맨발일 때)
(우측)
(좌측)

기능적 무지 제한증(발 보조기 착용 시)
(우측)
(좌측)

Hubscher Maneuver(Jack's Test)
(우측)
(좌측)

한 발로 뒤꿈치 들어올리기(Single Leg Heel Raise)
(우측)
(좌측)

한 발로 균형잡기(Single Leg Balance)
(우측)
(좌측)

3. 복와위(prone)에서 관찰

발목 관절 가동범위	
(우측)	무릎 신전 시
	무릎 굴곡 시
(좌측)	무릎 신전 시
	무릎 굴곡 시

전족 변형(Forefoot Deformity)
(우측)
(좌측)
만약 위에서 전족 내반(forefoot varus)이 있는 경우, 중족관절이 유연한지 여부
(우측)
(좌측)

제 1열의 관절가동범위	
(우측)	위쪽 방향
	아래쪽 방향
(좌측)	위쪽 방향
	아래쪽 방향

거골하관절의 위치	
(우측)	최대 회외 시
	최대 회내 시
	중립 시
(좌측)	최대 회외 시
	최대 회내 시
	중립 시

4. 앙와위(supine)에서 관찰

거골하관절 축
(우측)
(좌측)

중족관절 가동범위(midtarsal joint ROM)
(우측)
(좌측)

근력 테스트	
(우측)	회외
	회내
	족배굴곡
(좌측)	회외
	회내
	족배굴곡

위 검사들은 환자에게서 손상을 유발하고 있는 힘을 알기 위한 기본적인 생체역학 검사이다. 이것들이 내 검사의 전부는 아니고 당신도 이 검사만 할 필요는 없다. 아래의 목록들은 내가 항상 사용하는 것은 아니지만 환자의 문제에 따라 종종 사용하는 검사들이다.

1. **고관절 가동범위 측정**: 고관절 통증문제가 있거나, 하지의 내회전, 외회전 문제에 대한 전반적인 평가가 필요한 경우
2. **경골염전(malleolar torsion) 각도 측정**: 하지의 내회전, 외회전 문제에 대한 전반적인 평가가 필요한 경우
3. **보행 각도(angle of gait)**: 하지의 내회전, 외회전 문제, 그리고 그로 인한 회내 또는 회외 문제가 있는 경우
4. **대퇴사두근, 햄스트링의 근력과 유연성**: 무릎 통증이 있거나, 전반적인 보행에 대한 평가가 필요하거나 또는 첨족 힘(equinus force)을 평가하고 싶은 경우
5. **중족골 아치**: 중족골에 문제가 있을 때 중족골 각 열(ray)의 위치를 평가
6. **기타 다른 근육의 근력 검사**: 손상이 있거나, 보행 문제가 있을 시 그에 해당하는 근육들을 평가

나는 생체역학을 가르치는 교수들이 자신만의 고유한 평가 방법을 사용하는 것은 좋다고 생각한다. 위에 언급한 것들은 내가 43년 전 학생 때 배운 것을 변형시킨 것이다. 학생이나 임상가가 검사를 통해 파악해야하는 기본적인 것은 다음과 같다.

1. 환자가 얼마나 안정적(stable)인가?
2. 어떻게 하면 환자를 보다 안정적으로 만들어 줄 수 있을까?
3. 환자의 근력은 어떤가?
4. 구조적인 소견과 보행 소견이 어떻게 다른가?

환자를 평가하고 치료계획을 세울 때 생체역학 전문가가 사용하는 발 검사에는 많은 요소들이 있다. 이러한 검사들은 전반적인 역학 검사를 할 때 중요한 것들이다. 어떤 족부의사들은 매번 소위 생체역학 검사라고 불리는 특정한 양식의 순서대로 검사를 시행한다. 족부의대나 생체역학 세미나에서 생체역학 검사의 순서를 알려주고 그 순서대로 실습을 하는 것은 중요하다. 그래야 학생이나 임상가들이 왜 이러한 순서대로 검사를 하고 그 검사들이 각각 어떤 의미를 갖는지 알 수 있기 때문이다. 실제 임상에서는 어떤 족부의사는 각각의 환자에게 필요하다고 생각하

는 것을 바탕으로 선택적인 검사를 한다. Mulder test는 지간 신경종(Morton's Neuroma)이나 plantar plate tear가 의심될 때만 의미가 있고, Thompson test는 아킬레스 파열이 의심될 때만 의미 있는 것처럼 중족골 문제, 아킬레스건염 환자들에게도 각각 중요한 특정 생체역학 검사들이 있다. 나는 환자의 병력을 청취하고 환자가 걷고 뛰는 것을 관찰한 이후에 내가 중요하다고 생각하는 것들을 검사한다. 내가 지금 당장 알아내야 하는 정보는 무엇인가? 나는 내가 앞서 언급했던 발과 하지의 생체역학적 검사들이 왜 필요한지에 대해 말하고자 한다.

실제로 한 환자를 가지고도 당신이 측정하는 각도와 내가 측정하는 각도가 다를 수 있다. 그러나 중요한 것은 환자를 검사하다보면 당신은 각 변형들이 벨 모양의 커브(정규 분포)를 그린다는 사실을 알게 되고 어떤 경우에는 치료하고 어떤 경우에는 치료하지 말아야하는지에 대한 감각이 생기기 시작할 것이라는 점이다. 만일 당신이 100명의 환자에 대해 각 검사를 시행하면, 어느 환자가 타이트하고 어느 환자가 유연한지, 어느 환자가 회내되어 있고 어느 환자가 회외되어 있는지, 어느 환자의 중족골 관절이 타이트하고 어느 환자가 인대 이완(ligamentous laxity)이 있는지를 쉽게 파악할 수 있게 될 것이다. 이러한 소견을 알게 되면 당신은 환자의 역학을 이해하게 되고 그들을 어떻게 치료해야 할지를 알 수 있다. 이처럼 전반적인 족부의학 검사들을 실습하다보면 당신이 어떤 검사를 하고 어떤 치료를 해야할지에 대한 부분도 더 깊어질 것이다. 내번 발 보조기 기법을 잘 이해하기 위해서는 이런 검사에 대한 내용을 어느 정도 알고 있어야 환자가 호소하는 것이 무엇인지, 당신의 치료에 어떻게 반응하는지를 파악할 수 있다.

외래에서 볼 수 있는 아주 흔한 예시를 들어보겠다. 한 환자가 러닝할 때 발목 안쪽부터 위쪽을 따라 다리 통증이 있어 당신을 찾아왔다. 그 통증은 지난 수 개월에 걸쳐 서서히 진행되었고 지금은 수 마일만 뛰어도 통증이 악화되어 더 뛸 수가 없는 상태이다. 그 환자는 일반 가게에서 파는 아치 서포트 깔창과 그 가게에서 그의 발 아치가 높다고 하여 그에 해당하는 신발을 사서 신은 것 외에는 따로 치료받은 적이 없었다. 걸을 때는 다리가 붓거나 아프지는 않고, 오직 달리기 할 때만 통증이 있다고 한다. 신경계통의 증상은 없었다. 그들은 매일 달리는 거리를 늘렸고 일주일에 6일을 뛰었다(회복할 수 있는 시간이 적었다). 과거에 족저근막염과 Runner's medial knee 증상이 있었다.

일반적으로 요족 형태의 발은 회내보다 회외하는 경향이 있지만, 그럼에도 불구하고 당신이 족부의사라면 위의 정보와 증상들을 가지고 일단 이 환자를 '과도한 회내 손상'으로(부록 1 참고) 분류할 것이다. 이후 환자가 걷는 것을 지켜봤더니 접촉기에서 회외(요족에서 자주 볼 수 있는)가 아닌 회내가 일어나는 것을 관찰할 수 있었다. 그 다음 뛰어보게 했더니 회내가 과도하게 일어나는 것을 볼 수 있었다. 이처럼 발의 구조적인 모양과 실제 기능이 반대인 경우들이 있고, 보행 시와 러닝 시 서로 다른 생체역학을 보이는 것도 흔히 있는 일이다. 다행스럽게도 나는 병원의 프론트 데스크에 교육을 시켜 스포츠 손상이 있어 우리 병원에 방문하는 모든 환자들에게는 내원 시 반바지, 새 신발, 헌 신발을 모두 가지고 오라고 해 놓은 상태였다. 그가 가져온 신발을 봤더니 러닝화 가게에서 추천했다는 신발은 아치가 높은 사람들에게 일반적으로 추천하는 중립 신발(neutral shoe)이었다. 중립 신발은 쿠션이 좋아 일반적으로 충격 흡수가 필요한 요족 형태의 발에서 많이 사용되지만 회내가 많이 일어나는 경우에는 이를 악화시킨다는 단점이 있다. 스포츠 손상을 야기했던 신발을 보니 안정성이 약하고, 신었을 때 손상이 있는 쪽에서 훨씬 더 많은 회내가 일어났다. 이러한 상황에서 당신은 신체진찰을 통해 손상을 당한 부위의 구조적 이상을 알아내고 그 손상의 생체역학적인 기전을 찾아내야 한다. 이것은 좌우에서 비대칭적 기능을 보이는 예시의 하나인데, 이런 경우 비대칭적인 치료를 필요로 한다(더 회내되는 쪽에 반드시 더 높은 지지력을 줘야한다). 그리고 당신은 환자에게 다음에 한 번 더 내원하라고 해서 더 세밀한 생체역학적 검사들을 시행하는 것을 고려할 수 있다.

요족에서 왜 회내가 일어날까? 당신이 이 환자의 후경골근건을 촉지하거나 저항을 주고 수축시켰을 때 환자가 통증을 호소하고, 그 근력이 지나치게 약할 수 있다(근력은 어떤 환자에서든 생체역학적으로 중요한 측면이다). 또한 당신은 회내가 타이트한 아킬레스건에 의해 유발될 수 있다는 것을 알고 있기에 만약 검사에서 이런 문제가 있다면 스트레칭 요법을 처방하고 다음 내원 시 이것이 도움이 되고 있는지 체크해볼 수 있다. 그리고 경골 내반이 있는 경우 종골이 수직이 되도록 하기 위해 발에서 회내를 일으킬 수 있기 때문에 이것을 체크해보고 만약 경골 내반이 있다면 내반 웨지를 처방하거나 내반 방향으로 기울어지게 할 수도 있다. 또 제 1열의 가동성이 과도하여(20 mm이상) 체중 부하 시 제 1중족골 골두가 과도한 족배굴곡을 일으키면 내측 구획이 불안정해질 수도 있다. 따라서 이런 경우 앞으로 치료를 결정하는데 도움을 주는 검사들은 다음과 같다: 근육 테스트, 첨족 테스트, 제 1열 가동범위 측정, RCSP와 NCSP 측정, 보행 평가(물론 러너의 경우 러닝도 평가)

부록 4의 보행검사는 환자가 호소하는 흔한 증상들에 초점이 맞추어져 있다. 당신이 보게 되는 환자들은 몇 가지의 보행 이상 소견들을 가지고 있을 가능성이 크다. 당신이 해야할 일은 그 보행 이상 소견들이 그들의 증상과 어떤 관계가 있는지, 그리고 그 역학에 변화를 줌으로써 환자의 증상을 좋아지게 할 수 있을지를 파악하는 것이다. 아래의 보행 검사 소견들을 보기 전에 우리가 이 보행검사를 통해 찾고자 하는 것이 무엇인지에 대해 얘기해 보자. 앞에서 다룬 증상들부터 시작하는 것이 좋겠다: 회내 증후군(부록 1), 회외 증후군(부록 2) 등. 여기에 환자들의 보행 이상 소견이 그들의 증상을 일으켰다고 생각할 수 있는 몇 가지의 가능한 경우의 수들이 있다. 이는 환자들을 어떤 특정 범주에 넣기 전에 모든 환자에게 고려해 볼 수 있다.

- 과도한 회내가 그 증상을 유발시켰다.
- 과도한 회외가 그 증상을 유발시켰다.
- 다리길이 차이가 그 증상을 유발시켰다.
- 불충분한 충격 흡수가 그 증상을 유발시켰다.
- 타이트한 건들이 그 증상을 유발시켰다.
- 약한 근육들이 그 증상을 유발시켰다.
- 다양한 불안정성들이 그 증상을 유발시켰다.

우리는 이러한 것들을 어떻게 평가할 수 있을까? 과도한 회내를 어떻게 평가하는가? 과도한 회외를 어떻게 평가하는가? 손상에 대한 모든 역학적 원인들을 어떻게 평가하는가? 이것이 생체역학적 검사와 함께 보행 평가가 중요한 이유이다. 우리는 처음에 플랜 A를 세우고 플랜 B와 C도 염두에 두고 있는 것이 좋다.

의술에는 많은 미묘한 부분들이 있고 생체역학 분야가 바로 그러한 분야 중 하나다. 나와 같은 족부의사들은 왜 사람들이 다치고 어떻게 그것을 치료할 수 있을지를 찾아내는데 삶 전체를 바친다. 다른 어떤 족부의사들은 급성 손상의 환자의 재활을 위해 물리치료사에 의뢰하곤 한다. 또 다른 어떤 족부의사들은 이러한 발, 하지에 대한 생체역학적인 지식 없이 본인이 단독으로 재활에 관여하기도 한다. 그러나 나는 발, 하지의 생체역학적 접근이 왜 환자에게 큰 도움이 되는지 찾아내는 것을 좋아한다. 이것은 환자의 전체적인 재활 과정을 도와줄 수 있다. 손상의 원인이 중족골 하강(dropped metatarsal)인지, 너무 과도한 회내 혹은 회외인지, 다리길이 차이인지, 타이트하거나 약간 근육 때문인지, 충격 흡수 문제로 과도한 충격이 다리에 까지 영향을 미치는 것인지를 찾는 것이다. 당신이 생체역학적 검사를 하면 할수록, 당신은 그 검사들이 당신의 환자에게 어떻게 적용되는지 이해하게 될 것이다.

1. 걷는 모습 관찰

(1) 각 면에서의 변형
각 면에서의 변형 (당신이 관찰한 가장 주된 힘 한 가지를 적어라)
(우측) 시상면
(좌측) 시상면
(우측) 수평면
(좌측) 수평면
(우측) 관상면
(좌측) 관상면

당신이 환자의 생체역학을 검사하고 있다면 변형이 어느 면(plane)에서 가장 두드러지는지 알 수 있을 것이다. 변형의 주요 면이 관상면, 시상면, 수평면 중 어느 면인가? Root 박사로부터 배운 가장 잊을 수 없는 법칙들 중 하나는 맞춤형 발 보조기를 이용한 교정 효과 측면에서 볼 때 관상면 변형이 치료하기 가장 쉽고, 그 다음 시상면이 쉽고, 수평면이 가장 어렵다는 것이다. 당신이 발 보조기를 이용하여 발의 3차원 움직임을 안정화시킬 때도 내반, 외반과 같은 관상면에서의 움직임을 제어하는 것이 가장 쉽다. 나는 임상을 하는 내내 이 법칙을 적용시켜서, 수평면에서의 움직임과 같이 발 보조기만으로는 그 힘을 컨트롤하기 어려운 경우 이를 더 잘 컨트롤하기 위해 내

번 발 보조기와 함께 다른 치료(내회전이 너무 과도한 경우 고관절 외회전근을 강화)를 병행하여 효과를 봐왔다.

시상면에서의 변형으로는 다리길이 차이, 타이트한 아킬레스건, 타이트한 햄스트링 등이 있고, 이들은 발에 큰 힘을 가해 아치를 무너지게 할 수 있다. 이는 맞춤형 발 보조기로 어느 정도 저지할 수 있지만, 치료는 궁극적으로 그 원인에 주의를 기울여야 한다(짧은 다리 쪽에는 리프트(lift), 타이트한 근육에는 스트레칭 등). 따라서 수평면과 시상면 변형, 그리고 그 변형이 가하는 힘에 의해 초래되는 회내는 내번 발 보조기 기법뿐 아니라 리프트, 신발, 근력 강화, 스트레칭, 활동 패턴 수정 등의 보조적인 치료와 병행하며 치료하는 것이 바람직하다.

문제 64 다음 수평면 변형들 중에서 수평면에서 과도한 거골하관절 회내를 일으켜 내번 발 보조기 기법을 필요로 하는 것은?

1. 대퇴골 내염전
2. 대퇴골 외염전
3. 경골 내염전
4. 경골 외염전
5. 높은 거골하관절 축(high subtalar Joint axis)
6. 중족골 내전
7. 위의 모든 것

정답 | 페이지 하단에

Root 박사는 회내로 인한 가장 큰 문제는 관절이 아탈구되는 것이라고 하였다. 만약 당신의 발에 있는 특정 관절이 관절 가동 범위 한계를 벗어나는 과도한 회내를 일으킨다면 아주 좋지 않은 상황이고 통증도 심할 것이다. 타이트한 아킬레스건으로 인해 초래되는 중족 붕괴(midfoot collapse)를 생각해 보라. 타이트한 아킬레스건은 중족에 걸쳐 시상면에서 회내성 아탈구 힘(pronatory subluxation force)을 가한다. rocker bottom foot은 주로 시상면에서의 힘에 의해 발생된다. 이것은 당신이 내번 발 보조기 기법과 같은 고도의 교정용 발 보조기를 사용할 때, 발 보조기 사용 이외에도 환자의 첨족, 다리길이 차이, 수평면 문제에 의해 발생되는 아탈구성 회내 힘을 제거하는데 노력을 기울여야 하는 또 다른 이유이다.

문제 65 한 환자가 회내가 너무 심하여 내번 발 보조기를 처방 받았다. 그 처방은 환자가 애초에 왜 회내가 되었는지에 대한 이해가 없이 단지 RCSP만을 근거로 처방받은 것이다. 다음 회내를 일으킬 수 있는 요인들 중 회내를 조절하기가 가장 간단한 것에서 가장 어려운 것까지의 순서를 매겨보라.

1. 전족 내반 7도
2. 타이트한 아킬레스 건으로 인한 회내
3. 대퇴골 외염전으로 인한 회내

정답 | 페이지 하단에

문제 64 7 (위의 모든 것)

문제 65 1, 2, 3 순서 (전족 내반으로 인한 힘은 관상면에서의 힘, 타이트한 아킬레스건은 시상면, 대퇴골 외염전은 수평면에서의 힘이다. 발 보조기로 컨트롤하기 가장 쉬운 힘은 관상면에서의 힘, 그 다음이 시상면에서의 힘, 가장 어려운 힘이 수평면에서의 힘이다.)

많은 임상 족부의사는 훌륭한 맞춤형 발 보조기를 제작하여 발의 역학적인 문제들을 거의 완벽하게 교정하지만, 발 보조기를 하고도 여전히 발 아치에 통증을 호소하는 경우들이 있다. 이런 경우 당신은 일시적으로 아치가 좀 더 편안하도록 조절해주어야 한다(1단계). 일단 이처럼 생체역학을 적당히 절충한 상태에서 과연 어떤 힘이 발 보조기 위에서 발이 회내하도록 하여 통증과 불편함을 일으키는지 그 원인이 되는 힘을 찾아내야 한다(2단계). 당신은 Modified Root 기법, Medial Kirby Skive, 또는 내번 발 보조기 기법으로 변경함으로써 아치 교정을 덜 해주는 것(undercorrection)을 시도할 수 있다(이것이 3단계가 될 수 있다). 그러나 바람직한 것은 발 보조기를 통한 교정이 처음부터 완벽하게 잘 되어 발 보조기에 대한 추가적인 수정을 하지 않고 이후 철처하게 생체역학적인 검사를 하여 지속적으로 회내력을 가해지게 할만한 요소를 찾아 추가적인 치료를 하는 것이다(바람직한 3단계). 아래에 내가 임상에서 흔히 경험하는 회내를 일으키는 힘들의 목록들 중 일부분을 소개하겠다(이러한 요소를 찾아 치료해 주는 경우 발에 가해지는 회내력을 줄일 수 있을 것으로 보이고, 이러한 회내력들 중 일부는 완전한 교정을 위해서는 수술이 필요할 수도 있다).

1. 고관절의 내, 외회전 변형: 근력 강화, 보행 훈련
2. 다리길이 차이: 짧은 다리 밑에 리프트
3. 타이트한 아킬레스와 햄스트링: 스트레칭, 그리고 때때로 물리치료와 부목(DeHeer Equinus Brace 등)
4. 경골의 내 · 외회전 변형: 보행 훈련, 보행판(gait plate), 근력 강화
5. 후족에 대해 전족 외전을 유발하는 높은 거골하관절 축(high subtalar joint axis), 느슨한 중족골 관절, 중족골 내전: 폭이 넓은 신발, 매일 점진적인 발 근육 강화

⑵ 고관절/무릎 관절의 수평면, 관상면 문제
고관절/무릎 관절의 수평면, 관상면 문제
(우측)
(좌측)

보행검사 시 고관절이 정상적으로 기능을 하는지 파악할 수 있는 가장 좋은 방법은 무릎의 위치를 관찰하는 것이다: 무릎이 상대적으로 곧게(straight) 기능하는지, 과도하게 외회전이 일어나는지, 과도하게 내회전이 일어나는지를 관찰. 만약 보행 시 무릎의 내회전이나 외회전이 과도한, 수평면에서의 문제가 관찰된다면 그 환자에게 가장 필요한 것은 내번 발 보조기이다. 이뿐만 아니라 과도한 외반슬과 같은 관상면에서의 문제가 있을 때도 내번 발 보조기를 통해 뒤꿈치를 내반시켜줌으로써 도움을 받을 수 있다. 다만 모든 법칙에는 예외가 있는데, 그것은 외반슬을 후족에서의 과도한 회외로 보상하는 경우다. 이것은 보행검사에서 저명하게 드러날 것이고, 이런 경우는 내번 발 보조기가 고려 대상이 아니다. 그리고 내반슬은 일반적으로 발의 외반 교정

이 필요하다. Root 박사의 또 다른 법칙 중 하나는 일반적인 기능성 발 보조기는 발 상부로부터의 외재적 힘보다는 내재적인 발 변형에 굉장히 효과적이라는 것이다. 하지만 만약 회내력이 외반슬, 대퇴골 내회전, 대퇴골 외회전과 같이 발의 상부에서 오는 경우에는 일반적인 기능성 발 보조기보다는 내번 발 보조기가 더 큰 도움을 줄 수 있다고 하였다.

문제 66 여러 가지 증상들을 야기할 수 있는(부록 1 참조) 과도한 발의 회내는 치료가 쉬울 수도 있고 어려울 수도 있다. 만일 회내를 일으키는 힘이 강력하고 발 상부의 문제로부터 기인하는 경우 내번 발 보조기는 이러한 회내력을 교정하는데 있어서 가장 강력한 효과를 낼 수 있다. 다음 중 발 보조기 이외에 회내를 제어하는데 도움을 줄 수 있는 다른 치료는 무엇인가?

1. 외회전근 강화
2. 첨족을 유발하는 건을 스트레칭
3. 다리길이 차이 교정(다리길이 차이가 나면 일반적으로 한쪽에서 회내가 더 많이 일어남)
4. 근골격계에 가해지는 스트레스를 줄이기 위해 운동에 변화를 주기: 운동의 다양화, 회복 시간에 변화 주기, 교차 훈련(cross training) 등
5. 보행 훈련(착지 패턴에 변화를 주면 후족의 회내가 덜 일어날 수 있다)
6. 위의 모든 것

정답 | 페이지 하단에

문제 66 6 (위의 모든 것)

(3) 보행 소견 요약
보행 소견 요약
(우측)
(좌측)

어려운 케이스 환자들(complicated patients)의 경우에는, 나는 내 고유의 보행 평가 양식이나 부록 4의 체크리스트를 사용한다. 그러나 일반적인 환자들의 경우에는 모든 평가 양식을 채우지 않고 위의 보행 소견 요약과 같이 환자의 특징적인 소견들만 간단히 적어도 된다.

나는 일반적으로 환자를 회내가 과도하게 일어나는 경우(pronators), 회외가 과도하게 일어나는 경우(supinators), 다리 길이 차이의 징후가 있는 경우, 근육이 타이트하거나 약한 근육의 문제가 있는 경우, 충격 흡수가 불충분한 경우로 분류한다. 이외의 자세 동요(postural sway), 고관절 움직임 감소, 전족 착지 패턴, 무릎의 내반 떨림(varus knee jerk)과 같은 다른 특징적인 소견은 기억해두면 나중에 검사나 치료하는데 도움을 줄 수 있다. 그리고 양쪽 간의 비대칭을 기록하는 것은 중요하다. 치료 과정에서 당신은 그 비대칭이 없어졌는지 알고 싶을 것이다. 만일 이러한 비대칭성과 변형의 주된 면(primary plane)이 있다면 이것들에 주의를 기울이라. 내번 발 보조기 처방을 할 때는 대부분 이러한 비대칭을

반영해야 한다. 당신이 특정 환자에게 Root 방식 발 보조기를 처방할지, 내번 발 보조기를 처방할지 고민될 때는, 그 환자의 회내가 발의 상부로부터의 힘에 의해 유발되는지, 그리고 이러한 회내를 일으키는 힘이 주로 수평면이나 시상면에서의 힘인지를 파악해보고 만일 그렇다면 내번 발 보조기를 사용하는 것이 좋을 것이다.

2. 서 있는 모습 관찰

우리가 환자의 보행을 봤다면 현재 그가 가지고 있는 생체역학적인 문제들에 대한 몇 가지 결론이 나왔을 것이고, 이후에 나는 환자를 내 앞에 서도록 한 후에 다리 길이 차이의 지표들을 체크하고 거기서부터 발까지 아래 방향으로 내려가며 검사를 한다.

(1) 다리 길이 차이

다리 길이 차이를 나타내는 지표들 (Limb Length Discrepancy Landmarks)
어느 쪽의 장골능(IC)이 더 높은지
어느 쪽의 전상장골극(ASIS)이 더 높은지
어느 쪽의 대전자(GT)가 더 높은지
어느 쪽의 후상장골극(PSIS)이 더 높은지

통계적으로 약 80%의 환자가 구조적인 다리길이 차이를 가지고 있으며, 거의 모든 사람은 좌우 근력이 다르거나, 오른손잡이, 왼손잡이 등의 이슈, 한쪽에만 부상을 당한 적이 있거나, 유연성, 그리고 다른 구조적, 기능적 차이로 인해 비대칭적인 기능을 보인다. 비대칭은 예외적인 것이 아니다. 당신이 보행검사를 했다면 쉽게 좌우의 차이점을 찾아낼 수 있어야하고 그것을 치료에 적용시킬 수 있어야한다.

나는 허리통증이 있는 60세 이상 성인 중 80% 정도에서 다리 길이 차이에 대한 치료가 좀 더 보편적으로 이루어져야 한다고 생각한다. 나는 세계적인 수준의 사이클 선수나 조정 선수에서 다리 길이 차이를 1/16인치 정도만 보정해줘도 반복적인 동작으로 인한 스트레스를 피하는데 큰 도움이 되는 것을 많이 봐왔다. 일반적인 활동을 하는 환자에서는 다리 길이 차이가 나는 경우 1/8~3/8인치 정도를 보정해 주면 도움을 줄 수 있다. 이러한 치료는 내가 환자의 허리와 고관절 문제를 치료하는데 많은 도움을 주고 있다. 족부의사로서 내가 잘 할 수 있는 부분은 이와 같이 다리 길이 차이가 나는 환자에서 신발에 리프트 같은 것을 대주는 것이다. 오랫동안 이런 치료를 하면서, 그리고 뛰어난 의학적 치료 방법들을 찾아다니는 환자들을 보면서 나는 솔직히 나의 족부의대 학생들에게 무릎, 고관절, 허리 통증 환자들에게 이러한 방법이 그 환자들에게 가장 큰 도움을 줄 수 있다고 말한다. 100명의 환자들이 이와 같은 문제를 갖고 있고 그들이 동일한 치료를 받는 경우, 그들은 자신의 치료에 있어 어떤 것이 가장 중요한 부분이었는지에 대해 여러 입장으로 나뉠 것이다. 단하지 증후군에 대한 리프트 치료 시 어떤 사람들은 그 치료에 만족하지 못할 것이고, 어떤 사람들에게는 그 치료가 가장 중요한 치료가 될 것이다.

다리 길이 차이를 평가하는 지표들

1. 전상장골극(anterior superior iliac spines)
2. 후상장골극(Posterior superior iliac spines)
3. 장골능(Iliac crest)
4. 대전자(Greater Trochanter)

위 지표들을 평가할 때는 무릎을 편 상태에서 맨발로 시행하거나 아니면 당신이 교정 효과에 만족하여 보조기를 수정할 필요를 느끼지 못할 때는 발 보조기를 착용하고 검사한다. 당신의 손은 지면과 평행하고 눈은 당신이 관찰하려는 높이에 두어야 한다. 나는 항상 환자에게 내 왼쪽 손과 오른쪽 손이 같은 지점(spot)에 위치하고 있는지 물어본다. 그러면 가끔 그들은 나에게 한쪽 손을 올리거나 내리라고 말해준다.

한 가지 기억할 것은 이 방법이 테이프를 이용해 측정하는 것보다 훨씬 정확하지만 그럼에도 불구하고 환자의 80% 이상에서 정확하지 않다는 것이다. 당신이 만약 환자가 가지고 있는 구조적인 다리 길이 차이가 해당 환자의 손상, 통증 양상과 관련 있다고 생각하는 경우 이를 정확하게 측정하고 치료하는 것은 매우 중요하다. 당신은 환자의 신발에 리프트를 대준 후에 환자의 보행에 개선이 있는지 관찰해야 한다. 나는 족부의사로서 요통 환자를 치료할 때 재활의학과 의사나 기타 다른 의사들과 협진한다. 나는 만성 요통과 다리 길이 차이가 있는 많은 환자에서 리프트 치료를 통해 만족할 만한 효과를 보았었다. 단하지에서의 리프트는 회내를 일으키는 시상면에서의 힘을 제거해 준다. 이것은 수평면에서 일어나는 후족에 대한 전족의 외전을 일으키는 힘이 아니다. 이 시상면에서의 힘은 아치를 무너뜨리면서 발을 발 보조기쪽으로 밀어 넣어 발 보조기를 불편하게 느끼도록 만드는 힘이다. 나는 발 뒤꿈치만 높이는 힐 리프트보다는 발 뒤꿈치와 발 볼(ball of foot)을 함께 거상하는 전장 리프트(full length lift)를 선호한다. 또한 리프트를 본드로 발 보조기와 붙이지 않고 분리함으로써 사용을 편리하게 해 주고 각각의 치료 수단으로써의 역할을 이해할 수 있게 한다.

문제 67 힐 리프트(발 뒤꿈치를 올리는 것)는 단하지 치료에서 일반적이다. 그러나 힐 리프트는 다음과 같은 경우에는 때때로 sulcus length(발 뒤꿈치에서부터 sulcus 부위까지 올리는 것)나 전장 리프트(발 전체를 올리는 것)로 변경하는 것이 바람직하다.

1. 오랜 시간을 발 볼로 뛰는 러너
2. 발목 불안정성이 있어 1/8인치 이상의 리프트가 필요한 환자
3. 뒤꿈치 리프트를 적용한 후 아치, 정강이, 무릎 통증을 호소하는 환자
4. 위의 모든 것

정답 | 페이지 하단에

문제 67 4 (위의 모든 것)

(2) 전체적인 구조

전체적인 구조
(우측)
(좌측)

당신은 환자의 보행과 다리 길이 차이를 관찰한 이후 환자가 서 있는 상태에서의 전체적인 구조를 관찰하는 것이 좋다. 전체적인 구조를 볼 때는 환자로부터 3~4피트 정도 뒤로 물러나서 환자의 전면과 후면을 관찰한다. 내반슬, 외반슬, 높은 아치, 평발, 기타 비대칭들이 있는지 관찰하면 된다.

(3) 기립 시 종골 위치 (Relaxed Calcaneal Stance Position, RCSP)

(몸의 정렬을 이해하는 열쇠)

RCSP(Relaxed Calcaneal Stance Position)
(우측)
(좌측)

가장 중요한 검사 기법 중의 하나는 발 뒤꿈치(종골) 중앙을 이등분하는 선을 그어서 환자가 서 있는 상태에서 뒤꿈치가 수직으로 서 있는지, 외번되어 있는지, 내번되어 있는지를 보는 것이다. 이것은 발 보조기 처방에 필요한 첫 번째 검사이며, 특히 내번 발 보조기를 하고 있는 환자를

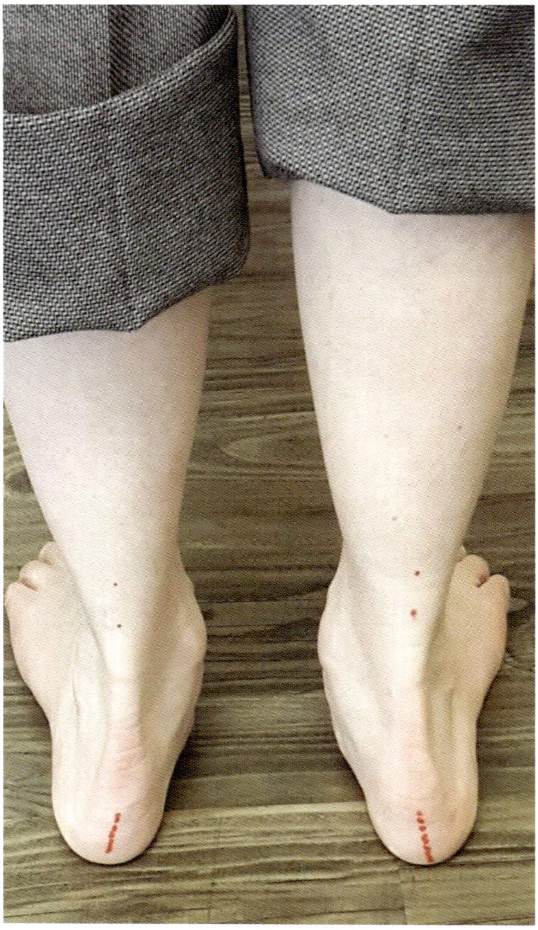

종골 이등분선을 긋고 RCSP를 측정하기 위한 모습

세밀히 추적 관찰할 때 매우 중요하다. 내번 발 보조기가 환자에게 제공되는 날, 발 보조기를 통해 원하는 교정이 이루어지는지를 체크하기 위해 발 보조기 착용 전과 후의 종골 위치를 측정한다. 이 검사는 발 보조기를 통해 성장기 아이들의 발달을 추적할 때 사용되며 부모에게 치료의 진전이 있는지 없는지 여부를 실제적으로 보여줄 수 있다. 또한 이 검사는 평발 수술 전, 후로 시행하여 수술 결과를 평가하는데 사용되기도 한다. 또

한 환자가 완전히 회내된 상태로 기능을 하는지, 그냥 서있을 때에도 아탈구 되어 있는지 등 회내를 유발하는 힘을 파악하기 위해 이 검사를 이용하기도 한다.

종골, 즉 뒤꿈치 뼈의 후면은 대개 편평하고 체중부하 시 후외측에서 전내측으로 경사진다. 당신은 환자 종골의 내측, 외측경계를 찾아 당신의 좌우 손가락들을 이 경계의 상부에서부터 하부 방향으로 갖다 댄다. 당신의 양 손가락의 정중앙이 종골의 이등분 지점이다. 이 이등분 지점들을 위에서부터 아래 방향으로 세 개의 점을 표시(세 점이 총 1인치 정도의 길이가 되도록)한다. 그리고 이 세 점을 일직선으로 잇는다. 이 선이 바로 종골 이등분선이다. 이 방법은 체중 부하를 한 상태에서 할 수도 있고, 엎드린 상태에서 체중 부하를 하지 않은 상태에서 시행할 수도 있다. 당신에게 편한 방법으로 하면 된다. 체중이 부하되지 않은 상태에서 할 때는 환자를 엎드려 눕게 하고 환자의 종골 후면이 당신의 눈과 완전히 수직이 되도록 하여 측정하는 것이 아주 중요하다. 종골 후면의 내, 외측 가장자리의 모양은 일직선의 평행한 모서리를 갖는 직사각형이나 모서리가 퍼져나가는 마름모꼴과 비슷하다. 드물게 뒤꿈치가 둥글게 생겨서 측정하는 데 어려움이 있는 경우도 있다. 하지만 몇 번 검사하고 나면 이 검사가 쉽게 느껴지게 된다.

일단 뒤꿈치가 이등분 되면 위, 아래로 1 cm를 더 연장해서 선을 그어라. 그 다음 환자를 세우고 발 뒤꿈치 후면을 관찰한 후 당신이 그은 선이 직선인지, 그리고 그 직선이 발 뒤꿈치 모양과 일치하는지를 확인하라. 그리고 당신이 환자의 수 피트 뒤에서 관찰할 때 뒤꿈치와 선이 둘 다 지면에 수직인지, 둘 다 외번되어 있는지, 둘 다 내번되어 있는지를 확인하라. 또 각도 측정기를 뒤꿈치 후면과 평행하게 하라. 이제 당신은 지면에 대한 뒤꿈치 위치를 측정할 준비가 된 것이다. 이 때 보통 발 보조기를 착용하지 않은 상태에서 측정한다. 이것을 RCSP(Relaxed Calcaneal Stance Position)라 부른다. 의사들은 보통 처방한 발 보조기나 시행한 수술이 종골 위치에 어떤 영향을 주는지 보기 위해 시행한다. 발 보조기, 심지어 힐컵이 깊은 발 보조기를 신을 때도 이 RCSP 선은 일그러뜨려지거나 왜곡되지 않는다(https://youtu.be/aPHi8gxF6Bc).

RCSP는 어떤 경우에 사용하고 그 의미는 무엇인가? RCSP는 우선 뒤꿈치가 얼마나 외번되어 있는지, 내번되어 있는지, 수직인지를 양적으로 측정할 수 있게 해 준다. 그리고는 이 RCSP가 NCSP(neutral calcaneal stance positon, 거골하관절이 중립일 때의 종골 위치)에서 얼마나 벗어나 있는지를 평가하면 된다. 중립 위치에서 벗어난다는 것은 보상이 일어날 수 있다는 것을 말하고 우리는 이것을 이해할 수 있어야 한다. 또한 보상들은 손상을 일으킬 수 있는데, 예를 들어 만일 뒤꿈치가 내번되어 있을 경우 비골건이나 외측 발목인대 손상이 올 수 있고, 뒤꿈치가 외번되어 있다면 후경골근건 장애나 다른 아탈구 문제가 나타날 수 있음을 알고 있어야 한다.

일상적으로 볼 수 있는 흔한 예들은 다음과 같다.

- RCSP는 7도 외번되어 있는데 경골과 발의 역학은 정상인 경우(내번 발 보조기를 통해 뒤꿈치가 수직 위치에서 기능하도록 만들어주는 것이 좋다.)
- RCSP는 7도 외번되어 있는데 심한 외반슬이 있으면서 경골과 발의 역학은 정상인 경우[이런 경우 발의 회내는 발 자체의 문제가 아닌 발 외부 요인(외반슬)로부터 온다.]
- RCSP는 수직인데 경골 내반이 심하고 정상 발 역학을 보이는 경우(발 앞부분이 지면에 닿게 하기 위해서 회내가 필요하기 때문에 회내가 많이 일어난 상태일 가능성이 높다.)
- RCSP는 4도 내번되어 있는데 정상 경골과 발 역학을 보이는 경우(발 보조기를 통해 뒤꿈치를 수직으로 만들어주는 것이 좋다. 어떤 요인들이 과회외를 일으키고 있을 수 있다.)
- RCSP는 3도 내번되어 있는데 경골 내반이 있는 경우(뒤꿈치가 수직으로 위치하지 못하도록 하는, 즉 부분적으로 보상된 후족 내반 등이 있는지 확인할 필요가 있다.)
- RSCP는 14도 외번되어 있으면서 10도의 전족 내반과 첨족 힘이 있는 경우(거골하관절을 아탈구시키는 회내력이 10도의 전족 내반 교정에 필요한 힘보다 더 큰 상태다.)

문제 68 RCSP는 적어도 환자가 흔히 호소하는 증상들을 어느 정도 설명해주는데 도움을 줄 수 있다. 다음의 네 가지 종골 위치는 각각 회내 증상이나 회외 증상 중 어떤 증상을 일으킬 수 있는가?

1. 10도 외번되어 있다.
2. 수직
3. 8도 내번되어 있다.
4. 3도 외번되어 있다.

정답 | 페이지 하단에

⑷ 중립 종골 위치 (Neutral Calcaneal Stance Position)와 중립 경골 위치(Neutral Tibial Position)

NCSP(Neutral Calcaneal Stance Position)
(우측)
(좌측)

Neutral Tibial Position
(우측)
(좌측)

NCSP는 앞서 언급한 RCSP와 마찬가지로 환자가 서있는 상태에서 종골 위치를 측정하는데, 차이가 있다면 NCSP는 단지 거골하관절을 중립 상태로 만든 후 종골 이등분선 각도를 측정한다는 것이다. 거골하관절 중립 위치는 거골 골두의 압력이 발목 바로 앞쪽의 내측과 외측에서 동일하게 느껴지는 위치를 말한다. 검사자는 환자 발목 앞쪽에서 환자의 거골 골두의 내측과 외측을 각각 엄지, 검지손가락으로 촉지하고, 이

문제 68 1. 회내 증상
2. 일반적으로 무증상, 하지만 고도의 경골 내반이 있는 경우에는 회내 증상
3. 회외 증상
4. 일반적으로 무증상, 하지만 3 - 4도 이상의 경골 내반이 있는 경우에는 회내 증상

상태에서 환자로 하여금 내측 아치를 서서히 올렸다 내렸다 하게 하면서 엄지, 검지손가락에서 느껴지는 거골 골두의 내측, 외측 압력이 같아지는 지점을 찾는다. 같아지는 바로 그 지점이 거골하관절 중립 위치이고, 발이 발목과 이상적인 정렬이 이루어지는 지점이다. 이 상태가 발목이 가장 안정된 상태이다.

NCSP는 거골하관절이 중립 위치에 있는 상태에서 뒤꿈치 이등분선이 내번되어 있는 후족 내반 환자를 분류하는데 도움이 된다. 그러면 언제 NCSP가 유용한가? 가장 임상적으로 유용하게 적용할 수 있는 경우 중의 하나는 NCSP와 RCSP의 차이가 있는 경우이다. 이 차이를 알게 되면 RCSP가 외번되어 있을 때 발 보조기를 통해 변화를 주어야 할 정도를 알 수 있다. 그리고 만약 NCSP가 중등도나 고도로 내번되어 있다면 종골이 수직(RCSP가 0도)이더라도 내번력을 줄 필요가 있다는 것을 의미한다.

NCSP를 측정한 직후에는 다리의 하부 1/3을 이등분하여 중립 경골 위치를 측정한다. 대부분의 사람들은 4 - 5도의 경골내반을 보이기 때문에 내번 발 보조기 기법에 좋은 반응을 보일 것이다.

이와 같은 측정법들을 배우고 나면 이 측정 수치들을 활용하여 환자 치료에 적용할 수 있는 부분들이 생긴다. 먼저 거골하관절 가동범위를 측정하여 거골하관절 중립을 알아낸다. 그 다음 경골 중립 위치와 거골하관절 중립 위치를 동시에 고려하여 보행 시 환자가 기능하기에 적절한 발의 위치를 찾아낸다. 만일 당신이 이러한 이상적인 발의 위치를 만들어줄 발 보조기를 디자인할 수 있다면 그들의 증상을 해소하는데 많은 도움을 줄 수 있을 것이다(대부분의 경우 나는 아직도 이런 접근 방법이 매우 적절하다고 생각한다). 당신은 이 접근 방법이 적절한지 아닌지 본인에게 직접 실험해 보길 바란다. 최소한 나의 임상 경험에서는 이 방법은 환자를 설명하기에 굉장히 좋은 방법이고, 그들이 어떻게 기능하고 있는지, 그리고 그들이 왜 생체역학적으로 올바르지 못하게 기능하고 있는지 그 원인을 찾기에 아주 좋은 방법이었다.

나는 환자들의 종골 위치가 수직일 때면 이 종골이 회내성 보상을 하기 위해 외번하여 수직을 이루고 있는 것인지를 알기 원한다. 환자들의 종골 위치가 내번되어 있을 때는 원래 내번되어 있었기 때문에 비정상적으로 회외가 일어나서 더 내번되어 있는 것인지, 또는 고도의 경골내반으로 인해 외번이 충분히 일어나지 못한 것인지 알기를 원한다. 경골내반이 심한데 RCSP가 수직으로 서 있다면 거골하관절이 아주 심하게 회내된 위치로 아탈구가 일어난 것이라고 볼 수 있다. 이러한 경우 나는 그들의 생체역학이 후족 또는 전족 변형의 영향을 받았는지, 아니면 약하거나 타이트한 근육, 러닝 형태, 과거의 손상 등과 같은 다른 요인들의 영향을 받은 것인지 알기 원한다. 그것을 통해 나는 각 환자를 일반화하지 않고 개별적으로 접근하여 치료한다. 나는 이 NCSP와 RCSP 개념을 즐겨 사용하는데 이는 후족의 전두면 생체역학을 이해하는데 도움을 준다. 나는 이러한 측정을 하는 것이 매우 중요하다고 생각한다. 7 – 10도의 심한 경골 내반을 가지고 있다는 자체가 중요하다기보다는 심한 경골 내반이 있으면 전족을 지면에 닿도록 하기 위해 발에 어떠한 변형이 일어날 수 밖에 없다는 것이 중요한 것이다.

문제 69 환자의 RCSP가 오른쪽은 2도 내번, 왼쪽은 수직이다. 뒤꿈치가 수직으로 서 있는 것이 가장 바람직하고 안정된 및 자세라고 배웠기 때문에 당신은 양쪽 발을 수직이 되게끔 발 보조기를 제작한다. 다음 중 이처럼 뒤꿈치가 원래 내번되어 있는데 발 보조기를 통해 뒤꿈치를 수직으로 세워주었을 때 제대로 기능을 하지 못하는 발 변형은 어느 것인가? 그리고 내번 발 보조기 기법으로 약 5도 정도 내번되도록 하는 것이 더 바람직한 발의 변형은? 환자는 단 하나의 생체역학적 결함을 가지고 있는 것으로 간주하라.

1. 전족 내반 변형
2. 전족 외반 변형
3. 경골 내반 변형
4. 경골 외반 변형
5. 제1중족골 거상(metatarsus primus elevatus)
6. 타이트한 아킬레스건

정답 | 페이지 하단에

문제 69 3 (경골 내반이 있는 경우에는 종골이 수직으로 서있더라도 거골하관절이 회내되어 있는 경우가 많은데, 이런 경우 종골을 내번된 위치에 있도록 하는 것이 거골하관절을 중립 위치에서 기능하게 해줌으로써 여러 회내 증상들을 줄일 수 있다.)

(5) 기능적 무지 제한증(Functinal Hallux Limitus)

기능적 무지 제한증(맨발 상태에서 평가)
(우측)
(좌측)
기능적 무지 제한증(발 보조기 착용 상태에서 평가)
(우측)
(좌측)

정상적인 보행 추진기(propulsion)를 위해서는 뒤꿈치 떼기(heel lift) 시 제1중족골의 족저굴곡과 무지의 족배굴곡을 통해 강하게 지면을 밀고 나가야 한다. 이는 보행에 있어서 매우 중요한 동작이다. 이러한 동작을 제대로 수행하지 못한다면 보행에 문제가 생길 것이고 외전 동요(abductory twist), 팔자걸음, 과도한 외측 체중 부하 같은 다양한 보상이 일어난다. 이러한 경우 일반적으로 엄지발가락 관절이 서서히 붕괴된다. 기능적 무지 제한이란, 엄지발가락 관절 움직임에 제한이 있는 것을 의미하는데 이것이 구조적 문제가 아닌 기능적 문제일 때를 말한다. 제1중족지절 관절의 정상 족배굴곡 가동범위는 75도 이상이다. 이 동작이 60도 이하이면 무지 제한(hallux limitus), 30도 이하일 경우는 무지 강직(hallux rigidus)으로 간주된다. 이 각도는 goniometer나 tractograph로 측정한다. 이 도구의 한쪽 팔은 제1중족골 내측 이등분선에 갖다 대고 다른 쪽 팔은 무지의 내측에 갖다 대서 두 팔의 각도를 측정한다. 두 팔의 축의 중심은 제1중족지절 관절에 위치하게 한다. 기능적 무지 제한은 체중 비부하 시에는 제1중족지절 관절 가

동범위가 정상이나 체중 부하 시 관절 가동범위에 제한이 생기는 것을 말한다. 이는 지면 반발력에 의해 제1중족골이 자유롭게 충분한 족저굴곡을 할 수 없기 때문인 것으로 보인다. 정상적으로 제1중족골은 족저굴곡이 되어야 무지의 족배굴곡이 정상적으로 일어날 수 있다.

환자를 정상적인 보행 각도와 너비로 당신을 향해 서게 하라. 그리고 엄지발가락을 잡고 지면으로부터 족배굴곡을 시켜보라. 만일 족배굴곡이 일어나면 내측 아치가 올라가는 것이 보일 것이다. 만일 과회내와 체중의 내측 이동으로 인해 엄지발가락 관절이 과도하게 충돌하여(too jammed) 움직임의 제한이 있을 경우, 당신은 무지를 족배굴곡하여 내측 아치를 들어 올릴 수 없을 것이다. 나의 외래에는 1/4인치, 즉 4도에 해당하는 간단한 내반 웨지가 있다. 나는 기능적 무지 제한이 있을 경우 내반 웨지를 뒤꿈치에 집어 넣거나 환자에게 발 보조기를 착용하게 한 다음 기능적 무지 제한이 사라지는지 체크한다.

만일 양 발에 같은 체중을 싣고 서 있는 상태에서도 엄지발가락 관절에 jamming이 일어나 관절가동범위에 제한이 있다면, 걷거나 달릴 때는 이 관절 움직임 제한이 더 심할 가능성이 있다. 이는 신발, 러닝 스타일, 보행 역학 등에 의한 것일 수도 있고, 아닐 수도 있다. 나는 내 환자가 엄지발가락 통증이 있을 경우 기능적인 문제가 있는지, 구조적인 문제가 있는지 알기 위해 노력한다. 그리고 그것은 기본적으로 과회내에서 보이는 하나의 징후이기 때문에 과회내를 일으키는 원인이 무엇인지, 필요 시 그것을 어떻게 치료할지를 알기 위해 노력한다.

기능적 무지 제한은 보행 추진기, 엄지발가락 관절 통증 치료에 영향을 미치는 중요한 문제들의 징후로 나타날 수 있다. 기능적 무지 제한은 Howard Dannenberg 박사와 그의 Sagittal Plane Blockade Theory에 의해 알려지게 되었다. 그는 우리가 보행 시 발로 땅을 밀어낼 수 (push) 없다면 허리 통증을 비롯한 온갖 종류의 문제를 얻을 수 있다고 하였다. 그는 Langer Laboratory의 도움으로 1st ray cutout과 Kinetic Wedge(기능적 무지 제한 환자에게 처방하는 발 보조기 변형 기법)를 개발하였다. 그 이전에 Root 박사는 폭이 좁은 발 보조기를 사용함으로써 제1중족골의 족저굴곡이 저해받지 않도록 하였다. 제1중족골의 족저굴곡이 저해되지 않도록 하는 것은 교정용 발 보조기를 사용할 때 가장 중요한 부분 중 하나이다. 당신이 발 보조기를 제공했을 때 환자는 발이 쉽게 굴러가듯이 걸을 수 있어야 한다. 그리고 회내하는 사람의 경우 체중이 보다 발 중심 또는 적어도 체중이 부분적으로 제2중족골에 실리는 것을 느낄 수 있어야 한다. 내번 발 보조기 제작 시에는 제1입방골-주상골 관절 부위를 높게 만들어주면 제1중족골이 쉽게 족저굴곡 할 수 있게 된다. Kirby Skive 역시 내측 구역이 과부하 받지 않도록 고안되었다.

나는 환자에게 발 보조기를 제공하거나 학생들에게 회내에 대한 강의를 할 때면, 환자에게 걸으면서 본인의 발이 어떻게 구르는지 느끼도록 해보라고 한다. 정상적인 보행을 하도록 하면서 한 번에 한 발만 느껴보라고 한다. 나는 그들로 하여금 체중이 제1중족골에만 실리는지(과회내된 경우), 제1, 2중족골에 실리는지(양호), 제2, 3중족골에 실리는지(가장 바람직함), 제4, 5중족골에 실리는지(너무 회외된 경우) 느껴보라고 한다. 우리 발은 서로 다르기 때문에 한 번에 한 발만 느끼게 하고 양쪽 발의 느낌이 서로 같은지 다른지를 살펴보라고 한다. 그들이 앞으로 신발을 구입할 때 이와 같은 방법을 적용해 보면 보다 안정적인 신발을 선택할 수 있을 것이다.

기능적 무지 제한 검사를 시행할 때 만일 엄지발가락이 족배굴곡됨에 따라 내측 아치가 올라갈 경우, 이것을 소위 흡처 수기(Hubscher Maneuver)라고 부른다. 나중에 따로 다루겠지만 기능적 무지 제한 검사와 Hubscher 검사는 동시에 이루어지는 것이다.

문제 70 당신은 보행 시 앞으로 나아가는 동작에 제한이 없어야 한다. 일반적으로 발 보조기는 관상면에서의 좌우 움직임을 최소화하면서 시상면에서의 움직임을 더 많이 이끌어 냄으로써 효율적으로 움직이게 해준다. 우리는 엄지발가락으로 땅을 힘차게 밀어내기를 원하기 때문에 보행 밀어내기(push off) 시에 우리의 모든 체중을 제1중족골 하방에 두는 것이 좋은가? (예 또는 아니오)

정답 | 페이지 하단에

문제 70 아니오. 추진기 시에 모든 체중이 제1중족골 아래로 지나가면 지면반발력에 의해 제1중족골의 족저굴곡이 저해되어 엄지발가락 관절 등에 문제를 발생시킬 수 있다.

⑹ Hubscher's Maneuver(Jack's Test)

Hubscher's Maneuver(Jack's Test)
(우측)
(좌측)

이 수기는 아치가 유연한지 경직되어 있는지를 알아보기 위한 것이기도 하지만, 실제로는 기능적 무지 제한 검사의 일부이다. Hubscher's Maneuver는 환자의 엄지발가락을 들어올렸을 때 그들의 편평한 발 아치가 위로 올라갈 수 있는지를 알아보기 위한 것이다. 즉, 그 아치가 무너진 것이 경직성인지 기능적인 것인지를 알아보기 위한 것이다. 또한 앞에서 언급한 것처럼 엄지발가락 관절에 어떤 기능적 제한이 있는지를 알려준다. 만일 기능적 무지 제한이 있을 경우, 이 방법을 시행하기 전에 그 제한을 없애야 한다(뒤꿈치에 내반 웨지를 넣든, 발 보조기 착용을 해서).

일생 동안 엄지발가락은 많은 무리를 하게 된다. 50세가 넘는 나의 환자들 중 대부분은 어느 정도의 엄지발가락 관절의 퇴행(마모)을 가지고 있다. 엑스레이에 나타나기 전이나 실제 통증이 나타나기 전 관절에 아주 미묘한 마모가 있을 때부터 이를 알 수 있게 된 것은 MRI의 개발 덕분이다. 퇴행성 관절에 영향을 미치는 통풍이 엄지발가락을 가장 잘 침범하는 것은 놀랄 일이 아니다. 마모는 너무 일상적인 것이기 때문에 대부분의 의사들은 관절염이 있을 때조차 마모에 주의를 기울이지 않는다.

때때로 마모는 환자의 생체역학과는 관계없이 종자골 골절 같은 과거에 발생했던 사고로 인해서도 생긴다. 그럼에도 불구하고 관절 손상은 대부분 예측이 가능하고 쉽게 증상을 감소시킬 수 있다. 가장 간단한 진단 방법은 Hubscher's maneuver이다. 환자를 맨발로 세우고 양 발에 체중을 똑같이 배분한다. 그리고 검사자가 환자의 엄지발가락을 지면으로부터 들어 올리고 엄지발가락이 족배굴곡이 되는지, 내측 아치가 올라가는지 관찰한다. 체중 부하 시 엄지발가락 족배굴곡이 정상적으로 일어나지 않는 것을 기능적 무지 제한이라고 한다(단, 체중을 부하하지 않은 이완된 자세에서는 엄지발가락 족배굴곡이 정상적으로 나와야 한다). 그리고 당신은 어떤 것이 이 결과에 변화를 주고 엄지발가락 관절을 자유롭게 올릴 수 있는지 알기 위해 다양한 방식을 테스트해 볼 수 있다. 종종 4도 내반 뒤꿈치 웨지 같은 간단한 지지대(support)만으로도 충분히 그 역할을 할 수 있다. 때로는 후족 서포트, 내측 아치 서포트 그리고 전족 내측에 체중이 덜 실리도록 하는 댄서 패드(dancer's pad)나 reverse Morton's extension 등을 사용할 수 있다. 이러한 방법들은 이 검사에서 기능적 무지 제한을 없애는 것에 치중해야 한다. 외래에서 환자 초진 시 내반 웨지나 댄서 패드를 대주어 엄지발가락 족배굴곡 시 엄지발가락 관절 가동범위 제한과 내측 아치 높이가 개선되는지 쉽게 관찰해볼 수 있다.

또한 이 검사를 할 때는 내측 아치가 유연한지 경직되어 있는지를 체크하라. 서있는 자세에서 내측 아치를 관찰하면서 환자에게 뒤꿈치를 들어 올리도록 하고 아치가 여전히 편평한지 개선이 되는지를 주시하라. 만일 내가 환자에게 내번 발 보조기를 처방하려고 한다면, 환자는 새로운 형태의 발 보조기에 적응하기 위해서 아치가 유연해질 필요가 있다. 만일 아치가 경직되어 있으면 발을 내번시킬 때 중족이 제1입방골 브근에서 공중에 들려있게 되면서 엄지발가락 관절 역시 허공에 떠있게 된다(아치의 유연성이 정상이라면 뒤꿈치를 내번시키더라도 엄지발가락 관절이 지면에 닿아 있어야한다). 오랜 시간이 지나서 그것이 저절로 개선되는 것을 본적이 있지만 그것은 발 보조기를 불편하게 느끼게 하고, 이런 경우 sweet spot(발 보조기의 특정 부위에 푹신한 물질을 대주는 기법)이 필요하다. 나는 많은 환자들에게 물리치료를 권유하여 중족과 뒤꿈치 외반 구축을 풀어주도록 한다(PTTD 3, 4기의 경우). 또한 제1입방골 원위부 하방에 내반 웨지를 대주어 발을 서포트하거나 내측 구획 서포트를 제1중족골 또는 간혹 엄지발가락 기저부까지 연장하는 하이브리드 내번 발 보조기를 만들어 주어야 할 수도 있다. 이때 Ambulator extra depth shoe같은 toe box가 깊은 신발이 필요하다. 바라는 바는 발이 서서히 발 보조기에 적응하여 제1중족골 기저부 원위부 서포트를 점차적으로 제거하는 것이다. 발 보조기를 제작하기 전에 Jack's test를 시행하는 것은 이것을 미리 예견하는데 도움을 줄 수 있다. 발 보조기 제작 이후 발 보조기를 착용한 상태에서 Jack's test를 하는 것은 발 보조기의 효과를 알아볼 수 있을 뿐 아니라, 안정성을 위해 체중이 제1중족골두 쪽으로 실리도록 하기 위해 발 보조기에 어떤 추가적인 수정을 가해야 할지 결정하는데 도움을 줄 수 있다.

문제 71 내번 발 보조기 착용 시 제1입방골 부위에 체중 부하가 집중되는 PTTD 4기 환자에서 제1중족골에도 체중이 부하되도록 하기 위해 수정을 가하려고 할 때 어떤 테스트가 결정적으로 중요한가?

정답 | 페이지 하단에

⑺ 한쪽 발 뒤꿈치 들기 검사 (Single Leg Heel Raise Evaluation)

한쪽 발 뒤꿈치 들기
(우측)
(좌측)

한쪽 다리로 서서 발 뒤꿈치를 들지 못할 경우 정상 보행 기전이 작동할 수 없기 때문에 이 검사는 가장 중요한 검사 중 하나이다. 이 테스트를 시행할 때는 환자의 한 쪽 손을 견고한 면에 지지하게 하여 안정성을 준다. 왜냐하면 이 검사는 균형 테스트가 아니고 근력 테스트이기 때문이다. 양쪽 발을 지면에 딛고 선 상태에서 한쪽 발을 지면에서 들어 올린다. 그 다음 지탱하고 있는 발의 뒤꿈치를 지면으로부터 여러 번 들어올린다. 천천히 뒤꿈치를 들어올리고 내린다. 건강함의 기준은 25회를 반복할 수 있는 것이다. 어떤 환자는 이 기준에 도달하기 위해 1년이 걸릴 수 있다. 나는 환자에게 이 운동을 잠자기 전에 하고, 통증이 있을 때는 하지 말라고 한다. 격일로 하는 것이 좋다.

왜 이 운동이 그렇게 중요할까? 우리 몸에서 가장 강력한 건인 아킬레스건은 정상적으로 체중을 4 – 5회 쉽게 들어올릴 수 있어야 한다. 만일 한쪽 발 뒤꿈치로 자신의 체중을 들어올리기가 어렵다면 정상적인 활동이 불가능하다. 이러한 개념은 스포츠의학에서 중요하게 다루어지지만, 나이 많은 노인들을 다루는 족부의사에게도 아주 중요하다. 한쪽 발 뒤꿈치 들기를 하지 못할 경우 일반적인 활동에 많은 지장을 초래하게 될 것이다.

⑻ 한쪽 다리로 균형잡기(single leg balancing)

한쪽 다리로 균형잡기
(우측)
(좌측)

다리 건강의 또 다른 매우 중요한 척도는 한쪽 발로 아무것도 붙잡지 않고 2분 동안 균형을 유지할 수 있는 능력이다. 이것은 나이에 따른 낙상 예방 프로그램에서도 아주 중요하지만, 보다 젊을 때 이 능력이 갖추어 지는 것이 바람직하다. 이 운동 역시 저녁에 하는 것이 좋다. 일단 눈을 뜬 상태에서 이것을 잘할 수 있다면, 빌드업을 위해 무릎을 살짝 구부린 상태에서 2분을 지속할 수 있도록 한다. 이후에는 좀 더 근력을 강화하기 위해 두 가지 선택을 할 수 있다. 눈을 뜨고 푹신한 베개 한 가운데에 서서 균형을 잡거나, 눈을 감고 점차 2분까지 시간을 늘리는 것이다. 그 다음 단계는 눈을 뜬 상태로 작은 고무 운동 균형 디스크(rubber exercise balance disc)위

문제 71 Jack's Test

에 서 있는 것이다(일반적으로 지면으로부터 최대 1인치 정도 떠 있게 된다). 이처럼 운동을 갈수록 강하게 함으로써 당신은 우선 전반적인 다리 힘을 키우고 또한 낙상을 예방하는 속근(fast twitch muscle)을 발달시킨다. 할수록 점차 당신의 반응시간이 빨라지게 될 것이다.

한쪽 다리 뒤꿈치 들어올리기와 한쪽 다리로 균형잡기는 다리를 더 강하고 파워풀하게 만들기 위한 좋은 출발점이다. 전반적인 발목의 기능적 불안정성과 약한 아킬레스건은 발과 다리 건강에 해롭고, 따라서 생체역학 검사에 있어서도 중요하게 평가하는 부분들이다.

3. 복와위에서 관찰(Patient Lying Prone)

앞의 1, 2번에서는 보행, 그리고 서 있는 상태(체중 부하상태)에서의 검사를 다루었다. 이제는 환자를 엎드려 눕힌 상태에서의 검사에 대해 얘기할 것이다.

(1) 발목 관절 족배굴곡 검사 (체중 부하를 하지 않은 상태에서)

이 검사는 발목 문제를 일으키는데 관여할 수 있는 첨족 힘(equinus force)과 과운동성(hypermobility) 문제를 발견하는데 중요하다.

발목 관절 족배굴곡 가동범위	
(우측)	무릎 신전 시
	무릎 굴곡 시
(좌측)	무릎 신전 시
	무릎 굴곡 시

무릎을 신전 및 굴곡한 상태에서 발목관절 족배굴곡을 검사해보면 비복근과 가자미근의 타이트함이나 쇠약(과유연)에 대해 많은 것을 알 수 있다. 이 두 근육이 이어지며 아킬레스건을 이루게 되는데 이는 우리 몸에서 가장 강력한 건이자 우리 몸에 아마도 가장 큰 영향을 미치는 건일 것이다. 따라서 이 건의 타이트함이나 쇠약은 무릎, 발목, 아치, 중족에 아주 큰 영향을 미친다. 직접적으로는 발목과 무릎 관절에 영향을 주고(비복근은 무릎을 가로지른다), 간접적으로 발의 모든 구조물에 영향을 미친다. 아킬레스건에 전반적인 타이트함이 있는지 검사하고 그것이 정상적인 아킬레스 힘–길이 곡선(force-length curve)과 어떤 관련이 있는지를 파악할 수 있다면 당신은 환자의 아킬레스 문제, 정강이 통증, 발목 문제, 종아리 근육 문제, 발 문제 등 많은 손상들에 도움을 줄 수 있을 것이다. 아킬레스건 문제는 많은 하지 손상에 중요한 요인으로 작용할 수 있다.

아킬레스건 유연성 검사(발목관절 족배굴곡 검사)는 발과 다리의 외측면을 따라 시행한다. 검사기구(goniometer 또는 tractograph)의 한쪽 팔(arm)은 외측 복사뼈(lateral malleolus)와 제5중족골두를 잇는 선에 정렬을 맞추고 또 다른 한쪽 팔은 외측 복사뼈와 비골 골두를 잇는 선에 정렬을 맞춘다. Goniometer의 축은 발목 관절의 외측에 위치한다. 그리고 나서 발을 잡고 제1중족골을 내번시킴으로써 거골하관절과 중족 관절의 종축을 약간 회외시킨다. 그리고 환자에게 발목을 좀 더 굴곡된 자세로 발을 잡아당기는 것을 도와 달라고 요청하면서도 거골하관절은 계속 그 위치를 유지해야 한다. 이상적인 각도는 환자가 다리를 고정한 상태에서 발을 위로 잡아당길 때, 무릎을 신전한 상태에서는 10-12도(비복근에 의해 이루어 지는 각도), 무릎을 구부린 상태에서는 15-18도(가자미근에 의한 각도)이다. 거골하관절 회외를 더 많이 시킬 경우 족배굴곡이 제한돼 정상 각도가 0-5도 정도를 보일 수도 있다. 반대로 검사 도중 거골하관절이 회내되는 경우 정상보다 더 큰 각도가 나올 것이다. 당신이 이 검사를 10명 정도 실시했을 경우 평균적으로 무릎 신전 시 10도, 무릎 굴곡 시 15도가 나올 것이다. 만일 당신이 검사한 각도가 이 각도와 다소 차이가 난다면 다시 앞에 서술한 검사 과정을 다시 이해해야 한다. 이 검사를 가르쳐보면 어떤 의사들은 족배굴곡이 내가 측정한 것보다 5도 정도 더 나온다. 나는 그들에게 그들의 검사 평균 수치를 정상 값으로 받아들이고 그것을 기초로 환자를 치료하라고 조언한다. 어느 한 의사는 자신의 환자들은 전부 타이트한 아킬레스를 갖고 있다고 말한다. 실제로 환자 모두가 타이트한 아킬레스를 가지고 있지는 않기 때문에 그가 측정한 각도 0도는 내가 측정한 각도 10도를 의미한다고 볼 수 있다. 그는 그의 측정 값에서 정상이라고 여기는 각도를 적절하게 조정할 필요가 있었다. 이런 경우 그는 그의 측정 값 0도를 정상으로 보고 -값이 나오는 경우에 족배굴곡에 제한이 있다고 보는 것이 합리적이다.

발목 족배굴곡에 제한이 있다는 것은 무엇을 의미하는가? 우리가 보행 시 자연스럽게 체중을 앞으로 이동하려면 발목에서 족배굴곡이 일어나야 한다. 중간 입각기에서 체중은 우리 발 바로 위에 있고 발목 관절은 중립 위치를 취하고 이때의 족배굴곡 각도는 0도이다. 중간 입각기 말기에 발 뒤꿈치를 지면에서 막 들어 올리는 순간에는 발목이 10도 족배굴곡되고 무릎이 펴진다. 발 뒤꿈치가 지면에서 떨어지면서 추진기가 시작되는데 이 때 발목의 족저굴곡과 무릎 굴곡이 일어나면서 발과 발가락을 지면에서 들어올릴 준비를 한다. 원활한 보행을 위해서는 발 뒤꿈치가 떨어지기 직전에 무릎은 펴진 상태에서 발목은 10도 구부러져야 한다. 이것이 정상 발목관절 족배굴곡의 정의이다. 만일 족배굴곡이 10도 미만이면 첨족 변형이 있는 것이다. 또한 12도 이상이면 과유연한 것이다. 2도 이내의 오차는 정상적인 것이고, 아침보다 밤에는 약 2-3도 이상 더 유연해질 수 있다. 측정은 동일한 검사자가 시행할 경우 매우 신뢰할 수 있고, 유연성 운동 프로그램을 실시하면서 환자의 변화를 추적하여야 한다. 만일 10명의 환자를 똑같은 방법으로 검사를 시행하고 평균 각도가 8-12도를 보이면 당신은 검사를 올바르게 하고 있는 것이다. 당신의 평균 검사 각도가 15도 이상이거나 5도 이하일 경우 당신은 나와 다르게 측정하고 있는 것이다. 만일 당신이 일관되게 측정한다면 당신은 아킬레스가 더 유연해지는지 아니면 더 타이트해지는지 그 경향을 추적관찰 할 수 있다. 이것은 중요한 일이다. 대부분 내가 검사한 환자들은 정상적인 유연성을 갖고 있다. 그런데 만일 당신이 검사한 대부분의 환자들이 타이트하거나 유연하다면 나는 동료나 학생들과 함께 다시 검사한다.

여기서 정상 하지 건(아킬레스, 대퇴사두근, 햄스트링)의 힘 – 길이 곡선에 대해 언급하도록 하겠다. 힘 – 길이 곡선 그래프에서 힘은 수직 축이고, 건의 길이는 수평축이다. 타이트하지도 않고 너무 유연하지도 않은 건의 정상 길이를 휴면 길이(resting length) 또는 정상 생리적 길이(normal physiological length)라고 부른다. 비복근이 정상 유연성을 보이고 이 때의 발목관절 족배굴곡 각도가 10–12도라는 말은, 족배굴곡 각도가 10도 미만이면 너무 타이트한 것을 말하고, 12도 이상이면 너무 느슨하다는 것을 의미한다. 마찬가지로 가자미근이 정상 유연성을 보이고 이 때의 발목관절 족배굴곡 각도가 15–18도라면, 15도 미만인 경우는 너무 타이트하고, 18도 이상일 경우 너무 느슨하다는 것을 의미한다. 힘 – 길이 곡선은 정상적인 생리학적 길이를 벗어날 경우 어떠한 건도 더 약해진다는 것을 보여준다. 어떤 건이 정상보다 더 타이트하다면(muscle–bound라고도 불리는), 액틴(actin), 마이오신(myosin) 섬유가 과도하게 붙들려 신경학적 전하(neurological charge)를 적게 생산하게 되고 따라서 근육의 강력한 수축이 덜 일어나게 된다. 결국 건은 더 타이트해질수록 더 약해진다. 건이 정상보다 더 느슨한 경우 건은 더 길어지는데 타이트할 때와 마찬가지로 더 약해진다. 이러한 경우 액틴과 마이오신 섬유는 서로 치밀한 접촉이 이루어지지 않아 신경학적 전하를 덜 발생시키고 약해지게 되는 것이다. 이러한 지식은 나로 하여금 많은 손상을 다루는데 도움을 주었다. 이러한 것의 중요성을 알려주는 예시는 많지만 여기서는 한 가지만 언급하겠다. 만성 아킬레스건염을 앓은 지 2년된 환자가 찾아왔다. 기존의 MRI와 초음파에서는 어떤 문제도 발견되지 않았다. 기존에 환자가 하고 있던 치료는 하루에 세 번 아킬레스 스트레칭, 발 뒤꿈치 안정성을 위한 발 보조기, 냉찜질, 유연성과 근력을 위한 물리치료, 항소염제 복용이었고, 이런 치료에 반응이 없자 침술 및 건을 연장하는 수술을 권유받았다. 내 진료 당시 아킬레스 건은 약간 두어 있었지만 아킬레스 건병증의 종창(swelling of tendinosis) 같지는 않았다. 그런데 환자는 한쪽 발 뒤꿈치 들어올리기(single heel raises)를 연속하여 25회 할 수 없는 상태였다(내가 아킬레스 힘을 평가할 때 사용하는 기준). 그리고 발목관절 족배굴곡검사에서 무릎 신전 시 29도, 무릎 굴곡 시 34도를 보였다. 그 환자의 치료 전 유연성이 어땠었는지는 아무도 모르지만 그가 하루 세 번 이상 2년 동안 스트레칭을 한 것이 잘못된 치료 방향이었을 가능성이 있었다. 나는 그에게 한 달 동안 뒤꿈치 리프트(heel lifts)와 뒤꿈치가 높은 신발(shoes with heel elevation)을 신고 스트레칭은 하지 말라고 말했는데, 그는 나를 신뢰하지 못하는 눈치였다. 또한 나는 동작 시 통증이 없는 두 가지의 아킬레스 근력 운동을 매일 하도록 권유하였다. 한쪽 발 뒤꿈치 들어올리기를 통증없이 할 수 있기까지는 오랜 시간이 걸릴 것으로 예상되었고 이런 경우 우선 다른 아킬레스 근력 운동부터 하는 것이 좋다. 한 달 후, 그의 증상은 좋아지기 시작했고 발목 족배굴곡 각도는 각각 22도, 29도로 감소하였다. 그 다음 달 말에는 아킬레스건 통증이 거의 없었고 족배굴곡 각도는 각각 17도, 26도였다. 두 달 반이 경과했을 때는 30분간의 pain-free fast walking test를 통과하였다. 그래서 walk-run program과 함께 매일 저녁 한쪽 발 뒤꿈치 들기 운동을 시작하도록 하였다. 4개월이 지나자 통증이 없이 30분을 뛸 수 있었고 당시 발목 족배굴곡 각도는 각각 14도, 24도를 보였다. 나는 그 환자에게 당신은 아직도 너무 유연하지만 고비는 넘겼다고 말했다. 나는 계속해서 몇 달 동안 어떤 형태의 아킬레스건 스트레칭이든 다 금지시켰고 반드시 달리기 전에 준비 운동으로 걷거나 정지 상태에서 자전거타기를 하라고 하였다. 내가 생각하기에는 과거에 그의 유연성이 정상으로 나왔었고, 일단 의료인이 무릎을 신전한 상태에서 족배굴곡 각도가 10도로 측정되었기 때문에 이후에 더 이상 측정을 하지 않아 환자에게 과도한 유연성이 있다는 것을 간과한 것으로 보인다.

그리고 이제 체중 부하 상태에서의 발목관절 족배굴곡 측정을 다루도록 하겠다. 이 검사를 정확하게 하기 위해서는 어떠한 회내 보상도 허용하지 않는 견고한 발 보조기를 착용한 상태에서만 가능하다. 일단 체중을 부하하게 되면 발에는 회내력이 가해지게 되고 발목, 거골하관절, 중족관절 내에서 거골은 족저굴곡되면서 경골이 더 전방으로 이동하게 된다. 사람에 따라 체중 부하 시 발이 회내되고 거골이 족저굴곡되고 경골이 전방으로 이동하는 정도가 다르기 때문에 견고한 발 보조기를 착용하여 회내를 차단해야만 이 검사를 정확하게 하는 것이 가능한 것이다. 또한 체중을 부하하지 않은 상태에서의 검사는 이미 재현성 테스트에서 입증되었지만 체중을 부하한 상태에서의 아킬레스건 유연성 검사는 그렇지 않아 추가적인 연구가 필요할 것으로 보인다. 어떤 환자의 아킬레스가 너무 타이트해서 유연성을 검사할 경우 나는 몇 도의 오차 이내로 정확하게 검사할 수 있고, 한 달이나 6개월 후에도 나는 똑같은 측정값을 재현할 수 있다. 이것이 내가 이 각도를 똑같은 방법으로 검사하는 이유이다.

문제 72 한 환자가 아킬레스건염과 중족골 통증을 호소하였다. 발목의 족배굴곡은 무릎 신전 시 −2도 무릎 굴곡 시 19도였다. 어느 근육이 타이트한 것으로 볼 수 있는가?

정답 | 페이지 하단에

(2) 전족 변형(Forefoot Deformities)

전족 내반 발은 전족 외반 발과 다르게 기능을 한다. 이 부분이 치료에 영향을 미칠까?

전족 변형(Forefoot Deformity)
(우측)
(좌측)
만약 전족 내반(forefoot varus)이 있는 경우, 중족관절이 유연한지 여부
(우측)
(좌측)

문제 72 비복근 (발목 족저굴곡 가동범위가 무릎을 굴곡시켰을 때는 정상인데 무릎을 신전시켰을 때 제한이 있다면 비복근이 타이트한 것으로 볼 수 있다.)

전족 변형은 체중부하를 하지 않은 상태에서의 발 앞쪽과 발 뒤쪽의 상호관계를 말한다. 즉, 거골하관절을 중립으로 하고 이완된 상태에서 발 뒷부분의 위치에 대한 발 앞부분의 다양한 정렬을 규정하는 것이다. 전족 변형은 환자가 엎드린 상태에서 거골하관절을 중립으로 하고 중족골 관절을 최대로 회내시킨 상태에서 측정한다. 이것은 맞춤형 발 보조기 제작을 위한 impression casting을 할 때의 방법과 같다.

참고로 어떤 사람은 캐스팅을 할 때 환자를 똑바로 눕혀서(supine) 하는 방법을 선호하고 어떤 사람은 엎드려서(prone) 하는 방법을 선호한다. 중족 관절이 너무 유연하여 불안정하지만 않다면 두 방법은 똑같은 결과를 가져올 것이다. 부록 9에서 거골하관절 중립상태에서의 impression casting을 다루게 될 것이다. 이러한 방법으로 얻은 impression은 foam box나 puddle casting에서 얻는 impression과는 아주 다르기 때문에 foam box 등을 통한 캐스트를 사용하여 치료를 결정하는 것은 쉽지 않다. suspension casting을 이용하여 얻은 캐스트만이 전족과 후족의 올바른 관계를 나타내줄 수 있다.

전족의 외번 변형으로는 전족 외반(forefoot valgus), 족저굴곡된 제 1열(plantarflexed 1st ray), 전족 외번(forefoot evertus)이 있고, 전족의 내번 변형으로는 전족 내반(forefoot varus), 족저굴곡된 제 4, 5열(plantarflexed 4, 5th ray), 전족 회외(forefoot supinatus)가 있다. 이들 중 일부는 변하지 않는 구조적인 변형들이고, 다른 일부는 약간의 변화가 가능한 복합 변형이며, 또 다른 일부는 적절한 치료를 통해 치료가 가능한 기능적인 변형이다. 만일 전족 변형을 고려해서 발 보조기를 제작해야하는 경우라면, 전족 변형 정렬 측정치와 캐스트에서 얻은 값을 주의해서 비교(부록 9에서 다루겠지만 그 차이가 2도 이내이어야 한다)하고, 2년 마다 다시 측정하는 것이 바람직하다. 만일 측정치가 2도 이상 차이가 난다면 캐스트를 다시 해야 한다.

전족 내반이 있을 때 이 전족 내반이 실제로 족저굴곡된 제4, 5중족골로 인한 것인지 아닌지를 알 필요가 있는 사람은 수술하는 의사 뿐이다. 그리고 나는 전족 내반이나 전족 회외를 동일하게 여기고 두 경우 모두 내번 발 보조기를 처방하여 치료한다. 그럼에도 불구하고 내번된 전족이 전족 회외인지 아닌지를 아는 것은 매우 중요하다. 왜냐하면 전족 회외의 경우 연부조직의 문제이기 때문에 전족이 내번된 것을 도수치료를 통해 부분적으로 또는 완전히 치료할 수 있기 때문이다. 이를 위해 당신은 환자의 발 위에 핫팩을 5분간 올려놓은 후 발 뒤꿈치를 견고하게 잡고 여러 차례 전족을 외번시키면서 전족 회외를 감소시켜라. Paul Scherer 박사는 누운 상태에서 캐스팅(casting supine)을 할 때 제1중족골두 위쪽을 눌러줌으로써 제1중족골을 족저굴곡 및 외번시키고 전족 회외를 제거하는 방법을 널리 알렸고 나는 이 방법이 완전하다고 생각하지만 이것을 사용한 적은 없다. 나는 캐스팅하기 전에 전족 회외 자체를 치료하는 mobilization 도수치료를 시행한 후 캐스팅 하는 것을 선호한다.

전족 회외는 발 뒤꿈치가 외번하면서 전족과

jamming이 일어날 때 발생한다. 주로 중족 관절 종축이 회외(supinating the longitudinal axis of the midtarsal joint)되면서 전족의 기능적 내반을 일으킨다. 만일 발 뒤꿈치가 외번되지 않은 상태에서 전족 내반이 있다면 그것은 전족 회외 변형이 아니다.

전족 내반이 있는 경우에는 발 뒤꿈치가 지면에 착지하는 순간에 제1중족골의 위치가 제2중족골보다 높고, 제5중족골이 가장 낮게 위치하는데 이런 경우 일반적으로 발은 뒤꿈치를 외번시켜서 중족골들을 지면에 일치하게 한다. 원칙적으로는 다른 이상이 없고 5도의 전족 내반만 있는 경우, 발 뒤꿈치는 5도 만큼 외번하게 된다. 그러나 일반적으로 여기에 다른 여러가지 힘이 더해져서 더 큰 회내 문제가 발생하게 된다.

만일 환자가 엎드려 누워있는 상태에서 거골하관절을 중립 위치에 놓고 검사했을 때 전족 내반이 관찰된다면, 그 전족은 후족에 대해 내번되어 있을 것이다(발 뒤꿈치 이등분선에 대해 수직인 선을 기준으로 측정한다). 전족 내반이 있는 경우, mobilization 전후로 전족 변형의 정도를 측정하여 변화가 있는지 관찰하는 것이 좋다. 변화가 있다면 전족 회외로 볼 수 있는데 이 경우는 mobilization을 해주거나 오랜 기간 회내를 교정하였을 경우 나중에 없어질 수 있다. 이러한 전족 회외는 발 뒤꿈치가 외번이 될 때의 지면 반발력에 의해 발생하는데, 종골 외번이 있는 경우 전족은 만성적으로 관상면 상에서 위쪽으로 jamming을 일으켜 전족 내반과 닮은 전족 회외의 양상을 보이게 된다.

보통 전족이 12도 내번되어 있을 경우 그것이 완전히 기능적이든, 부분적으로 기능적이든 간에 6도 이하로 감소시킬 수 있다. 50% 교정은 이러한 기능적 문제에 있어서 일반적이다. 어떤 의사는 mobilization 전에 10분 간 발에 핫팩을 대주고 발을 풀어준다.

이것이 왜 중요한가? 뒤에서 발 보조기 교정에 대해 언급할 때 알게 되겠지만(부록 8), 전족 내반 각도를 정확하게 서포트해주는 것은 쉬운 작업이 아니다. Impression cast상에서 전족 내반이 심할수록 양성 석고 교정 시 더 많은 수정이 필요하다. 이것은 전족 외반에서는 해당이 안된다. 4–5도 이상의 전족 내반에서 Root Balancing system을 적용하여 발 보조기를 제작할 경우 보행 주기 추진기에서 제 1열의 족저굴곡이 방해받을 가능성이 있다. 명백하게 5도가 넘는 전족 내반의 경우에는 modified Root correction을 통해 제1, 2중족골에 대한 서포트를 줄이거나 내번 발 보조기 기법을 사용하는 등 완전히 기법을 바꿔야 할 것이다. 부록 8에서 이러한 모든 발 보조기 변형에 대해 다루게 될 것이다. 그런데 만일 전족 회외가 있는 경우 발을 mobilization 시켜 전족의 회외된 것을 어느 정도 줄일 수 있다면, 당신은 좀 더 안정적인 발 보조기를 만들 수 있고, 수정을 가할 필요가 줄어들 것이다.

당신은 이미 처음에 RCSP(resting calcaneal stance position)를 검사했을 것이다. 만일 이 검사에서 종골이 외번되어 있고 전족은 내번되어 있는 것으로 판단이 될 경우, 전족 내반 또는 전족 회외 둘 중 하나가 있는 것으로 볼 수 있다.

이런 경우에는 당신이 발 캐스팅을 하지 않더라도 우선 전족 내번이 어느 정도 감소되는지 알아보기 위해 후족에 대해 전족을 mobilization 해보라. 캐스팅 전에 하는 것이라면 mobilization을 하기 전에 10분간 발에 핫팩을 대라.

최근에 작고하신 ProLab USA의 설립자 Paul Scherer 박사에 경의를 표한다. 그는 전족 회외가 의심될 경우 캐스팅할 때 제1중족골을 족저굴곡 시키라고 가르쳤다. 앞서 언급했듯 나는 한번도 이렇게 해본 적이 없지만 그 원리는 타당한 것이다. 부록 9에서 Impression casting에 대해 언급했듯이 앙와위 자세에서 캐스팅하는 것의 문제들 중 하나는 만일 중족이 과도하게 유연할 경우 중력에 의해 전족의 내번된 위치가 변할 수 있다는 것이다. 전족 내반과 인대 이완(ligamentous laxity)이 있는 환자에서는 엎드린 자세(prone)에서 캐스팅을 하는 것이 더 바람직하다.

문제 73 내번 발 보조기 기법은 회내를 일으키는 모든 경우에서 사용될 수 있다. 여기에는 종골 외번을 보상하기 위해 발생한 전족 내반/전족 회외에 의해 초래되는 과도한 회내의 경우도 포함된다. 대부분의 발 보조기 연구소는 5도 이하의 경미한 전족 내반을 서포트하는 것을 잘 해낸다. 그러나 이들은 종종 심하게 내번된 전족 변형을 교정하다가 제 1열의 족저굴곡을 과도하게 저해하여 보행 시 추진(propulsion)을 제한하기도 한다. 만일 전족 변형 검사에서 10도의 전족 내반이 관찰되고 수기요법(manipulation)을 통해 이를 5도로 감소시킬 수 있다면, 내번 발 보조기의 pouring 각도는 몇 도로 하면 되는가?

정답 | 페이지 하단에

(3) 제 1열의 관절가동범위 (First Ray Range of Motion)

당신은 족저굴곡된 제1중족골 또는 제1중족골 거상(metatarsus primus elevates)을 가지고 있는가? 종자골(sesamoids)의 가동범위가 정상을 벗어났는가?

제 1열의 관절가동범위		
(우측)	위쪽 방향	
	아래쪽 방향	
(좌측)	위쪽 방향	
	아래쪽 방향	

제 1열 관절가동범위와 중족골 아치를 평가하는 것은 전족에 대한 수술이나 보존적인 치료를 할 때(종자골 골절 등) 매우 중요하다. 제1열 가동범위를 측정할 때의 기준점은 전족 변형을 검사할 때와 마찬가지로 거골하관절을 중립 상태로 하고 중족관절은 최대로 회내시킨 상태로 하는 것이다. 움직임을 측정한다는 것은 어떤 고정된 기준점에 대해 움직이는 한 부분의 관계를 보는 것이다. 예를 들면 발목 족배굴곡을 검사할 때는 다리를 고정한 상태에서 발이 다리를 향해 움직이는 것을 관찰하는 것과 같은 것이다. 제 1열 가동범위를 측정할 때는 제2중족골은 고정시키고 제2중족골을 기준점으로 삼아 제1중족골을 움직여 본다. 이상적인 움직임은 제1중족골이

문제 73 25도 내번 발 보조기 기법 (10도의 전족내반이 있지만 도수치료로 5도를 감소시킬 수 있다면 발 보조기를 통해 남은 5도에 해당하는 내번력을 주는 것이 바람직하다. 5:1의 법칙에 의해 25도의 내번 발 보조기를 통해 5도의 내번력을 줄 수 있다.)

제2중족골 골두 상 · 하방으로 각기 5 mm만큼 동일한 정도로 움직이는 것이다. 족저굴곡된 제1중족골(plantarflexed 1st metatarsal)에서는 제1중족골의 족저굴곡 움직임이 족배굴곡 움직임보다 더 많이 일어나거나 제1중족골 위치 자체가 제2중족골에 비해 더 발바닥 하방(plantar position)에 위치해 있다. 제1중족골 거상(metatarsus primus elevates)에서는 제1중족골의 족배굴곡 움직임이 족저굴곡 움직임보다 더 많이 일어나거나 제1중족골 위치가 제2중족골에 비해 더 발등쪽(dorsal position)으로 위치해 있다. 제1중족골이 발등쪽으로 더 많이 올라가든 발바닥쪽으로 더 많이 올라가든 더 많이 올라가는 쪽으로 그 변형을 정의한다. 보행 시에는 우리의 체중이 결국 엄지발가락 쪽을 지나가는데 그 직전에 체중이 중족골들을 지나가기 때문에 중족골의 움직임을 알기 위한 이 검사는 매우 중요하다. 보행 시 밀어내기(push off)가 올바르게 이루어지려면 제1중족골이 제2중족골 면(plane)보다 하방에 위치하여 제2중족골은 안정판 역할을 하고 제1중족골이 지면을 밀어내야한다. 만일 제1중족골이 제2중족골 보다 상방에 위치하여 지면을 밀어낼 수 없다면 이 때 세 가지 문제가 발생할 수 있다.

1. 체중이 여전히 외측에 남아있어서 소중족골(lesser metatarsal)들에 지나치게 압력이 가해진다.
2. 불안정한 제1중족골에 체중이 비정상적으로 이동하여 중간입각기 말기나 추진기 시 회내를 일으킨다.
3. 보행 시 밀어내기(push off)가 제대로 작동하지 않고 발을 끈다(apropulsive).

문제 74 제1중족골 골두는 내측 구획의 말단부위이자 발의 체중 지지 포인트 세 군데 중 하나이다. 따라서 제1중족골의 거상은 내측 구획 안정에 큰 문제를 일으킨다. 이런 경우는 맞춤형 발 보조기를 통해 제1중족골두 밑에 지지대를 대줘서 지면을 제1중족골두 쪽으로 올려준다. 이 지지대를 무엇이라 부르는가?

정답 | 페이지 하단에

문제 74 Morton's Extension

(4) 거골하관절 중립 위치 (Subtalar Joint Neutral Position)

거골하관절에 과운동성(hypermobile)이 있는가? 아니면 족근골 융합(tarsal coalition) 등으로 인해 움직임이 제한적인가? 또는 서 있는 자세에서 종골이 수직이 될 수 있을 정도의 가동범위가 있는가? 거골하관절이 중립 위치 근처에서 기능을 하는가?

거골하관절의 중립 위치	
(우측)	최대 회외 시
	최대 회내 시
	중립 시
(좌측)	최대 회외 시
	최대 회내 시
	중립 시

거골하관절이 최대로 외번된 위치에서 총 관절가동범위의 1/3만큼 내번시키면 그 위치가 바로 거골하관절의 중립 위치이다. 다르게 표현하면 거골하관절이 최대로 내번된 위치에서 총 관절가동범위의 2/3만큼 외번시키면 그 위치가 거골하관절의 중립 위치이다. 일반적으로 거골하관절은 총 관절가동범위에서 1:2 비율로 내번:외번이 일어나기 때문이다 (Total ROM − ⅔ ROM = Neutral from Max Eversion).

우선 거골하관절 중립 위치는 발 뒤꿈치와 다리의 정렬의 측면에서 볼 때 두 번째로 이상적인 위치이다. 우리는 이미 앞에서 발 뒤꿈치가 어떻게 거골하관절 중립 위치(NCSP, neutral calcaneal stance position)로 지면과 정렬을 이루는지에 대해 다루었다. 하지의 이상적으로 안정적인 자세는 뒤꿈치가 지면과 수직을 이루고 (내번되어 있지도 않고 외번되어 있지도 않은), 발 뒤꿈치가 다리에 대해 내번되어 있지도 않고 외번되어 있지도 않은 것이다. 그러나 우리는 완벽한 세상에 살고 있는 것이 아니다. 경골의 내반, 외반 변형이나 내반슬, 외반슬로 인해 경골이 지면과 다양한 각도를 이루는 것을 흔히 볼 수 있다. 또한 종골의 내반, 외반 변형, 그리고 거골하관절의 내반, 외반 문제도 수없이 많이 볼 수 있다. 우리는 환자를 더 안정적으로 만들어주기 위해 발 보조기를 통해 종골을 지면에 수직 위치로 만들어주기도 하고, 내번, 외번시키기도 한다. 우리는 거골하관절 중립 위치(NCSP) 측정을 통해서 이 환자의 종골이 외번되어 있을 때 더 안정적인지, 내번되어 있을 때 더 안정적인지 알아내고, 우리가 환자에게 어떤 방향으로 도움을 줘야하는지 알 수 있다. 물론 환자의 거골하관절이 아탈구되어 있거나 족근골 융합으로 인해 움직임이 제한적이라면 이러한 검사는 그 역할을 제대로 하지 못한다.

나는 거골하관절의 가동성을 파악하기 위해 다음과 같은 방법을 사용한다. 거골하관절 가동범위가 30도이면 정상, 30도 이상이면 과운동성, 제한되어 있으면 족근골 융합 등의 가능성을 생각한다. 거골하관절 중립 위치는 간단하게 말하면 거골하관절에서 거골과 종골이 잘 맞물려 올바른 정렬을 이루고 있는 상태를 말한다. 환자가 엎드린 자세에서 당신은 환자의 거골을 고정시킨 상태에서 거골하관절을 움직이면서 촉진을 통해 거골하관절 중립 위치를 찾을 수도 있고, 또는 거골하관절 전체 가동범위에서 2/3를 뺌으로써 중립 위치를 계산할 수도 있다. 이론적으로 거골하관절 전체 가동범위의 2/3은 회외(supinatory) 방향이고, 1/3은 회내(pronatory) 방향이기 때문에 거골하관절을 최대한 외번한 상태에서의 각도에서 거골하관절 전체 가동범위 각도의 1/3만큼을 빼면 그 값이 거골하관절의 중립 위치인 것이다.

예를 들어, 거골하관절의 이상적인 가동범위는 내번 20도, 외번 10도, 총 30도이다. 만일 어떤 환자의 거골하관절 전체 가동범위가 30도이고, 최대로 외번했을 때가 10도라고 해보자. 전체 가동범위 중 회내 성분은 1/3이기 때문에 10도이고, 최대로 외번했을 때도 10도이기 때문에 10−10=0으로, 이 환자의 경우 거골하관절 중립 위치는 거골로부터 종골이 내번되어 있지도, 외번되어 있지도 않은 위치라고 볼 수 있다. 만일 어떤 환자의 거골하관절을 최대로 내번시켰을 때 위치가 15도, 최대로 외번시켰을 때 위치가 15도라고 해보자. 그럼 전체 가동범위는 30도이고 이 중 회내 성분은 1/3이기 때문에 10도이다. 최대로 외번시켰을 때 각도 15도에서 10도를 빼면 이 환자의 경우 거골하관절 중립 위치는 5도만큼 외번된 위치라고 볼 수 있다. 이처럼 우리는 거골에 대한 종골의 관계를 통해 종골 내반이나 종골 외반을 규정한다. 나는 실제로 이런 각도들을 측정하기도 하지만, 위에 언급한 계산 방법으로 거골하관절 중립 위치를 찾는 것을 선호한다.

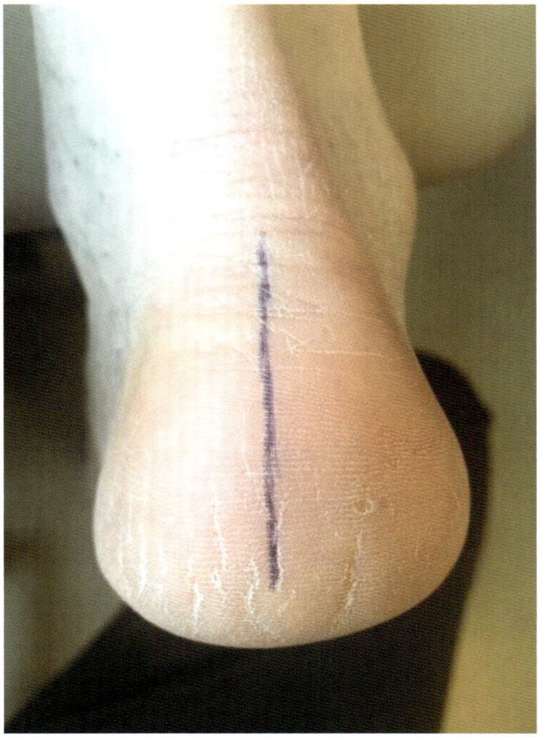

발레 같은 스포츠는 수 세기 동안 이 거골하관절 중립위치에 대해 연구해 왔으며 그 중요성을 인지하고 있다. 발레에서는 발 끝으로 서는 자세를 취할 때 거골하관절이 중립위치에서 회내되어 있다면 'winging'이라고 하고 회외되어 있다면 'sickling'이라고 한다. 발레 댄서에서 이러한 역학적 결함은 발목이 이상적인 중립 위치에서 벗어난 상태로 기능하게 하여 손상을 일으킬 위험이 있다. 거골하관절이 중립일 경우에는 발에서부터 발목과 무릎으로 힘이 균일하게 전해진다. 이는 매우 안정된 자세이고, 장시간 서 있는 동안 이 거골하관절 중립 위치를 유지하기 위해 근육에서 많은 힘을 사용할 필요가 없다. 족부의학에서의 일반적인 법칙은 거골하관절의 중립위치가 종골의 수직선과 일치할 때가 가장 이상적으로 안정하다는 것이다. 하지만 거골하관절의 다양성과 다양한 후족내반 변형들로 인해 이러한 이상적인 거골하관절 중립 위치는 찾아보기 어렵다. 이런 이유로 환자의 뒤꿈치 위치를 단순히 수직에 가깝게 해줌으로써 안정성을 확립해 주려는 일반적인 생각은 옳지 않을 수 있는데 그럼에도 불구하고 아직까지 족부의학에서의 가장 일반적인 치료 목표는 거골하관절을 중립 위치에 있도록 하는 것보다는 뒤꿈치를 수직으로 세우는 것이라고 생각한다. 나는 생체역학과 스포츠의학 분야에서 임상적으로 환자를 치료하며 흔히 두 가지 목표를 가지는데 그것은 뒤꿈치를 수직으로 세우는 것, 또는 경골 내반이나 정강이, 무릎, 고관절 문제로 인해 경우 뒤꿈치에 내번력을 줄 필요가 있는 경우 뒤꿈치를 내번된 위치에 가져다 주는 것이다.

내번 발 보조기는 일반적으로 외번된 뒤꿈치에 내번력을 이용하여 뒤꿈치를 수직으로 세우는데 이용한다. 나는 단지 뒤꿈치를 수직으로 세우기 위해(외반된 위치로 부터) 기능성 발 보조기에 내번 각도를 12도까지 주곤 한다. 만약 환자에게 필요한 경우, 이 똑같은 내번력을 사용하여 약간 외번되어 있는 환자의 뒤꿈치를 수직이 아닌 오히려 6－8도 내번된 위치에 가져다 놓을 수도 있다.

나는 Merton Root박사로부터 거골하관절 중립 위치를 파악하는 두 가지 방법을 배웠다. 환자를 엎드리게 하고 뒤꿈치를 이등분하고 거골과 경골을 고정한 상태에서 뒤꿈치를 내측, 외측으로 움직인다. 이 움직임은 순수한 거골하관절 움직임이어야 한다. 왼손의 엄지와 검지손가락은 양 복사뼈 앞에 있는 거골두의 내측과 외측에 각각 대고, 오른손으로는 뒤꿈치를 내측과 외측으로 서서히 움직이면서 왼손의 엄지, 검지손가락을 통해 거골의 중립 위치를 느낀다. 거골하관절이 중립 위치보다 회내되어 있을 때 당신은 거골이 내측에서 더 많이 느껴질 것이고, 거골하관절이 회외되어 있을 때는 당신은 거골을 외측에서 더 많이 촉감을 느낄 수 있을 것이다. 왼손의 엄지와 검지손가락에서 거골이 동일한 정도로 느껴질 때가 거골하관절의 중립 위치이고, 그 위치가 당신이 측정한 거골하관절 전체 관절가동범위에 1/3을 곱해서 계산하는 방법과 일치하는지 알 수 있을 것이다.

또 다른 방법은 전족에 아주 적은 힘을 사용하여 거골하관절을 부드럽게 움직여보는 것이다. 위와 마찬가지로 환자를 엎드리게 하고 종골을 이등분한다. 그리고 전족을 잡고 살짝 거골하관절에 움직임을 줘보면 거골하관절 축이 만들어 내는 부드러운 아치 모양의 움직임을 느낄 수 있을 것이다. 측정할 때는 우선 거골하관절을 완전히 내번시키고 그 위치에서부터 뒤꿈치를 서서히 외번시켜본다. 당신이 거골하관절의 아치 모양 움직임을 따라간다면 당신은 어느 지점에서 내번이 감소하고 서서히 외번으로 이동하는지 알 수 있을 것이다. 바로 그 바뀌는 지점이 거골하관절 중립위치이다.

나는 매일매일의 족부 진료에서 다음과 같은 상황에 거골하관절 중립위치를 사용한다.

1. Impression cast를 만들 때 거골하관절을 중립위치로 한다.
2. 전족변형과 중족골 정렬을 검사할 때 거골하관절을 중립 위치로 한다.
3. 환자의 거골하관절 위치가 경골이나 지면에

대해 수직인지, 외번되어 있는지, 내번되어 있는지 파악하여 신발이나 발 보조기 그리고 웨지가 어떻게 기능을 할지 이해하려고 한다.

흔한 예로 오다리가 있는 한 환자를 예로 들어보자. 누구나 오다리가 있으면 심한 경골 내반과 후족 내반이 있을 것이라고 생각할 수 있다. 이 환자는 오래 전부터 발목터널 증후군(tarsal tunnel syndrome)과 함께 약간의 퇴행성 요추 문제를 가지고 있었다. 신경전도 검사에서도 족근관을 지나는 후경골신경에 문제가 있는 것으로 나와서 어느 시점이 되면 허리와 발목 터널 증후군에 대한 수술을 하는 쪽으로 고려하고 있었다. 그 환자는 아주 멋지게 생긴 여러가지 발 보조기들을 가지고 있었고 그 보조기들은 그 환자의 뒤꿈치를 수직으로 세우는데 도움을 주는 것으로 보였다. 내가 생체역학적 상담을 위해 환자를 평가하고 RCSP와 거골하관절 중립위치를 검사한 이후 문제들 중 하나가 명백해졌다. 그 환자의 RCSP는 4도 내번되어 있었고 거골하관절 중립위치는 1도 내번되어 있었다. 경골 내반은 7도이고 NCSP는 8도 내번되어 있었다. 그 환자의 거골하관절 총 가동범위는 15도였으며, 내번은 11도, 외번은 4도를 보였다. 그 환자의 거골하관절 중립 위치는 $15 \times 1/3 = 5$도, 최대로 외번된 위치에서부터 5도 만큼 내번된 위치였다. 내가 환자의 거골하관절 중립위치를 촉진 방법으로 검사하였을 때와 단 1도 차이만 보였다. 이 검사 결과를 통해 알 수 있었던 것은 결국 뒤꿈치를 수직으로 세우기 위해 만들어진 이전의 발 보조기들은 거골하관절과 족근관에 심한 회내력을 가하고 있다는 것이었다(발 보조기를 착용한 상태에서의 RCSP는 고작 1도 내번된 위치였음에도 불구하고). 결국 이 환자는 심한 경골 내반으로 인해 NCSP가 8도 내번되어 있기 때문에 이 환자에게 필요한 것은 고도의 내번력을 가해 그의 종골이 수직을 넘어 내번시킬 수 있는 발 보조기였던 것이다. 따라서 나는 이 환자를 치료하는데 있어 다음과 같은 여러 옵션을 고려했다 : 7도 내번시켜 만든 표준 루트 발 보조기, 3도 내번시켜 만든 표준 루트 발 보조기에 3 mm Kirby skive를 적용, 5도의 내번력을 줄 수 있는 25도의 내번 발 보조기가 바로 그것이다. 나는 처음에 25도의 내번된 내번 발 보조기를 사용하였고, 환자가 부분적인 호전만 보여서 이후 35도의 내번 발 보조기에 Kirby skive를 추가하였다. 이러한 역학적 치료는 환자에게 굉장히 큰 도움을 주었고, 국소용 신경 젤(nerve gel), 신경 가동술(neural flossing), 경피전기신경자극 치료(TENS)와 신발 밑창에 1/8인치의 내반 웨지를 넣는 것도 병행하였다.

이 환자의 과거 치료 히스토리에서 아쉬웠던 점은 환자의 신발 외측이 닳았을 때 증상이 개선되어 환자가 의사에게 언급을 했었다는 것이다. 그리고 다른 한 의료인이 내반 웨지를 대주었고 이것 역시 도움이 되었다. 결국 이 환자에게는 더 큰 내번력을 통해 종골이 내번 위치에 가는 것이 필요했던 것이었다. 하지만 정작 맞춤형 발 보조기를 신었을 때는 수직으로 선 종골로 인해 그의 걸음걸이가 부자연스러웠다. 나는 이 환자를 꽤 오랫동안 추적관찰 했는데 몇 주 동안 해변에서 휴가를 보내면서 쪼리형 슬리퍼(flip flop)를 신었을 때를 제외하고는 그의 모든 발목터널증후군 증상은 사라졌다. 그는 이후에 결국 허리 수술을 받았지만 발목터널증후군에 대한 수술은 받지 않았다.

문제 75 거골하관절 가동범위가 내번 21도, 외번 12도를 보였다. 그리고 4도의 경골내반이 있고 10도의 전족 외반이 있어 착지기 시 회외를 보였다. RCSP는 5도 내번되어 있다. 그의 NCSP는 몇 도인가?

정답 | 페이지 하단에

4 앙와위에서 관찰(Patient Lying Supine)

(1) 거골하관절 축(Subtalar Joint Axis)

거골하관절 축
(우측)
(좌측)

새크라멘토의 족부의사 Kevin Kirby 박사는 1990년대 초에 거골하관절 축의 다양성(variations)과 축의 위치를 알아내는 방법을 알렸다. 그는 발 보조기나 웨지가 거골하관절 축 내측(medial side)에 충분한 힘을 주지 못하면 환자에게 해를 끼치는 회내력을 막지 못한다고 말하였다(그가 개발한 Kirby Skive와 내가 개발한 내번 발 보조기 기법은 거골하관절 회내가 과드할 경우 그 속도를 감속하기 위한 힘을 주기 위해 시도된 것이다). 이는 거골하관절 축이 외측으로 편향된 경우에도 마찬가지이다. 이 경우에는 회외를 저지하기 위해 거골하관절 축의 외측에 충분한 힘을 줘야하는데, lateral Kirby Skive, Feehery cuboid support, Denton modification, 전족외번 변형 서포트를 최대로 하는 것, 내번 발 보조기 기법에 Fettig modification을 추가하는 것 등을 이용하여 회외되는 경향성을 막고 거골하관절 축을 안정화시켜야 한다. 이 책을 읽는 분들에게 Kevin Kirby 박사의 '거골하관절 축 평가(Subtalar Joint Axis evaluation)'에 대한 기사를 읽어보길 권한다. 그 기사에 앙와위에서 거골하관절 축의 위치를 평가하는 방법이 나와있다. 간단하게 말하면 환자를 앙와위 자세로 하고

문제 75 NCSP: 3도 내번 (거골하관절의 가동범위가 내번 21도, 외번 12도이니 총 33도이고, 체중이부하되지 않았을 때의 거골하관절 중립 위치는 계산식에 의해 최대로 외번된 위치(외번 12도)에서 총 관절가동범위의 1/3(33 × 1/3 = 11도)만큼 내번시킨 위치이므로 1도 만큼 외번된 위치라고 할 수 있다. 체중이 부하되는 상황에서는 경골 내반의 각도가 거골하관절의 위치에 영향을 미치는데 만약 4도의 경골 내반이 있고 체중 부하되지 않았을 때 거골하관절 중립 위치가 0도라면 이 환자의 NCSP(서 있을 때의 거골하관절 중립 위치)는 4도 내번 위치인데 이 경우는 체중 부하되지 않았을 때 1도 만큼 외번된 위치이므로 NCSP는 3도 내번된 위치라고 볼 수 있다.)

검사자가 환자 발바닥의 내측과 외측을 눌러볼 때, 그 환자의 거골하관절 축보다 내측을 누르면 발은 회외가 일어나고, 외측을 누르면 발은 회내가 일어난다. 이런 원리를 통해 내측, 외측을 눌러보며 회내, 회외가 일어나지 않는 지점을 찾고 그 지점들을 잇는 선을 거골하관절 축으로 생각하는 것이다.

나는 거골하관절의 움직임을 느낄 수 있는 것이 중요하다고 생각한다. 거골하관절을 가동범위까지 부드럽게 움직여보라. 그 움직임이 부드러운가? 가동범위가 제한적인가, 정상적인가, 아니면 과도한가? 그 움직임이 세 개의 면(triplanar)에서 정상 거골하관절 축을 중심으로 일어나는가? 아니면 좀 더 수평면에 가깝게 움직이는가? 거골하관절 축이 높은 사람의 경우 거골하관절의 움직임이 좀 더 수평면에 가깝게 일어나고 이런 경우 표준 Root 발 보조기로 움직임을 제어하기 어려울 수 있다. 따라서 거골하관절 축의 경사가 높은 사람은 수평면에서의 회내 동작을 막기에 유리한 내번 발 보조기 기법을 사용하는 것이 바람직하다.

(2) 중족 관절 가동범위 (Midtarsal Joint Range of Motion)

중족 관절 가동범위
(우측)
(좌측)

환자를 똑바로 눕히고, 거골하관절을 중립위치에 놓고, 거골하관절이 중립에서 벗어나지 않도록 뒤꿈치를 단단히 붙잡은 다음 중족 관절을 움직여보라. 이것을 백 명의 환자에게 시도하고 그 중족 관절의 다양한 움직임들을(variations) 관찰하라. 어떤 사람에서는 거의 움직임이 없을 것이고, 또 어떤 사람에서는 수평면에서의 외전, 내전 동작이 더 많이 일어날 것이다. 그리고 또 다른 사람들에서는 과도한 가동성으로 인해 중족 관절가동범위의 한계가 없는 것처럼 보일 것이다(나는 이 환자들에게 발 보조기를 디자인하는 것이 마치 젤리를 벽에 못으로 박으려는 것과 같다고 말한다). 이러한 것은 중족 관절 움직임의 특성이며 엄청나게 많은 다양성이 있다. 중족 관절이 안정적일수록 발 보조기를 통해 발을 안정화시키기 더 용이하다. 또한 중족 관절이 불안정할수록 발을 안정화시키기 더 어렵다(이것은 하나의 예술 작업 프로젝트와 같다). 중족 관절이 수평면에서 더 많이 움직일수록, 발 보조기를 신었을 때 외측 발가락들이 닫힌 운동사슬에서의 전족 외전을 더 많이 방해하게 되는데, 그것이 바로 당신이 이런 경우 내번 발 보조기 기법을 사용해야 하는 이유이다. 이것은 간단한 관찰이지만 만일 당신이 난해한 환자에서 이런 문제를 찾아낸다면 그 환자를 치료하는데 도움이 될 것이다.

문제 76 만일 어떤 관절 축에서 수평면에서의 움직임이 더 많이 일어난다면, 그 축의 방향은 좀더 수직에 가깝다. 따라서 그것이 주된 동작이라면 그 축은 수직 축으로 간주된다. 주로 수평면에 놓인 축은 주로 ________________ 면에서 동작이 일어

난다. 정답 | 페이지 하단에

(3) 발목의 내번, 외번, 족배굴곡 힘

추가적인 근력 테스트	
(우측)	내번
	외번
	족배굴곡
(좌측)	내번
	외번
	족배굴곡

생체역학은 변형과 불안정성을 다루는 만큼이나 근력도 중요하게 다루는 분야이다. 좋은 근력 프로그램은 환자들을 더 안정화시키는데 중요한 역할을 한다. 근력을 증진시키기 위한 움직임의 네 가지 방향과 발목 근력에 대한 테스트를 소개한다. 우리는 앞에서 이미 아킬레스와 족저굴곡 힘을 다루었다. 이 족저굴곡 외에도 세 가지 방향에 대한 근력 테스트가 더 필요한데, 그것은 바로 내번, 외번, 족배굴곡이다. 이것들은 더 세분화되어 일곱 가지 방향으로 나눌 수 있고, 각 방향에 따라 각각의 근육으로 나눈다. 그 일곱 가지 방향은 다음과 같다.

1. 발목 중립상태에서 내번 – 전경골근건
2. 발목 족저굴곡에서의 내번 – 후경골근건
3. 발목 족배굴곡에서의 외번 – 제3비골근
4. 발목 중립상태에서의 외번 – 장비골근
5. 발목 족저굴곡에서의 외번 – 단비골근
6. 거골하관절 중립에서의 족배굴곡 – 장무지신근
7. 거골하관절 회내된 상태에서의 족배굴곡 – 장지신근

물론 위의 각 방향들이 조금씩 겹칠 수 있지만, 각 근육을 분리하여 근력을 테스트하고 재활을 하는 것은 매우 중요한 일이다. 일반적으로 내가 검사하고 물리치료사가 재활을 하지만 의사가 직접 환자의 치료 진행 과정을 추적 관찰하는 것은 중요하다. 나는 물리치료사가 환자를 치료할 때 전반적인 기능을 향상시키는 운동과 각 근육을 고립시켜 운동시키는 것 두 가지 모두를 하길 원한다. 내가 사용하는 근력 운동 유형들은 다음과 같다.

1. 능동적 가동 범위 운동(중력을 이용하여)
2. 능동적 가동 범위 운동(중력에 대항하여)
3. 등척성 운동
4. 점진적 저항 운동
5. 등장성 운동
6. 기능적인 운동(근육군을 함께)
7. 등속성 운동(거의 사용하지 않음)

근력을 강화하는 일반적인 원칙

1. 손상 받은 근육을 가능한 빨리 강화하라.
2. 운동 시 통증이 없어야 하고, 적어도 운동이 종료된 직후에도 통증이 없어야 한다.
3. 모든 근력 강화 프로그램은 손상 받은 근육 또는 손상 부위 주변 근육들에 대한 고립 운

문제 76 시상

동이 포함되어야 한다.

4. 매달 추적 관찰을 하며 근력 개선사항을 기록한다.
5. 환자의 근력이 어느 정도인지 파악하여 그 상태에 알맞는 수준의 근력 강화 프로그램을 사용하는 것이 중요하다(점진적 저항 vs 등장성 vs 등척성 등).

문제 77 다음 근육 운동 중 심한 회내가 있는 환자에게 도움이 되지 않는 것은 어느 것인가?

1. 후경골근건
2. 가자미근
3. 고관절 내회전근
4. 장비골근
5. 이상근

정답 | 페이지 하단에

문제 77 3 (고관절 내회전근은 회내를 유발할 수 있는 근육이다.)

부록 6 회내를 컨트롤하는 방법들 (간단한 것부터 복잡한 것까지)

일반 깔창(OTC insert)

수 많은 깔창들이 폭발적으로 생겨나고 있고, 그들은 본인들이 전문가들만큼이나 소비자의 생체역학을 고려한 최적의 깔창을 제공할 수 있다고 주장하고 있다. 그렇다. 의사의 처방전이 필요없는 일반 깔창은 약간의 서포트나 쿠션을 제공함으로써 소비자에게 도움을 줄 수 있지만 반대로 환자 치료에 있어 심각한 문제를 초래할 수도 있다. 환자는 다치면 인터넷에서 그 부상에 어떤 것이 도움이 되는지 찾아보고 살만한 제품 목록을 체크한다. 그들은 부적절한 깔창을 구입하고, 부적절한 스트레칭을 하고, 냉찜질을 해야할 때 온찜질을 하거나 그 반대로 하고, 부적절한 신발을 선택하고, 부적절한 건강 조언이나 치료 방법을 받아들이고 부상이 더 악화되곤 한다. 이러한 일이 얼마나 자주 일어날까? 나의 외래에는 매일같이 이런 사람들이 찾아온다. 내가 맞게 진료하고 맞게 처방해도 누군가에는 도움이 될 수도 있고 또한 잘못될 수도 있다. 그래서 사람을 치료한다는 것은 겸손해야하는 여정이다. 따라서, 나는 당신의 뒤꿈치 통증을 99% 완화시킨다고 주장하는 광고나 유튜브를 보고 당신이 그 제품을 사거나 거기서 알려주는 운동을 하는 것에는 찬성하지 않는다. 환자는 여전히 족부의사의 도움을 필요로 할 것이다.

그럼에도 불구하고 나는 환자에게 내가 원하는대로 수정 및 변형시킬 수 있는 일반 깔창을 구입하라고 하는 경우가 있다. 나는 일반적으로 Sole, Powerstep 회사의 제품을 사용한다. 이 제품에는 플라스틱(단단한) 성분이 없어서 환자들의 필요와 반응에 따라 내가 마음대로 수정 할 수 있기 때문이다. 나는 주로 내측 아치를 올리지만 가끔 아치 높이를 낮출 때도 있다. 나는 주로 내반 웨지를 사용하지만 외반 웨지를 사용해야만 할 때도 있다. 나는 종종 뒤꿈치를 부드럽게 하거나 뒤꿈치를 올리기도 하고, 또는 깔창의 발가락 부분이나 발볼 전체 부위를 잘라내기도 한다. 내가 이러한 일반 깔창에 수정을 가하여 환자 맞춤형 깔창으로 바꿔주는 것은 환자를 보다 더 안정적이고 편안하게 만들어주기 위함이다.

내반 웨지(Varus Wedges)

소위 러너용 웨지라 불리는 내반 웨지는 스포츠의학, 정형외과 분야에서 아주 중요한 도구로 사용되어져 왔다. 평균적인 발 사이즈를 가진 환자의 경우, 내반 웨지 1/16인치당 1도의 내반 효과를 주어 발이 조금 더 내번된 상태로 기능하게 한다. 따라서 1/4~3/8인치 내반 웨지는 뒤꿈치에 4~6도의 내번력을 줄 수 있어 심한 회내를 제어하거나 뒤꿈치를 내번시키는데 사용되고, 그 외에도 족근관 같은 내측 발목의 구조물을 이완시키거나 무릎 부상 시 무릎의 외측 구획을 열어 주기 위해 사용되거나 무릎의 내회전 힘을 내측에서 안정화시키기 위해 사용한다. 물론 내반 웨지는 뒤꿈치 착지 시 뒤꿈치 위치를 컨트롤하는 것이기 때문에 전족 러너(forefoot runner)나 보행 추진기에는 별 도움이 안된다. 따라서 러너 또는 추진기에 회내 문제가 있는 환자들에게 내반 웨지를 사용할 때는 전족을 포함한 웨지를 추가해줘야 한다. 내반 웨지는 내 임상에서 오랜 회내 문제로 고생한 환자들을 돕는데 사용되어져 왔다. 내반 웨지는 만들기 간단하고, 더 효과를 주기 위해 웨지를 더 길게 만드는 등 다양한 변형 버전들을 만들어낼 수 있다. 내반 웨지는 역학적인 측면에서 다음과 같은 다양한 작용들을 한다: 종골 등의 위치 변화, 회내 속도를 늦춤, 외측 무릎 관절과 같은 부위에 체중 부하를 줄임, 내측 뒤꿈치, 내측 발목, 내측 무릎에 체중 부하를 증가시킴, 일반적으로 하지를 안정시킴.

테이핑

회내 컨트롤이나 내번 서포트를 위해 leukotape과 함께 J strap을 사용하는 것은 최고의 테이핑 방법이다. 이 방법은 회내와 관련된 발목터널 증후군, 후경골근건 기능장애, 평발 수술 후 회복기 등에 사용된다. 이 테이핑은 종골 위치에 영향을 주고 거골하관절, 발목 관절 회내에 효과가 있다. 다음 영상을 참조하라(https://youtu.be/AcSSyBfFocE).

전통적인 Low Dye 방식과 그것의 다양한 버전들은 주로 중족 관절 회내에 도움이 되고 거골하관절 회내에도 어느 정도는 도움이 된다. 어느 상황에서 이런 다양한 테이핑들이 필요한지 아는 것은 중요하다. 나는 임상 초기에 전통적인 Low Dye를 사용했지만 차츰 supportthefoot.com 에서 구매한 Quick Tape로 대체해 왔다. 그러나 각기 장점이 있다고 생각한다. 테이핑 치료로 내가 원하는 결과를 얻지 못했을 때는 나는 모든 다양한 테이핑을 실험해 본다(https://youtu.be/shK6SyUuPl4).

근력 강화와 유연성 운동

과도한 발의 회내는 내회전 토크를 발생시킨다. 이로 인해 회내가 과도하거나, 너무 빠른 속도로 일어나거나, 너무 긴 시간 일어나거나, 몸의 부정렬을 초래할 경우 언제든지 몸의 다양한 구조물들에 문제를 일으킬 수 있게 된다. 안정성 신발, 간단한 활동의 변화, 회내 서포트를 위한 테이핑, 교정용 깔창 모두 스트레스를 최소화하는데 도움을 주고 재부상을 방지하게 해준다.

회내로 인해 몸에 가해지는 스트레스를 막는데 도움을 줄 수 있는 근력 강화 운동들은 다음과 같다: metatarsal doming, 후경골근, 전경골근, 장비골근, 비복근, 가자미근, 외측 햄스트링, 고관절 외회전근 운동. 또한 회내력을 줄이는데 도움을 주는 것으로 보이는 스트레칭 운동은 다음과 같다 : 아킬레스와 족저근막, 내측 햄스트링, 고관절 내회전근 스트레칭.

맞춤형 발 보조기

부록 1에서 여러 형태의 다양한 비정상적인 발 회내로 인한 27가지 손상과 통증 패턴을 보았다. 회내의 형태는 회내 움직임 양의 정도, 회내 움직임의 속도, 회내 움직임이 일어나는 시점, 회내가 야기하는 전반적인 자세 문제, 회내 움직임의 주요 방향(관상면, 시상면, 수평면)에 따라 매우 다양하다. 따라서 맞춤형 발 보조기를 통해 회내의 어떤 요소들을 효과적으로 개선시킬 수 있는지 이해하는 것이 중요하다. 내가 맞춤형 발 보조기를 사용할 때는 다음과 같은 경우이다. 첫째, 환자의 회내 형태가 복잡하여 다른 방법으로 회내를 제어하기 어려울 것으로 예상되는 경우. 둘째, 마땅히 올바르게 성장할 수 있도록 도와야 하고 이를 위해 성장 중인 발에 완벽하게 꼭 맞게 착용시켜야 하는 성장기 어린이들의 경우. 셋째, 일반 깔창보다 맞춤형 발 보조기가 더 효과가 있을 것으로 생각되는 만성 통증 환자의 경우이다. 부록 8에서 나는 족부의학 분야에서 일반적으로 사용되는 발 보조기의 종류와 다양한 처방을 다루도록 하겠다.

회내에 도움을 줄 수 있는 수단들의 체크리스트

1. 환자 맞춤으로 변형이 가능한 일반 깔창 (OTC insert that can be customized)
2. 내반 웨지
3. 내반 중창 웨지
4. 내반 밑창 웨지
5. J Strap 테이핑

6. Low Dye or Quick Tape 테이핑
7. 근력 강화 운동
8. 스트레칭 운동
9. 더 안정한 신발로 교체
10. 발목 높게 올라오는 부츠(high topped boot)
11. 맞춤형 발 보조기

문제 78 당신이 과도한 회내로 인한 증상이 있는 사람을 도우려 할 때, 다음 중 도움이 된다고 생각되는 것은?

1. 내반 뒤꿈치 웨지
2. 시중에 파는 아치 서포트 깔창
3. Quick Tape
4. 뒤꿈치 외번 제어를 위한 Leukotape
5. Low Dye 테이핑
6. 동작 제어 신발(motion control shoes)
7. 맞춤형 발 보조기
8. 위의 모든 것

정답 | 페이지 하단에

문제 78 8 (위의 모든 것)

부록 7 생체역학에서의 약한 근육과 타이트한 근육에 대한 치료와 역할

스트레칭 원리

하지 치료에 있어서 주요 근육군에 대한 스트레칭을 강조하는 것은 매우 중요하다: 발바닥 아치, 종아리, 대퇴사두근, 햄스트링, 장경인대, 고관절 굴곡근, 고관절 신전근, 고관절 내전근. 이 근육군들을 스트레칭할 때는 종아리를 스트레칭할 때 비복근과 가자미근에 대한 스트레칭을 분리해서 하는 것처럼 고려해야 하는 사항들이 있다. 내가 환자에게 가르치는 스트레칭의 기본 원리는 다음과 같다. 만일 환자가 이러한 원리들을 차근차근 배워나간다면 그들은 조금 더 현명하게 스트레칭을 할 수 있게 될 것이다.

1. 각 스트레칭은 30–60초 동안 유지하고, 두 번 반복한다. 내 트레이너는 30세 이상의 고객들에게 스트레칭을 시킬 때 고객의 나이 1살 당 1초만큼 스트레칭 자세를 유지할 것을 주문한다.
2. 좌우를 번갈아가며 스트레칭한다.
3. 반동을 주지 말고 오랫동안 유지한다.
4. 스트레칭하는 동안 심호흡을 통해 조직에 산소를 공급한다(한 번의 심호흡을 6초동안).
5. 운동하기 전에 스트레칭할 때는 가벼운 준비운동(워밍업) 후에 스트레칭을 하는 것이 바람직하다(추운 상태에서 스트레칭하지 마라).

6. 운동 후 스트레칭 하는 것이 조직이 활성화되어 있기 때문에 가장 효과적이다.
7. 몸 한 쪽이 더 타이트하다면 타이트한 쪽을 두 배 더 스트레칭해서 점차 균형을 찾아가라.
8. 유연성을 얻기 원한다면 운동을 하고 안하고 관계없이 매일 하루에 세 번 스트레칭하라.
9. 단지 유연성을 유지하려는 목적이라면 하루에 한 번 스트레칭하라.
10. 통증을 느낄 때까지 스트레칭을 하면 안된다.
11. 스트레칭 시 당신의 몸은 안정되어 있어야 한다.
12. 어느 부위가 타이트한지 정확히 찾아내기 위해 자세를 바꿔가며 다양한 자세에서 스트레칭을 해보라.
13. 아픈 부위가 있을 때 거기에 도움이 되는 스트레칭을 찾아낸다면 당신은 점차 호전되어 갈 것이다.
14. 만일 아픈 부위를 스트레칭 하는데 변화가 없다면, 당신은 너무 유연한 건을 스트레칭 하고 있거나 아니면 그 통증의 원인이 타이트함이 아닌 염증, 신경학적인 문제이거나 또는 문제가 더 심부에 위치한 건에 있을 가능성이 높다.

어떤 사람이 과회내를 막기 위해 내번 발 보조기를 사용할 때는 아킬레스, 햄스트링에 타이트함이 있는지 주의깊게 살펴봐야 한다. 첨족(equinus)이 있을 경우 아치 부위에 과도한 압력이 가해지게 되고 이는 발 보조기의 내번력과 반대방향으로 작용하게 된다. 이때 첨족을 감소시켜주면 조금 더 쉽게 회내력을 제어할 수 있다.

문제 79 다음 중 종아리, 아킬레스 유연성을 얻는 방법이 아닌 것은?

1. 약 10분 동안 매일 스트레칭을 한다.
2. 통증이 있을 때까지 스트레칭한다. 통증은 스트레칭을 충분하게 했다는 것을 의미한다.
3. 밤 사이에 건이 이완되어 있기 때문에 일어나자마자 스트레칭을 하는 것이 가장 효과가 좋다.
4. 위의 모든 것

정답 | 페이지 하단에

근육 강화 원리

내가 사용하는 근육 강화 운동의 기본적인 원칙은 다음과 같다. 나는 항상 물리치료사가 환자에게 시행하는 운동을 직접 배우는 것을 좋아한다.

1. 손상이 발생하기 전이나 환자를 처음 진료하기 전에 근육 강화를 미리 시작하라. 이 말은 가능한 빨리 근육 강화를 신속히 시작할 것을 강조하는 것이다.
2. 손상을 입은 경우 근육을 재강화하기 적합한 결정적인 시기가 있음에도 불구하고 근육 강화는 즉각적으로 시작하는 것이 좋고, 손상이 완전히 치유된 후에도 지속되어야 한다.
3. 손상 받은 부위 뿐 아니라 그 부위 위쪽과 아래쪽 부위도 강화하라. 가장 좋은 예시로는

문제 79 4 (위의 모든 것)

슬개대퇴 증후군(patellofemoral syndrome)의 경우 무릎 뿐 아니라 고관절과 발, 발목도 강화해 주는 것이 좋다.

4. 부동기(immobilization phase)에는 Removable boot, 발목 보조기, 발 보조기, 보조기, 테이핑 등을 고려하고 손상이 회복되어 이런 장치들이 필요 없어질 때까지 유지하라. 여러 가지 이유로 발 보조기 같은 보조 기구가 영구히 필요할 수도 있지만(적어도 러닝 같이 부하가 걸리는 운동에서), 그것이 근육 강화를 지속해야 할 필요를 감소시키는 이유가 되어서는 안된다. 예를 들어 후경골근건 기능부전(PTTD) 2기 환자가 수술을 피하려고 하는 경우 발 보조기나 기타 다른 보조기를 사용하면서 동시에 매일 운동을 통해 항-회내(anti-pronation) 근육들을 강화해주는 것이 바람직하다.
5. 족부의사가 과회내 증상을 다룰 때는 항상 근육 강화 프로그램에 발의 내재근, 후경골근건, 전경골근건, 장비골근건, 비복근과 가자미근, 거위발건군(pes anserinus tendon group), 외측 햄스트링, 고관절 외회전근(소둔근, 중둔근, 장요근, 이상근 등)를 포함시켜야 한다.
6. 족부의사가 과회외 증상을 다룰 때는 항상 근육 강화 프로그램에 양쪽 비골근건, 고관절 내전근, 내측 햄스트링(동시에 외측 햄스트링의 유연성은 정상적이어야 한다), 고관절 내회전근을 포함시켜야 한다.

문제 80 환자가 심한 회내를 보일 경우 근육 강화를 해도 도움이 되지 않는 근육은?

1. 후경골근건
2. 고관절 내회전근
3. 이상근
4. 가자미근
5. 장비골근

정답 | 페이지 하단에

과도하게 타이트한 건에 도움이 되는 것들

일반적인 스트레칭이 도움이 안되는 경우 의사나 물리치료사가 사용하는 네 가지 흔한 기법은 다음과 같다.

1. **근복에 움직임을 주는 것(Mobilization of the Muscle Belly)**
   하루 3-5번의 스트레칭으로도 유연성을 얻기 어려울 때 근복에 움직임을 주는 것은 매우 중요한 방법이다. 보통 4-8회의 PT 처방이 필요하다. 의사가 사전에 환자의 유연성을 검사한 후 4회의 PT를 받게 하고 같은 기간 동안 집에서도 자가 스트레칭을 시행하게 하고 난 후 다시 검사하여 그 운동이 얼마나 효과가 있는지 추적관찰 한다.
2. **수축 이완 기법(Contract Relax Techniques)**
   수축 이완 기법은 트레이너들이 사용하는 흔

문제 80 2 (나머지 근육들은 강화 시 회내로 인한 증상들을 완화시켜줄 수 있는 반면, 고관절 내회전근은 회외로 인한 증상을 완화시켜줄 수 있는 근육이다.)

한 스트레칭 원리이지만 나는 환자에게 이것을 파트너와 함께하도록 가르친다. 다양한 방법이 있지만 나는 주로 2분 프로그램을 사용한다. 햄스트링을 예로 들어보겠다. 환자는 앙와위 자세에서 종아리를 파트너의 어깨 위에 올려 놓은 상태에서 첫 2분간 햄스트링을 스트레칭 시킨 상태로 유지한다. 그리고 환자는 무릎을 굽히려는 힘을 가하면서 파트너의 어깨를 눌러 햄스트링을 6초 동안 수축한다. 그 다음 파트너는 다시 환자의 햄스트링을 10초 이상 스트레칭 시킨다. 그리고 환자는 다시 6초 동안 수축한다. 이것을 1–2분 동안 반복하거나 어떤 통증이나 경련이 나타날 때까지 반복한다. 이것을 1주일에 적어도 세 번 실시한다.

3. 부목(Splint)

수면 중이나 의자에 앉아 컴퓨터를 할 때 착용하여 특정 부위를 부드럽게 스트레칭시켜 줄 수 있는 부목들이 있다. 매일 한 번에 최소 30분 이상 부목을 착용하는 것이 좋다. DeHeer Equinus Brace는 비복근을 스트레칭시켜 주는 부목으로 타이트한 아킬레스를 풀어줄 수 있는 좋은 부목이다.

4. 장시간의 온냉 스트레칭(Prolonged Heat and Ice Constant Stretch)

이것을 일명 Temple University Stretch 라고도 부른다. 근복에 찜질을 하며 스트레칭을 하는 것인데, 온찜질을 냉찜질보다 두 배 길게 한다. 이 때 통증이 있어서는 안된다. 온찜질에서 냉찜질로 교체할 때 스트레칭 상태를 그대로 유지하는 것이 중요하다. 나는 이 방법을 아킬레스 및 종아리, 대퇴사두근, 햄스트링이 타이트할 때 사용해 왔다. 나는 주로 온찜질 10분, 냉찜질 5분으로 시작하여 나중에는 각각 30분, 15분까지도 한다. 나는 이 방법을 사용하기 전과 후를 비교해 보기 위해 대개 외래에서 처음 시작한다. 나는 환자에게 집에서도 이 찜질 스트레칭 방법을 사용하라고 얘기하는데, 온찜질에서 냉찜질로 바꿀 때 스트레칭을 중단하면 안 되기 때문에 옆에서 찜질팩 교체를 도와줄 수 있는 사람이 필요하다는 단점이 있다. 온찜질, 냉찜질 팩은 근복(muscle belly)에 대주면 되고, 집에서는 일주일에 2–3회, 물리치료를 받을 때는 항상 이 치료를 하는 것이 좋다.

문제 81 다음 중 유연성을 위한 보조적인 치료방법이 아닌 것은?

1. 물리치료를 통해 근육에 움직임을 주는 것
2. 장시간의 스트레칭을 위한 부목
3. 수축 이완 기법
4. 온찜질과 냉찜질을 같은 비율로 시행 정답 | 페이지 하단에

문제 81 4 (온찜질은 냉찜질의 두 배의 시간 동안 하는 것이 좋다.)

부록 8 19가지의 흔한 발 보조기 캐스트 처방들

환자에게 도움을 주기 위한 좋은 맞춤형 발 보조기를 만드는 데는 많은 요소들이 관여한다. 나는 미래에는 발 본을 뜰 때 디지털 스캐너를 이용하게 될 것이라 생각하지만, 아직까지는 neutral position suspension cast 방식을 고수한다. 왜냐하면 수십 년 간의 임상 경험을 통해 이 캐스트 기법의 유익을 알기 때문이다. 나는 digital scanner에 대한 연구가 초기 단계에 있고 앞으로 연구가 더 필요하다고 생각한다.

이 책은 발 보조기의 한 측면을 다루고 있고 다양한 발 보조기의 모든 것을 다 다루지는 않는다. 내번 발 보조기 기법은 결국 캐스트 교정에 대한 부분인데 이 부록에서는 일반적으로 사용되는 다른 캐스트 교정 방법들에 대해 다뤄볼 것이다. 그리고 이 캐스트 교정 방법은 당신이 환자의 무엇을 변화시키려고 할 것인가에 관한 것이다. 나는 임상가들이 회내, 중립, 회외 환자에게 각각 어떻게 처방하고 있는지, 그리고 그 처방이 여기의 항목과 어떤 관계가 있는지 살펴보길 권고한다. 당신은 항상 당신이 아는 범위 내에서만 처방하는가? 아니면 지속적으로 발전하고 있는가? 발 보조기를 처방하는 대부분의 임상가들은 본인이 거래하는 발 보조기 제작 회사의 전문지식과 기술 내에서만 국한되어 생각한다. 나는 소규모 발 보조기 회사들에서 얼마나 많고 다양한 기법들을 만들어 내고 있는지 다 알지 못한다. 다만 내가 여기서 소개하는 기법들은 내가 알고 듣고 경험한 프로페셔널한 발 보조기 회사들에서 많은 의사들로부터 사용되어지고 있는 기법들이다.

나는 여기서 어떠한 발 캐스트에도 적용할 수 있는 19가지 캐스트 교정 목록을 소개할 것이다. 여기에는 발 보조기의 플라스틱 부분을 교정하는 방법과 그 플라스틱 부분에 추가로 무언가를 적용하여 환자 개개인의 고유한 특성을 감안한 맞춤형 발 보조기를 만들어 주는 내용이 포함되어 있다. 이 19가지 기법들은 이 시장에서 흔히 사용되는 표준 캐스트 교정 방법들이고, 아마도 각 발 보조기 회사마다 이 중 10개 내외의 기법을 제공할 수 있을 것이다. 내가 언급하는 숫자들은 그 오차가 2도 이내로 대개 정확한 편이다(만약 기록된 값이 8도인 경우, 환자의 반응에 따라 6-10도의 범위에서 생각해볼 수 있다). 내가 매일같이 자주 사용하고 자세를 교정하는 측면에서 가장 신뢰하는 처방 유형들에는 별표로 표시하였다. 먼저 가장 회외된 발을 교정하는 기법으로 시작하여 마지막에는 가장 회내된 발 교정 기법 설명으로 마무리하도록 하겠다. 참고로 당신은 환자의 오른쪽 발 보조기 처방이 왼쪽과 항상 같지 않을 수 있다는 점을 명심해야 한다.

1 과도한 회외를 교정하기 위한 발 보조기들

당신은 내가 이 부록에 제시하는 세 가지 방법(유형 A, B, C)으로 회외된 환자의 발을 중립으로 만들려고 노력할 것이다.

● 유형 A

5도 외번된 발 보조기(5 Degree Everted Orthotic Device) + 외측 구획 교정(Lateral Column Correction, LCC) + Feehery + Lateral Kirby Skive

이 기법은 내번되어 있는 종골을 수직으로 세우기 위한 기법이다. 회외가 과도하면 종골에 내번력이 강하게 발생하는데 발 보조기를 통해 이러한 종골을 수직으로 세우려면 캐스트 교정 시 내번력에 상응하는 외번력을 발생시킬 수 있게 제작해야 한다. 일반적으로 양성 석고를 5도 외번시킨 상태에서 전방 플랫폼을 만든다.

또한 외측 구획을 안정화시키기 위한 모든 방법들을 동원하는 것이 중요한데 우선 캐스팅 시에 발을 최대한 회내시킨 상태로 발 본을 떠야 하고(회외된 캐스트를 이용하여 제작한 발 보조기는 발의 외측 구획을 불안정하게 만든다), 캐스트 교정 시에는 입방골 부위에 석고를 채워넣지 않아야 한다. 이것을 통해 캐스트에 남아있을 수 있는 전족 회외(forefoot supinatus) 성분을 제거할 수 있다.

일반적으로 발 보조기의 내측 구획을 덜 강조하는, 폭이 다소 좁은 발 보조기를 사용한다. 또한 대개 3/16인치 폴리프로필렌을 이용하고, 외측 구획을 안정화시키기 위해 25-28 mm의 높은 외측 힐컵, 외측 벽(lateral flange), Denton modification, 1/8인치 외반 웨지 등을 사용할 수 있다.

발 보조기에는 전장 탑 커버(full length top cover)와 1/8~1/4인치 전족외반 연장(forefoot valgus extension, 전족의 외측 안정성을 위해)을 적용한다. 1/4인치 전족외반 연장을 사용하는 경우에는 제2-제5중족골 골두에 적용(제1중족골 두는 제외)하고, 1/8인치 전족 연장을 사용하는 경우에는 제4-제5중족골 골두에만(제1-제3중족골두는 제외) 적용한다.

외측 구획 교정(lateral column correction, LCC)는 캐스트 교정 시 발의 외측 아치, 특히 입방골 부위에 lateral arch fill(발의 외측 부위에 석고를 더 채워넣는 것)을 최소화하여 최종적으로 발 보조기의 외측 구획이 높아지는 효과를 가져옴으로써 외측 구획을 교정하는 것을 의미한다. 이러한 외측 구획 교정은 외측 구획 안정화에 있어 아주 중요한 부분이고, 캐스트에 남아있을 수도 있는 전족 회외 성분을 제거하고, 내측 아치 성분을 줄이는 효과를 가져올 수 있다.

● 유형 B

5도 외번된 발 보조기(5 Degree Everted Orthotic Device) + 외측 구획 교정(LCC)

유형 B는 유형 A에서 Lateral Kirby Skive 와 Feehery를 제외한 것이다. 당신은 단순히 뒤꿈치 착지 시 발생하는 회외와 그로 인한 부담을 제거하는 것이 목적일 뿐, 발을 심하게 회내시키려는 것은 아닌 경우에 이 방법을 사용하면 된다. 다시 말하는데 발 석고 캐스팅 시에 외측 구획을 서포트하여 중족골 관절을 최대로 회내시키는 것은 외측 구획 안정화에 아주 중요하고, 캐스트 교정 시에는 외측 구획 교정을 통해 남아있을 수 있는 전족 회외 성분을 제거하는 것, 이후의 제작 과정에서는 힐컵의 높이를 높이고, 외측 벽을 세우고, Denton 등의 다양한 변형들을 가하고, 후족 포스트를 만들어주는 것이 좋다. 물론 발 보조기 제작이 완료된 이후에도 환자의 반응에 따라 당신은 언제든지 temporary lateral Kirby나 temporary Feehery를 추가할 수 있다.

● 유형 C ★

루트 방식의 발 보조기(Root Balanced Orthotic Device) + 내측 아치 높이 낮추기(Lower Medial Arch) + 외측 구획 교정(LCC) + Lateral Kirby Skive + Feehery

이 유형은 발 보조기의 외측 아치 부분이 환자의 발을 잘 잡아줄 수 있도록 해 주는 아주 흔한방식이다. Root Balanced 방식은 제작 시 석고 캐스트의 뒤꿈치를 수직으로 세우는 것을 말하는데, 수직으로 세웠더라도 외측 구획을 안정시키는 다른 모든 방법들을 병행하여 사용할 수 있어야 한다.

내측 높이를 낮추는 방법에는 여러 가지가 있는데 이 경우에는 일반적으로 발 보조기 제작 시 내측 쪽에서부터 폭을 좁게 만들어서 보조기 내측 아치의 높이를 낮추는 효과를 가져오게 한다. 발 뒤꿈치 착지 시 회외력이 관찰된다면 당신은 전족 회외 성분을 제거하고자 할 것인데 이는앞서 유형 A, B에서 언급한 것처럼 캐스팅 시에 중족골 관절을 최대로 회내시킴으로써 달성할 수 있다. 또한 외측 벽(Lateral flanges)을 이용하여 수평면 상에서 후족에 대해 전족이 외전하려는 힘을 컨트롤할 수 있다. 그리고 나는 발 보조기의 외측 뒤꿈치 부위를 편평하게 하여 외측 뒤꿈치를 좀 더 잘 잡아주고 싶을 때는 lateral Kirby 기법을 사용하는 것을 선호하고, 내번된 전족 변형(inverted forefoot deformities)에 대해서는 외측 구획 교정(lateral column correction)을 선호하며, 인대 이완(ligamentous laxity)으로 인해 입방골이 매우 불안정할 경우에는 Feehery를 사용한다.

2 안정성을 위한 발 보조기

● 유형 D ★

루트 방식의 발 보조기(Root Balanced Orthotic Device to Heel Vertical, 가장 일반적인 발 보조기 방식)

이것은 현대의 발 보조기의 시초라고 할 수 있는 일반적인 발 보조기이다. 임상가가 생체역학적인 치료에 대해 말하려면, 적어도 당신이 사용하고 있는 발 보조기가 표준 발 보조기와 어떻게 다른지 설명할 수 있어야 한다. 루트 방식의 발 보조기는 impression cast에 포착되는 세 가지의 아치 모두를 서포트 한다. 즉 내측, 외측, 중족골 아치를 떠받친다. 캐스트는 전족 내반이나 전족 외반, 즉 전족과 후족의 관계를 나타내주는데 루트 방식의 발 보조기는 캐스트 교정 시 정확하게 전족 내반이나 전족 외반의 각도 만큼만을 교정한다(예를 들어 5도의 전족 외반이 있는 캐스트는 편평한 지면 위에 올려놓으면 뒤꿈치가 5도 만큼 내번되는데, 이 뒤꿈치를 정확하게 수직으로 세우기 위해 5도 만큼을 외번시킴).

이 발 보조기는 전족 내반이나 전족 외반 서포트를 줄이거나 캐스트 수정을 가한 변형된 루트 방식의 발 보조기(Modified Root Orthotic Device)와는 다른 것이다. 이 발 보조기는 거골하관절을 중립으로 하고 중족골 관절을 최대한 회내시킨 상태에서 석고 본을 뜬 impression cast를 통해 얻은 후족에 대한 전족 관계를 균형 잡기 위한(balancing) 발 보조기이다. 나는 이 유형의 발 보조기가 굉장한 지지력과 안정성을 제공하기 때문에 안정화(stabilizing) 발 보조기라고 부른다. 종종 족저굴곡된 제 1열로 인해 발생하기도 하는 상당한 정도의 전족 외반이 있는 경우에는 이 발 보조기가 과도한 회외나 회내를 교정하기 위한 교정용 발 보조기의 역할을 수행하기도 한다. 이 발 보조기를 어떻게 만드는지는 모든 발 보조기 회사가 알아야 하며, 이것을 언제, 왜 수정을 가해야 하는지 알아야 한다(더 편안함을 주고 싶을 때, 특정 아치에 더 많은 지지력을 주고 싶을 때, 보행 추진기에서의 움직임을 더 원활하게 해주고 싶을 때 등). 나는 가벼운 문제를 다루기 위한 발 보조기를 제작할 때는 Hannaford(충격 흡수 문제가 있어 쿠셔닝을 최우선 목적으로 하는 발 보조기 형식)를 제외하고는 Root Balanced mold로 부터 만드는 것을 선호한다.

3 비정상적인 회내를 교정하기 위한 교정용 발 보조기들

● 유형 E ★

유형 D + 최대 중족골 지지(Maximal Metatarsal Support, MMS)

E형은 중족골 문제가 있고 건막류, 신경종, 중족골 통증, 추상족지증 등이 있어 중족골에 대해 더 많은 지지력이 필요할 때 작지만 강력한 변화를 줄 수 있는 유형이다. 개인적인 생각으로는 중족골 부위를 지지하는 것은 맞춤형 발 보조기의 가장 취약한 부분 중 하나이다. 당연한 얘기이지만 발 본(impression cast)은 실제 발 내부의 중족골 아치를 직접 캡쳐할 수 있는 것이 아니라 피부로 구성된 발의 표면 아치 모양만을 포획할 수 있기 때문이다. 그래서 많은 환자들에게는 발 보조기에 중족골 패드(metatarsal pads)를 부착하여 발 보조기와 중족골 간의 틈을 채워주는 것이 필요하다. 최대 중족골 지지(MMS)는 중족골 밑에 1/16인치 플라스틱을 추가하는 것을 말한다. 하지만 여전히 더 일반적인 것은 부드러운 재질의 중족골 패드를 발 보조기의 중족골 아래 부위에, 플라스틱 부분과 탑 커버 사이에 끼워 넣는 것이다. 어떤 환자들에서는 세 가지 아치 중 중족골 아치를 잘 받쳐주는 것이 가장 중요하고, 또 다른 환자들에서는 내측 또는 외측 아치를 받쳐주는 것이 가장 중요한데, 때로는 이것을 판단하는 것이 쉽지 않다.

● 유형 F ★

유형 D + 내측 아치 교정(Medial Column Correction, MCC)

이 유형을 제작하고자 할 때, 당신은 발 보조기 회사에 가능한 한 내측 아치를 높게 만들어 달라고 얘기할 것이다. 그러면 그들은 종종 mold의 내측 아치 부분에 석고를 전혀 채우지 않은 상태로 발 보조기의 플라스틱 성형을 하여 보조기의 내측 아치가 높게 만들어지도록 한다(물론 발 보조기의 가장 높은 부위는 주상골-제1설상골 관절 부위로 한다). ProLab USA(미국에서 규모가 가장 큰 발 보조기 회사 중 하나)의 설립자인 Paul Scherer 박사는 캐스팅 시에 제1중족골을 약간 족저굴곡 시켜줌으로써 내측 아치를 높이는 방식을 선호했다.

이 유형 F와는 별개로, 나는 내번 발 보조기를 제작할 때 두 가지의 경우에 이 내측 아치 교정 방식을 사용한다. 첫 번째는 기존에 사용하고 있던 내번 발 보조기보다 약간 더 큰 교정력을 주고 싶을 때(1도 정도의 지지력 또는 5~10% 정도의 지지력 정도만 추가하고 싶을 때)이다. 만약 2도의 내번력을 추가하고 싶다면 25도의 내번 기법을 35도의 내번 기법으로 바꿔도 되지만, 더 간단하게는 내측 아치 교정에 medial Kirby까지 추가하는 방법으로도 가능하고, 이것을 통해 약 3도까지도 교정력을 더할 수 있다. 두 번째는 외측 불안정성이 없는 요족 환자에서 내번 발 보조기 기법을 사용할 때 내측 아치 부위를 높이는 목적으로 사용한다. 이것은 아마 외측 구획이 안정되어 있는 요족 환자에서 흔하게 사용되고 있는 표준 방법일 것이다.

당신이 만일 소프트한 발 보조기를 사용할 경우에는 Burns Laboratory의 LEO(lateral expansion only, 캐스트의 내측이 아닌 외측에만 석고를 더 쌓는 것) 캐스트 교정을 통해 제1중족골 족저굴곡 움직임을 저해할 걱정을 하지 않으면서도 내측 아치를 높게 캡쳐하여 훌륭한 발 보조기를 제작할 수 있다. 이 방법은 뒤꿈치 통증이 있을 때 체중 부하를 뒤꿈치에서 아치 쪽으로 이동시켜주는 훌륭한 변형 기법이다. 전족 외전 문제를 해결하기 위해서는 후족에 내번을 많이(30−35도) 주는 것이 최선이지만, 그렇게 하지 못할 경우에는 이 LEO 방법이 발이 외전되어 발 보조기를 벗어나게 되는 것을 막아주는 차선의 방법이다.

결국 유형 F(Root Balanced with MCC)는 따로 내번 각도를 가하지 않더라도 종골에 1도 가량의 변화를 주어 회내가 덜 일어나도록 해주는 방법이 될 것이다.

● 유형 G ★

15도 내번 발 보조기 기법(15 Degree Inverted Orthotic Technique) + 외측 구획 교정(LCC) + Lateral Kirby Skive

이 유형은 내측, 외측 불안정성이 모두 있는 환자를 위한 고전적인 기법이다. 15도의 내번 발 보조기 기법은 일반적으로 종골을 3도 만큼 내번시킨다(5:1의 법칙, 캐스트 수정 각도와 실제 종골 각도를 내번시키는 각도의 비율에 의해). 그리고 이 유형 G의 기법을 통해서는 내번력을 줄 수 있는 15도의 내번 발 보조기 기법과 외번력을 줄 수 있는 외측 구획 교정, lateral Kirby skive를 통해 내번과 외번의 힘을 동일하게 주어 종골을 수직으로 유지할 수 있다.

이외에도 흔하게 사용하지는 않지만 나는 내측, 외측 모두 불안정성이 있는 발에 대해 Root Balanced 기법을 세 가지 방법으로 변형시켜 내번력과 외번력의 균형을 조절하려고 시도한 적이 있다. 그 세 가지는 아래와 같다.

1. Root Balanced + 전족 외반 서포트(전족 외반이 있는 경우), medial Kirby skive
2. Root Balanced + Feehery 또는 LCC + 높은 외측 힐컵 + medial Kirby skive
3. Root Balanced + MCC + lateral Kirby skive + 높은 내측, 외측 힐컵(25–28mm)

● 유형 H

유형 D + Medial Kirby Skive,
또는 유형 F + Medial Kirby Skive

medial Kirby skive는 캘리포니아, 새크라멘토의 Kevin Kirby 박사에 의해 개발되었고, 이는 거골하관절 축의 내측을 서포트해줌으로써 회내 컨트롤을 돕는 기법이다. 거골하관절 축 평가 방법에 대한 그의 엄청난 논문은 족부 생체역학 분야의 필독 자료이다. 여기서의 medial Kirby skive는 후족에 2도의 내반력을 주고, 이는 내번 발 보조기 기법에서 석고를 부어 캐스트를 10도 내번시키는 것과 비슷한 효과를 준다(1:5의 법칙). 만일 Kirby Skive, Root Balance, Medial Column Correction을 함께 사용하게 되면 종골에 3도의 내반력을 줄 수 있고, 이는 내번 발 보조기 기법에서의 15도 캐스트 교정을 통해 줄 수 있는 효과와 맞먹는 것이다.

● 유형 I ★

15도의 내번 발 보조기 기법(15 Degree Inverted Orthotic Technique)

이 유형은 내번 발 보조기 기법으로 치료를 시작할 때의 표준 기법이다. 이것을 통해 3도의 회내 서포트 효과를 줄 수 있다. 회내가 미미하지만 증상이 있는 경우, 약간 외반되어 있는 뒤꿈치를 수직으로 세우고자 하는 경우, 경골 내반이 있음에도 뒤꿈치가 수직으로 서 있어서 뒤꿈치를 내번된 위치로 만들어줌으로써 편하게 해주려 할 경우에 사용된다. 또한 이 15도의 내번 발 보조기 기법은 내측, 외측 불안정성이 있는 환자에서도 사용된다(유형 G를 보라). 이런 환자들을 '회내와 회외 모두 일어나는 사람'으로 분류하기도 한다. 예를 들어 달리거나 걸을 때는 회내 증상이 있지만, 과거에 외측 발목 염좌를 여러 번 겪어서 더 이상 염좌의 위험을 피하고 싶은 사람들을 뜻한다.

● 유형 J ★

25도 내번 발 보조기 기법(25 Degree Inverted Orthotic Technique)

이 유형은 중등도 내지 심한 회내를 보이는 환자에서 5도의 회내 서포트를 해주기 위해 내가 일반적으로 사용하는 항-회내 기법이다. 내가 환자가 걷거나 뛰는 것을 관찰했을 때 만약 회내가 과도하다면 나는 이 유형 J 발 보조기를 이 환자에게 적용했을 때 어떤 변화를 가져올 수 있을지를 상상해본다. 그리고 이 25도의 내번 기법을 기준점으로 해서 환자에게 더 큰 내반력이 필요할지, 혹은 외측 구획 지지를 추가해서 내반력을 줄여야할지를 생각해 본다.

이 유형 J 기법은 내가 사용하는 기본적인 러너용 발 보조기이기도 하다. 이것은 내가 학생 시절에 Steven Subotnick, Ronald Valmassy, Richard Bogdan, Harry Hlavac 교수들의 훌륭한 지도 아래 만들었던 4–6도의 러너용 내반 웨지와 비슷한 내반력을 줄 수 있다.

● 유형 K ★

캐스트를 5도 내번시킨 상태에서 석고를 붓기(5 Degree Inverted Pour) + 내측 아치 교정(MCC)

이 유형은 캐스트를 내번시켜 제작한다는 점에 있어서는 내번 발 보조기 기법과 비슷하다. 하지만 내번 발 보조기 기법에서는 캐스트를 15, 25, 35도 등으로 내번시킨 이후에 전방 플랫폼을 만들고 이후 내측 아치 부위에 많은 양의 석고를 추가하는 작업을 하는 반면에, 유형 K 에서의 5도 내번 시에는 내측 아치 부위에 따로 석고를 추가하는 작업을 하지 않고 아치를 부드럽게 하는 정도로만 석고를 바른다. 이는 변형된 Root 기법이고, 일반적으로 10도 이내의 내번은 변형된 Root 기법으로 보고 이런 식으로 제작하고, 10도 이상의 내번은 블레이크 내번 기법으로 여기고 내번 각도를 크게 가져가는 대신 내측 아치에 많은 양의 석고를 채워넣는다.

이 기법은 일반적으로 RCSP(서 있을 때의 종골 위치)는 수직이지만 경골 내반으로 인해 NCSP(거골하관절 중립일 때의 종골 위치)가 내번되어 있는 경우 시행한다. 이 유형 K를 통해 기존 5도의 내번력(5도 내번시킨 상태에서 석고를 부은 것으로 인해)에 내측 아치 교정을 추가하여 총 6도 정도의 내번력을 얻을 수 있다. 만약 당신이 내번 발 보조기 기법을 사용하지 않는 사람이라면 러닝 시 다리가 내반되는 것에 대한 러너용 발 보조기로 이 방법을 사용할 수 있다. 나는 이 기법을 내 족부의사 동료인 William Olson 박사가 처방한 발 보조기를 사용하는 환자들을 통해 처음 보게 되었다. 그 발 보조기는 캘리포니아 로스앤젤레스에 있는 KLM 발 보조기 회사로부터 제작된 것이었다. 이 기법은 주로 전족 외반이 있는 환자에게 사용된다. 만약 전족이 중립이거나 전족 내반이 있을 경우에는 변형된 Root 방식의 발 보조기를 사용해야 한다(이러한 발에서는 급격한 제1중족골 교정이 필요하기 때문이다).

● 유형 L ★

15도 내번 발 보조기 기법 (15 Degree Inverted Orthotic Technique) + 내측 아치 교정(MCC) + Medial Kirby Skive

이 기법은 아주 많이 사용되는 내번 발 보조기이며, 제작의 기술적인 측면에서 봤을 때 만들기 쉽다. 발 보조기 회사들은 일반적으로 캐스트 교정 시 내번을 덜 시켜야 환자들이 편안함을 느낄 것이라고 생각한다. 그러나 내번 각도에 대한 환자의 반응은 천차만별이라 내번 각도가 높다고 반드시 환자가 불편하게 느낀다고 말할 수 없다. 또한 그들은 나의 내번 기법을 이용하여 내번을 크게할수록 발 보조기 만드는 기술자가 환자의 원래 발 모양에 대한 기준점을 잃어버릴 수 있다고 생각한다. 이 부분은 내가 뒤에서 다시 다룰 것이다.

이 유형 L에서는 15도의 내번을 통해 3도의 교정 효과를, Medial Kirby를 통해 2도의 교정 효과를, 내측 아치 교정을 통해 1도의 교정 효과를 더 얻을 수 있어 총 6도의 내번력을 얻을 수 있다. 환자가 서 있는 상태에서 종골이 6–8도 외번되어 있다면 이 유형을 통해 당신은 그들의 종골을 수직에 가깝게 세울 수 있다.

● 유형 M ★

35도 내번 발 보조기 기법(35 Degree Inverted Orthotic Technique)

나는 걷거나 뛸 때 심한 회내를 보이는 환자가 내번 발 보조기를 처음으로 사용할 경우 이 유형을 처방한다. 회내가 너무 심해서 더 큰 교정 각도가 필요할 것으로 예상되더라도 나는 첫 발 보조기로 내번 기법 각도를 35도로 제한하는데, 그 이유는 환자에게 고도의 교정에 적응할 시간을 줘야하기 때문이다. 이 기법 사용 시 일반적으로 종골에 7도 만큼의 내번력을 줄 수 있을 것으로 기대하기 때문에(1:5의 법칙) 7–8도 정도의 심하게 외번된 종골은 이 유형의 발 보조기 착용 시 거의 수직으로 위치하게 될 것이다.

심한 경골 내반 등으로 인해 후족 내반(rearfoot varus)이 있는 경우에는 이 유형이 종골이 외번되어 있든, 수직이든, 내번되어 있든지 상관없이 종골을 4–7도의 내번된 위치로 만들어 줄 수도 있다.

만일 아치가 무너지고 뒤꿈치가 13도 외번되어 있을 경우 이 35도의 내번 발 보조기는 좋은 교정 효과를 가져다 줄 것이다. 그렇게 3–4개월 정도 발 보조기를 사용하여 이 교정 각도에 적응하고 난 이후에는 추가적인 교정을 위해 몰드(mold)를 수정하여 더 큰 내번력을 줄 수 있는 발 보조기를 새로 제작하는 것이 좋다. 지금 이 글을 쓰기 바로 직전에 나의 최근 환자는 서 있을 때의 14도 외번된 종골을 보였는데, 35도 내번 발 보조기를 제작하여 발 보조기를 신었을 때는 종골이 10도 외번된 위치로 바뀌었다. 그는 캐스트 상에서 22도의 전족 내반/회외를 보였다. 이것은 아주 심하게 회내된 발을 의미한다. 이런 경우 수 개월 후에 캐스트를 수정하여 더 많은 교정 각도를 줄 수 있다.

● 유형 N ★

25도 내번 발 보조기 기법(25 Degree Inverted Orthotic Technique) + 내측 아치 교정(MCC) + Medial Kirby Skive

이 기법은 회내를 서포트하기 위해 종골에 8도의 내번력을 줄 수 있다. 발 보조기 회사들은 내번 기법 각도를 작게 가져가면서도 높은 각도의 내번 기법과 비슷한 효과를 내는 것을 좋아한다(내번 기법 각도가 높으면 제작 측면에서 손이 많이 가고 구현하기 어려움). 나는 특히 내측 아치 서포트가 충분치 않은 요족에서 내측 아치 교정을 사용하거나 arch fill(아치 부위에 석고를 채우는 것)을 적게 하는 것을 선호한다. 요족 환자에게 충분한 아치 서포트를 해준 발 보조기를 제공하면 아주 행복해 한다. 기억해야할 것은 내측 아치 교정은 근위부만 지지, 즉 제1설상골 기저부까지만 시행하여 제1중족골의 족저굴곡 움직임을 방해하지 않도록 해야 한다는 것이다.

● 유형 O

캐스트를 5도 내번시킨 상태에서 석고를 붓기(5 Degree Inverted Pour) + 내측 아치 교정(MCC) + Medial Kirby Skive

이 유형도 앞서 언급했던 유형 K와 같은 의미에서 내번 발 보조기 기법과는 다른 것이다. 이 기법 역시 캐스트를 내번시킨 이후에 내측 아치에 석고를 채우지 않기 때문에 전방 플랫폼과 내측 아치의 연결 부위가 부드럽지 못해 제 1열의 족저굴곡을 저해할 수 있음을 알고 있어야 한다. 이 기법은 외번된 전족 변형(전족 외반 또는 족저굴곡된 제1열)에서 시행하는 것이 가장 이상적이다. 전족이 외번되어 있는 캐스트에서는 이런 방식으로 제작을 해도 전방 플랫폼의 내측 부위가 제1열의 족저굴곡 움직임을 저해하지 않기 때문이다.

이 기법은 일반적으로 8도의 내반력을 주는데, 이는 러닝 시 종아리가 내반되는 러너들을 위한 러닝용 발 보조기(running orthotic device for Running Limb Varus)로서 완벽하다. 이 유형 O와 같이 큰 내번력을 가진 발 보조기를 사용할 때는 러닝용 발 보조기와 보행용 발 보조기를 분리해서 생각하는 것이 바람직하다. 회내 서포트기능이 있는 Dual Density Midsole 러닝 신발에는 러닝 시 발생하는 종아리 내반에 대한 교정 기능이 들어가 있지만, 이런 신발이 그렇게 흔하지는 않다.

위에서 언급한 것처럼 이 유형은 주로 전족 외반 변형이 있는 경우 사용하고, 전족이 중립이거나 전족 내반 변형이 있는 경우에는 변형된 Root 방식의 발 보조기를 사용한다(발 보조기 원위부 내측 아치 코너 부위와 전방 플랫폼 부위가 부드럽게 이어져야 보행 추진기 시에 제1열의 족저굴곡이 저해되지 않기 때문에). 그러나 이것이 Root 박사가 나의 내번 기법을 지지한 이유들 중 하나이다. 발의 근위부 쪽을 지지하는 것에 포커스를 둔 내번 발 보조기 기법은 발의 전족부 지지에 기반하고 있는 전통적인 Root 방식과 확실하게 구분되기 때문이다. 변형된 Root 방식의 경우에는 종종 내측, 중족골, 외측 구획의 서포트를 감소시켜서 발 보조기 처방을 의미 없게 만들곤 한다. 앞으로 이 변형된 Root 방식에 대한 추가적인 연구들이 필요할 것으로 생각된다.

● 유형 P

캐스트를 8도 내번시킨 상태에서 석고를 붓기(8 Degree Inverted Pour) + 내측 아치 교정(MCC) (전족 외반에서는 일반적으로 사용하지 않는다)

이 기법 역시 캐스트를 10도 미만으로 내번시키고 내측 아치에 석고를 채우지 않는 기법으로,

나의 내번 발 보조기 기법과는 다른 것이다. 전족 내반이 있는 경우 전족 내반 성분은 무시된다(전족내반 환자에서 이 기법 사용 시 내측 아치 부위부터 전방 플랫폼 부위까지 편평하고 부드럽게 이어지기 때문에). 이것은 변형된 Root 기법 발 보조기로, 8도 이상의 외번된 전족 변형(전족 외반, 전족 회내, 족저굴곡된 제 1열)을 보이는 경우에는 사용되지 않는다(이런 경우는 캐스트를 편평한 지면 위에 올려놓으면 이미 8도 이상 내번되어 있기 때문이다). 이 기법은 일반적으로 8-10도의 내번력을 주고, 러닝용 발 보조기 또는 후경골근건 기능부전 환자에서 주로 사용된다.

● 유형 Q ★

35도 내번 기법(35 Degree Inverted Technique) + 내측 아치 교정(MCC) + Medial Kirby Skive

35도는 내가 처방하는 내번 기법 중 두 번째로 높은 각도의 내번 기법이다. 나는 너무 높은 각도의 내번 기법은 환자의 원래 발 모양을 과도하게 왜곡시켜 좋은 발 보조기를 제작하기 어렵게 만들 수 있다는 사실을 알았다. 그래서 아주 심한 회내를 보이는 경우에는 일단 첫 발 보조기로 35도의 내번 기법을 적용한 발 보조기를 수 개월간 사용하고, 이후 추가적인 회내 서포트를 주기 위해 그 몰드에 Medial Kirby와 내측 아치 교정을 추가하여 새롭게 발 보조기를 제작하는데 그것이 바로 이 유형 Q이다. 이것은 10도의 회내 서포트를 가능하게 한다. 나는 RCSP가 10도 이상 외번되어 있을 경우 이런 순서로 발 보조기를 제작한다. 내 진료에서 이 유형보다 더 큰 교정이 필요한 환자는 1년에 20명 정도 밖에 보지 못한다. 그 정도로 심한 경우에는 발을 석고 본 뜬 이후에 캐스트에 캡쳐된 후족에 대한 전족의 각도를 재는 것이 중요할 수 있다. 그리고 발 보조기를 신고 1년 후 추적관찰에서 다시 캐스팅을 하여 캐스트에서 전족 회외가 감소했는지 체크해보는 것이 좋다. 만약 전족 회외가 감소했다면 새로운 캐스트를 이용하여 새롭게 발 보조기를 만드는 것이 환자에게 더 적합할 수 있다.

● 유형 R

캐스트를 10도 내번시킨 상태에서 석고를 붓기(10 Degree Inverted Pour) + 내측 구획 교정(MCC) + Medial Kirby Skive

나는 유형 R과 같이 아주 고도의 교정 효과를 주고자 하는 변형된 Root 발 보조기를 본 적이 있다(일반적으로 Root 발 보조기는 고도의 교정보다는 발을 안정화시키기 위한 목적으로 사용된다). 이 경우 10도 이상의 전족 내반이 있는 경우에 사용되었다(이 경우 전통적인 Root 방식을 사용할 경우 제 1열의 족저굴곡을 저해할 수 있기 때문이다). 이 기법은 10-13도의 회내 서포트의 효과를 줄 수 있고 뒤꿈치 착지 시 심한 회내를 보이는 러너에서 러닝용 발 보조기로 사용하기에 이상적이다.

● 유형 S ★

유형 Q를 45도 내번 기법으로 재설정

이 유형 S는 내가 사용하는 가장 큰 내번 각도

(45도)이고 기존 몰드(유형 Q)에 다시 수정을 가해서 만드는 것이다. 제작 시에는 기존의 35도 내번된 전방 플랫폼 위에 새로운 전방 플랫폼을 더해준다(45도로 만들기 위해). 이 방법은 큰 각도의 내번 기법으로 인해 발의 원래 모양이 크게 왜곡되는 것을 줄여준다. 그리고 외측 구획을 보호하기 위해 새로운 플랫폼과 외측 구획은 평행해야 한다. 기존에 적용되어 있던 medial Kirby와 내측 구획 교정은 약간 부드럽게 수정할 필요가 있는데 내측 아치의 최고점은 여전히 주상골-제1설상골 관절 부위여야 한다. 이 기법은 평균 12도의 회내를 지지할 수 있고 여기에 회내 지지를 위한 신발, 신발끈 꽉 묶기, 신발 중창에 내반 웨지 추가, 테이핑 등을 병행할 경우 20도 이상의 회내도 지지할 수 있다.

가끔 이와 같이 고도의 교정용 발 보조기를 이용하여 성인 후천성 평발 등을 고도로 내번시킬 때면, 착용 시 환자의 뒤꿈치는 좋아져보이는데 첫 번째 중족골이 지면에 닿지 않고 공중에 떠 있는 경우가 있다. 이런 경우 플랫폼을 더 원위부로 이동시켜서 내측 구획을 더 서포트해주는 것이 좋다. 또는 첫 번째 중족골의 기저부 근처에 전족 연장을 대줌으로써 내측 구획에 안정성을 가져다 주는 것이 좋은데 물론 착용 후 시간이 지날수록 이런 지지대의 필요성은 줄어든다. 아래 사진은 이 전족 연장의 예시이다. 시상면, 관상면에서의 관절 구축이 있는 경우 물리치료를 통해 해당 발 관절에 움직임을 주는 것도 도움이 될 수 있다.

문제 82 내번 발 보조기 기법을 처음 사용하는 환자에게 처방하는 가장 고도의 내번 각도는?

1. 25도
2. 35도
3. 45도
4. 답 없음

정답 | 페이지 하단에

문제 83 전족 외반이 있는 환자에서 전족 외반 성분을 보정해 주면서 동시에 내번 기법을 적용시킬 수 있도록 하는 변형을 내번 기법의 어떤 변형이라고 부르는가?

1. Denton 변형
2. Feehery 변형

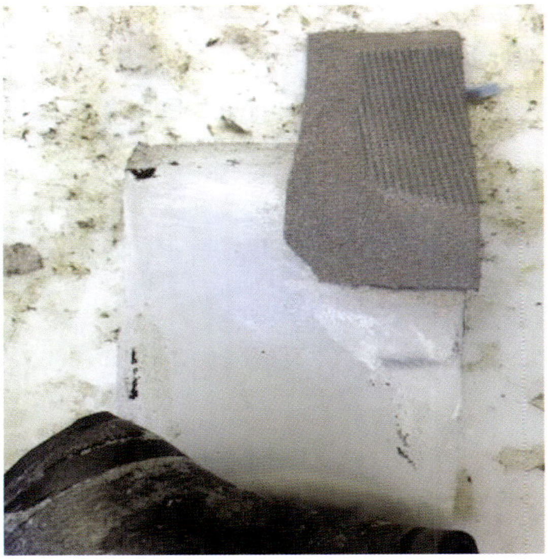

제1중족골 기저부에서 무지 기저부에 이르는 전족 연장(fore-foot extension)의 예시이다.

문제 82 2 (35도. 회내가 아주 심한 경우 시작은 35도의 내번 기법으로 하고, 이후 적응을 마치고 환자의 반응을 보며 순차적으로 45도로 높일 수 있다.)

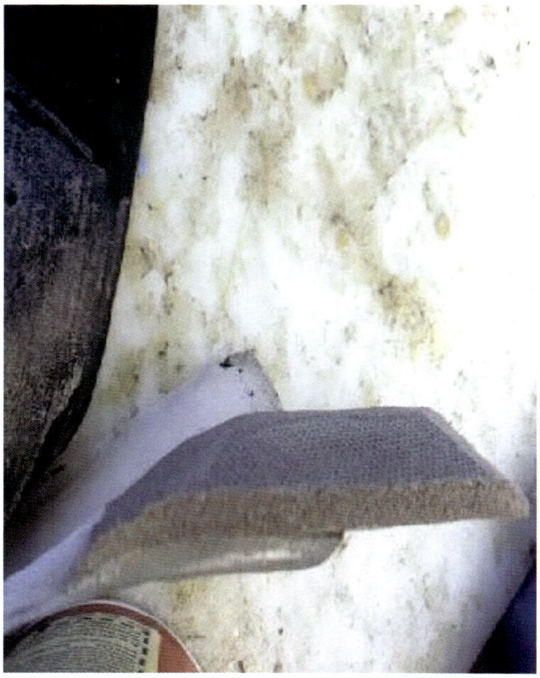

앞서 언급한 전족 연장을 내측에서 바라본 모습.

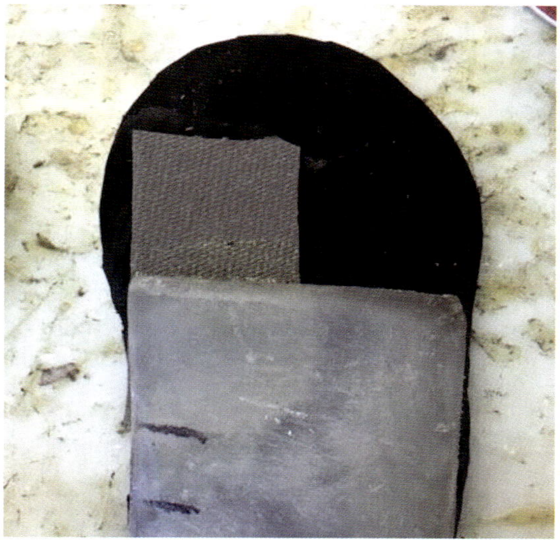

앞서 언급한 전족 연장을 아래에서 바라본 모습. 이것의 목적은 공중에 떠 있는 제1중족골을 지지해줌으로써 안정성을 얻게 하는 것이다. 이러한 전족 연장의 종류들은 Morton's extension부터 1–4번째 중족골을 지지해 주는 연장까지 다양하다.

3. Fettig 변형
4. Kirby 변형
5. Valmassy 변형

정답 | 페이지 하단에

문제 84 **아주 고도로 회내된 발에서 내번 발 보조기를 사용하면서 다른 기법들을 함께 적용하면 최대 몇 도의 회내를 감소시킬 수 있는가?**

1. 7도
2. 10도
3. 15도
4. 20도

정답 | 페이지 하단에

문제 85 **회내를 교정하기 위해 내번 발 보조기 기법을 사용할 때, 1–2도의 회내 서포트를 추가로 가져올 수 있는 흔한 수정 기법을 적어보라.**

1. ______________________
2. ______________________
3. ______________________

정답 | 페이지 하단에

문제 83 3 (Fettig 변형)

문제 84 4 (20도. 내번 발 보조기 기법 45도에 Medial Kirby Skive, 내측 구획 교정, 회내 지지를 위한 신발, 신발끈 꽉 묶기, 신발 중창에 내반 웨지 추가, 테이핑 등을 병행할 경우 20도의 회내도 지지해 줄 수 있다.)

문제 85 몰드를 10도 더 내번된 각도로 재설정하기, 몰드에 Medial Kirby Skive 추가, 내측 구획 교정, 신발 중창에 내반 웨지 추가, Brooks Beast 또는 Ariel과 같은 동작 제어 신발로 교체

문제 86 **내번 발 보조기 기법에서 가장 표준이 되는 내번 각도는 몇 도인가?**

1. 10
2. 15
3. 20
4. 25
5. 30
6. 35

정답 | 페이지 하단에

문제 87 **전족 내반 10도, 경골 내반 5도, RCSP가 5도 외번되어 있는 환자가 후경골근건에 통증을 호소하고 있다고 하자. 이 환자에게 다음과 같은 발 보조기를 처방하였을 때 후경골근건 통증에 도움이 될까? 캐스트에서 3도의 전족 내반 교정, medial Kirby skive 2도. (예/아니오)**

정답 | 페이지 하단에

문제 86 4 (25도의 내번 기법이 가장 표준이다.)

문제 87 예 (RCSP가 5도 외번되어 있는 환자가 3도의 전족 내반 교정과 2도의 Medial Kirby Skive를 처방한 발 보조기를 신으면, 발 보조기 착용 시 종골은 거의 수직에 가까울 것이다. 따라서 회내 증상(문제에서는 후경골근건 통증)이 완화될 것으로 보이는데, 만약 증상이 빠르게 호전되지 않는다면 그것은 이 환자의 경골 내반 때문일 수 있고 이런 경우 더 큰 각도의 내번 기법을 사용해서 발 보조기 착용 시 종골이 수직이 아닌 내번된 상태로 기능하게 해주는 것이 좋다.)

부록 9 Suspension Cast Technique과 Digital Scanning에 대한 개인적인 의견

Suspension cast 영상 참조(https://youtu.be/T81AJEVPEQI)

발 보조기 산업에서는 거골하관절을 중립으로 하고 중족골 관절을 최대한 회내시킨 상태에서 발본을 뜨는 neutral suspension cast 방식이 가장 표준 방식(gold standard)이다. 이 방식은 발이 가장 안정된 상태에서의 후족에 대한 전족의 변형을 나타내준다. 석고를 발에 두른 다음 발의 각 관절들을 이상적인 위치에 놓고, 한쪽 손으로는 석고에 적당한 압력을 가해 눌러주고 다른 손으로는 발의 각 관절의 위치를 유지하면서 전경골근건이 이완된 상태를 유지하도록 해준다. 나는 캐스팅을 할 때마다 매번 이 과정을 완벽하게 해내려고 노력하고, 다른 방법으로 실험해 보려고 하지 않는다. 이 방법은 25년 전이나 지금이나 똑같다. 만약 우리가 비슷한 교육을 받았다면 당신과 내가 동일한 환자 발을 캐스팅했을 때 같은 결과물이 나올 것이다(모든 족부의대에서는 이 캐스팅 기법을 가르친다). 나는 당신이 Jeff Root 에게 연락해서 캐스팅에 대한 정보를 얻길 권하고 싶다(info@root-lab.com). 나는 1971년에 나온 Root, Weed, Orien 박사가 저술한 'Neutral Casting Book'을 가지고 있지만 현재는 절판되었다.

나는 족부의사로서 내가 직접 환자 발을 캐스팅해왔다. 족부의사는 본인이 최고라고 생각하는 방식으로 환자 발을 캐스팅하고, 그리고 발 보조기 회사에 보낼 발 보조기 처방전을 작성한다. 그들은 발 보조기 회사와 편한 관계를 유지하고 그들로부터 무엇을 기대할 수 있는지 잘 알고 있다. 족부의사와 발 보조기 회사와의 관계는 족부의학의 심장과도 같은 중요한 관계이다. 다른 족부의사들이 처방하는 기능성 발 보조기들은 대부분 좋거나 훌륭하다. 내가 내 환자를 위해 처방하는 발 보조기들도 대부분 좋거나 훌륭하다. 하지만 내가 지금 훌륭하다고 생각하는 것이 20년 후에도 그럴까? 그 때는 평범하거나 형편없는 것이 되지는 않을까? 그렇다면 우리는 전문가로서 계속 발전하기 위해 어떻게 해야할까?

나는 시중에 나와 있는 모든 캐스팅 방법을 다 알고 있지만, 그 중 Root Neutral Suspension Cast Technique이 최고라고 생각한다. 내 아들이나 손자에게 발 보조기를 만들어줄 때도 이 방식으로만 캐스팅을 한다. 하지만 가장 이상적인 캐스팅 방법이 어떤 것인지에 대한 연구가 향후 20년 간 이뤄져야 한다고 생각한다.

1. 발 보조기 회사들은 캐스팅과 적절한 디지털 스캐닝 방법에 대한 워크샵을 개최해야 한다.
2. 족부의대에서도 캐스팅과 적절한 디지털 스캐닝 방법에 대한 워크샵을 개최해야 한다.
3. 현재 임상을 하고 있는 족부의사들을 위해 Root suspension 방식 캐스팅과 디지털 스캐닝 방식의 차이에 대한 연구 논문들이 나와야 한다.
4. Foam box impression casting과 suspension casting에 대한 차이도 분석되어야 하고, 다른 캐스팅 방식들에 대한 부분도 연구되어야 한다.

오늘날까지 수십억 개의 발 보조기가 suspension cast 방식으로 캐스팅되어 제작되었고 비교적 좋은 결과를 얻어왔다. 나는 이 캐스팅 방식이 발의 형태를 정확하게 캡쳐하지 못한다는 결과를 보인 논문을 한 번도 본 적이 없다. 하지만 디지털 방식의 발전으로 인해 미래에는 환자의 발의 기능을 변화시키기 위해 캐스트 자체보다는 캐스트에 어떤 처방을 하느냐가 더 중요해질 것이다. 물론 그 때에도 내번 발 보조기 기법은 좋은 치료 방법일 것으로 생각한다.

나는 보통 나의 동생 로버트 블레이크와 같이 내 환자들을 위한 발 보조기를 직접 생산하고 있다. 나는 발 보조기 처방이 어떤 과정으로 어떻게 구현되는지 정확하게 알고, 이 발 보조기가 환자에게 어떤 반응을 가져올지도 충분히 예상할 수 있다. 나는 5명의 환자를 가지고 작은 실험을 한 적이 있다. 그들의 발을 디지털로 스캐닝하고 발 보조기 회사에 발 스캐닝 파일과 처방전을 보내 발 보조기를 제작하고, 동시에 내가 직접 석고로 그들의 발을 캐스팅해서 전통적인 방식으로 발 보조기를 제작해본 것이었다. 결과적으로 두 종류의 발 보조기 결과물은 아주 많이 달랐고 나는 거기서 실험을 중단했다. 그 중 어떤 환자들은 디지털 스캐닝을 통해 제작한 발 보조기를 더 마음에 들어했을지도 모르는 일이지만, 적어도 내가 그 환자에게 발 보조기를 착용시켜보기 전에는 환자가 어떤 반응을 보일지 예측할 수 없었고, 따라서 환자에게 내놓을 수 없었다. 예측 가능함(predictability)은 발 보조기에 있어서 아주 중요한 요소이다. 본인이 처방한 발 보조기가 환자에게 어떤 반응을 보일지 예측하지 못하는 많은 의사들은 발 보조기를 처방할 때 보수적으로 처방하게 된다. 큰 효과를 보기 위해 고도의 교정 각도를 처방했다가 환자가 오히려 불편해할 수 있다는 두려움에 효과가 적더라도 보수적으로 처방하곤 한다. 그래서 많은 의사들이 처방하는 발 보조기는 대부분 비슷하다. 하지만 내번 발 보조기 기법은 고도의 교정이 가능하면서도 환자의 반응을 비교적 정확하게 미리 예측할 수 있는 기법이다. 나는 나의 이 내번 기법을 통해 당신들이 이 보수적인 처방에서 벗어나 환자들의 건강을 향상시켜주길 기대한다.

나는 최근에 Root 발 보조기 회사의 Jeff Root과 연락을 주고받았는데 그는 디지털 스캐닝을 통한 발 보조기 제작으로 좋은 결과를 얻은 것에 행복해했다. 병원에서 환자 발을 석고로 본떠서 보내더라도 그들은 그 음성 석고를 가지고 디지털로 스캐닝해서 CAD-CAM 시스템을 통해 발 보조기를 제작해낼 수 있다. 결국 미래에는 이 기술을 통해 이 시장이 발전하게 될 것이라고 생각한다. 하지만 당신이 디지털 스캐너를 사용하게 되더라도 발을 올바른 자세로 잡고 있어야 하기 때문에 기존의 캐스팅 방법들에 대해 알아두는 것이 좋다.

문제 88 미래에 디지털 스캐너는 impression cast 보다 발을 더 정확하게 캡처할 수 있을까?

정답 | 페이지 하단에

문제 88 예. (미래에는 물론 가능할 것이다. 나는 석고로 발 본을 뜨는 것과 디지털로 스캐닝하는 것의 명확한 차이를 보고 싶고, 캐스팅 이후 수십 년간 수작업으로 해왔던 Medial Kirby, Feehery, 내번 기법 등이 컴퓨터 상에서 얼마나 잘 구현될지도 궁금하다.)

부록 10 내번 발 보조기 사용을 위한 조언

맞춤형 발 보조기를 사용하는 환자들에게 드리는 안내문

1 10 – 14일의 적응 기간 갖기

- 풀타임으로 맞춤형 발 보조기를 사용하기 위해서는 10 – 14일의 적응 기간을 갖는 것이 좋다. 어쩌면 이것이 내번 발 보조기 기법 자체보다 더 중요한 내용일 수 있다. 당신이 발 보조기를 사용한다는 것은 신체 전반에 변화를 가하는 것이기 때문에 이 과정은 서서히 적응하며 진행되어야 한다.
- 당신이 발 보조기를 처음 착용하는 날에는 크게 불편하지 않다면 1시간 정도 착용하라. 물론 이 1시간은 서 있거나 걷는 시간을 말하는 것이다(앉아있거나 누워있는 시간 제외). 따라서 1시간의 발 보조기 착용이란 실제 생활에서는 아마 2–6시간의 착용을 의미하는 것일 수 있다. 만약 발 보조기에 적응하기 어려워서 1시간 연속 착용이 어렵다면, 중간에 1시간의 휴식시간을 주면서 30분이나 15분 단위로 나누어서 착용하라. 이후에는 하루에 1시간씩 착용 시간을 늘려서 8일차에는 8시간을 착용할 수 있도록 하라. 물론, 당신이 휴가를 가지 않고서야 하루에 8시간을 서 있거나 걸을 일은 없을 것이기 때문에 이 과정이 실제로는 8일 이상이 걸릴 수도 있다. 이 과정을 거치고 나면 당신은 언제든 당신이 원하는 만큼 걸을 수 있게 될 것이다. 러너의 경우에는 첫 날 1마일을 뛰고, 이후 하루에 1마일씩 늘려가라. 그리고 이전에 사용하던 발 보조기 등은 사용하지 않는 것이 좋다. 발 보조기에 얼마나 많은 생체역학적인 요소들이 처방되었느냐에 따라 다르겠지만, 때때로 당신의 의사는 당신에게 스포츠와 같이 부하가 큰 활동은 일주일 정도 적응기간을 가진 후에 하라고 권유할 것이다. 농구와 같이 좌우로 움직이는 동작이 많은 스포츠의 경우에는 첫 날에는 30분 착용으로 시작해서 이후에는 30분씩 인터벌 훈련을 하며 적응해나가는 것이 좋다. 마라톤 훈련, 언덕 달리기과 같이 훈련 강도가 센 운동을 하며 새로운 발 보조기나 새 신발에 적응하는 것은 결코 바람직하지 않다.
- 만일 발 보조기 적응기간 중에 발, 발목, 무릎, 고관절, 허리 중에 어느 곳이라도 불편감(통증이 아닌)을 느낀다면 당장 최소 2시간 이상 발 보조기를 빼고 생활하라. 그리고 시간이 된다면 그 이후에 다시 발 보조기를 착용하라. 이럴 때를 대비하기 위해 당신은 새 발 보조기 적응 기간 동안 항상 이전에 사용하던 발 보조기 등을 가지고 다니는 것이 좋다(새 발 보조기를 빼고 아무것도 안 넣으면 신발이 크게 느껴질 것이므로). 적응 기간을 갖는 것은 발의 편안함을 위한 것이기도 하지만 주로 무릎, 고관절, 허리가 새롭게 위치를 잡아나가는 시간을 주기 위함이고, 그동안 안 쓰이던 근육군들이 갑자기 쓰여서 무리가 가

지 않게 하기 위함이다.

- 어떤 의사들은 발 보조기 착용 시 약간의 불편감을 감수하라고 할 때가 있는데 그 이유는 수정을 할 시에 오히려 더 안정성이 떨어질 것 같기 때문일 것이다. 하지만 일반적으로는 발 보조기 착용 시에 충분히 편해야하고 당신이 계속 신고 다니고 싶어야 하는 것이 정상이다.
- 참고로 충격 흡수에 큰 도움이 되는, 메모리 폼으로 제작하는 Hannaford 방식의 발 보조기의 경우 30시간 정도 신어야 부피가 조금 줄어들어서 신발에 딱 맞게 된다는 점을 기억하라.

2 발 보조기 착용 중 '통증'이 발생할 경우

- 황금률(Golden Rule): 새 발 보조기 착용 후 발생한 어떤 통증이라도 의사에게 말하라. 그게 심각해보이지 않더라도 절대 그냥 지나치지 마라. 적응기간 동안에는 절대로 통증이 있어서는 안된다. 일반적으로 환자들은 발 보조기를 받고 6주 후에 다시 내원하라는 얘기를 듣는다. 하지만 30% 정도의 환자들은 발 보조기를 몇 시간 이상 착용하기도 어려워하고는 2주 이내에 재방문한다.
- 발 보조기에 수정을 가하는 것은 진료실에서 흔하게 있는 일이고 진료실에서 해야할 일의 일부이다. 다만 더 세밀한 수정을 하기 위해 종종 발 보조기를 다시 발 보조기 회사로 보내야할 때도 있다는 점을 미리 알아두라. 발 보조기를 처방한 의사나 치료사는 당신이 발 보조기를 처음 피팅하는 날에 그것을 신고 걷거나 뛰는 모습을 관찰하고 필요한 경우 발 보조기를 더 안정되거나 편하게 바꿔줄 부분이 있는지 체크할 것이다.

3 신발 끈을 발목 부위까지 꽉 묶기 (Power lacing)

- Power lacing에 대해 배워두라. 이것은 안정 매듭(stability knot), 러너 매듭(runner's knot)이라고도 불리는데 발 보조기 착용 시에 뒤꿈치가 미끄러지지 않게 하고 안정성을 가져오기 위해 반드시 알아둬야 하는 것이다.

4 발 보조기 착용 시 양말 신기

- 어떤 의사들은 발 보조기에 탑 커버(천 등의 재질)를 사용하지 않고 플라스틱(폴리프로필렌 등) 부분만을 사용하는 것을 선호하는 경우가 있는데 그런 경우에는 발 보조기를 신을 때 양말을 꼭 신어야 불편감이 줄어든다.

5 발 보조기가 신발 내에서 삐걱거릴 경우

- 발 보조기를 특정 신발에 넣었을 때 삐걱삐걱 소리가 난다면 발 보조기를 빼고 신발 내에 파우더를 넣어라(어떤 타입이든, 단 옥수수 전분은 감염을 일으킬 수 있다). 그리고 발 보조기와 신발이 닿는 부위에 그 가루들을 발라라. 이 효과는 보통 수 개월 동안 지속된다. 또는 당신에게 발 보조기를 처방한 의사가 발 보조기에 가죽 재질을 추가해서 소음을 줄일 수도 있다. 만약 발 보조기에 가죽 재질 등의

탑 커버가 있음에도 불구하고 소리가 난다면 그것은 발 보조기의 뒤꿈치 쪽에 있는 공기주머니 때문일 수 있다. 이럴 때는 탑 커버를 조심스럽게 열어서 발 보조기의 플라스틱 부분과 다시 본드로 붙여라.

6 발 보조기의 탑 커버가 타이트하게 붙어있지 않은 경우

- 발 보조기 처방 의사가 만약 여러 가지 수정을 할 것을 염두에 두고 있다면 플라스틱 부분과 탑 커버를 타이트하게 본드칠하지 않는다. 이런 경우 2개월에 한 번씩 발 보조기를 체크하면서 추가적으로 본드칠 할 곳이 있는지 본다.

7 신발에 발 보조기를 넣을 때

- 신발에 기본적으로 들어가 있는 깔창은 제거할 수 있으면 제거해라. 당신은 발 보조기가 신발 내에서 가능한 한 아래쪽에 위치하길 바랄 것이다. 그래야 신발에 발 보조기를 넣어서 신더라도 신발이 안 벗겨지기 때문이다. 하지만 당신이 만약 신발 내부를 채우고 싶다면 얇고 편평한 삽입물을 발 보조기 밑에 넣어라. 이런 삽입물들은 Dr. Scholls 또는 Spenco 회사 제품에서 흔하게 찾아볼 수 있다. 뒤꿈치 부위를 잘라서 넣으면 발 보조기가 더 잘 들어갈 것이다. 바라건대 당신이 받은 발 보조기가 신발에 완벽하게 딱 맞길 바란다.

8 여성 구두(하이힐과 같은)에 발 보조기를 넣는 경우

- 신발 앞쪽에 작은 삽입물을 넣는 것이 좋다. 그래야 하이힐 등에서 발이 앞쪽으로 미끄러지지 않기 때문이다. 발 보조기의 폭은 구두보다 넓어서는 안된다. 이런 류의 신발은 사실 일반적으로 오랫동안 신지 않기 때문에 적응 기간이 거의 필요 없다. 하지만 만약 불편감이 있다면 발 보조기를 빼고 2시간 정도 있다가 다시 넣어라.

내번 발 보조기 기법과 같은 교정용 발 보조기들은 착용 시에 위의 법칙들을 대부분 따르는 것이 좋다. 만약 위에 언급되지 않은 부분이 있다면 당신의 의사와 상담하라. 당신이 발 보조기에 대해 느끼는 바를 항상 의사에게 말하라. 그래야 그들이 당신의 발 보조기를 어떻게 수정할지 생각할 것이다. 행운을 빈다. 당신의 발 보조기가 당신에게 생체역학적으로 긍정적인 변화를 가져다주고 건강해지는데 도움을 주길 바란다.

문제 89 **만일 당신이 고도의 교정 장치인 내번 발 보조기를 처음으로 신는데 통증이 발생한다면 어떻게 하는 것이 가장 좋을까?**

1. 발 보조기 사용을 1주일간 쉰다.
2. 발 보조기 첫 착용 시 흔한 일이므로 통증이 있더라도 무시한다.
3. 만약 무릎 통증이 발생했다면 그것은 발 보조기와는 전혀 관련이 없다고 생각한다.
4. 모두 틀린 보기

정답 | 페이지 하단에

문제 89 4 (모두 틀린 보기)

부록 11 참고 문헌

아래는 내번 발 보조기 기법에 관한 논문들이다.

- Inverted Functional Orthosis. Blake RL. J. Am. Podiatr Med Assoc. 1986 May;76(5): 275-6.
- Foot Orthosis for Severe Flatfoot in Sports. Blake RL, Ferguson HA. J. Am. Podiatr Med Assoc. 1991 Oct; 81(10): 549-55
- Biomechanical analysis of Running with 25 degree inverted orthotic devices. Baitch SP, Blake RL, Fineagan PL, Senatore J. J. Am. Podiatr Med Assoc. 1991 Dec; 81(12): 647-52.
- The Inverted Orthotic Technique: A practical discussion of an orthotic therapy. Blake RL. J.Brit.Pod. Med. Feb 1993; 48(2).
- Update and Rationale for the Inverted Functional Foot Orthosis. Blake, RL. Clinics in Podiatric Med and Surg. April 1994; 11(2).
- The Inverted Orthotic Technique: Its Role in Clinical Biomechanics. Blake RL, Ferguson HA. Clinical Biomechanics of the Lower Extremities, Dr. Ronald Valmassy, editor, Mosby YearBook, Inc. 1995; Chapter 22: pages 466-497.
- Effect of inverted orthoses on lower extremity mechanics for runners. Williams DS 3rd, McClay Davis I, Baitch SP. Med Sci Sports Exerc. 2003 Dec; 35(12): 260-8.
- Effect of foot orthotics on rearfoot and tibial

joint coupling patterns and variability. Ferber R, Davis IM, Williams DS 3rd. J. Biomechanics. 2005 Mar; 38(3): 477-83.

- Effect of foot posture and inverted foot orthoses on hallux dorsiflexion. Munteanu SE, Bassad AD. J. Am. Podiatr Med Assoc. 2006 Jan-Feb; 96(1): 32-7.
- The effect of three levels of foot orthotic wedging on the surface electromyographic activity of selective lower limb muscles in gait. Murley GS, Bird AR. Clin Biomech(Bristol, Avon). 2006 Dec; 21(10): 1074-80.
- Effects of Custom-Made Rigid Foot Orthosis on Pes Planus in Children over 6 Years Old. Bok SK, Kim BO, Lim JH, Ahn SY. Ann Rehabil Med. 2014 Jun; 38(3): 369-75.
- Effect of Foot Orthoses on Children with Lower Extremity Growing Pains. Lee HJ, Lim KB, Yoo J, Yoon SW, Jeong TH. Ann Rehabil Med. 2015 Apr; 39(2): 285-93.
- Adults with Flexible Pes Planus and the approach to the prescription of customized foot orthoses in clinical practice: A clinical records audit. Banwell HA, Thewlis D, Mackintosh S. Foot(Edinb). 2015 Jun; 25(2): 101-9.
- Effect of Custom-Molded Foot Orthoses on Foot Pain and Balance in Children With Symptomatic Flexible Flat Feet. Lee HJ, Lim KB, Yoo J, Yoon SW, Yun HJ, Jeong TH. Ann Rehabil Med. 2015 Dec; 39(6): 905-13.
- The Effect of Different Foot Orthosis Inverted Angles on Plantar Pressures in Children with Flexible Flat Feet. Bok SK, Lee H, Kim BO, Ahn S, Song Y, Park I. PLoS One. 2016 Jul 26; 11(7).
- The Effects of Talus Control Foot Orthoses in Children with Flexible Flatfoot. Ahn SY, Bok SK, Kim BO, Park IS. J. Am. Podiatr Med Assoc. 2017 Jan; 107(1): 46-53.
- Custom-made foot orthoses: an analysis of prescription characteristics from an Australian commercial orthotic laboratory. Menz HB, Allan JJ, Bonanno DR, Landorf KB, Murley GS. J. Foot Ankle Res. 2017 June 7; 10(23).
- The effectiveness of non-surgical intervention(-Foot Orthoses) for paediatric flexible pes planus: A systematic review: Update. Dars S, Uden H, Banwell HA, Kumar S. PLoS One. 2018 Feb 16; 13(2).
- Long-Term Effect of Rigid Foot Orthosis in Children Older Than Six With Flexible Flat Feet. Youn KJ, Ahn SY, Kim BO, Park IS, Bok SK. Ann Rehabil Med. 2019 Apr; 43(2): 224-229.